권민과 함께하면
유기화학이 쉬워진다!

유기화학

ORGANIC CHEMISTRY

권민의
Perfect 유기
PEET

단원별 추론 문제집

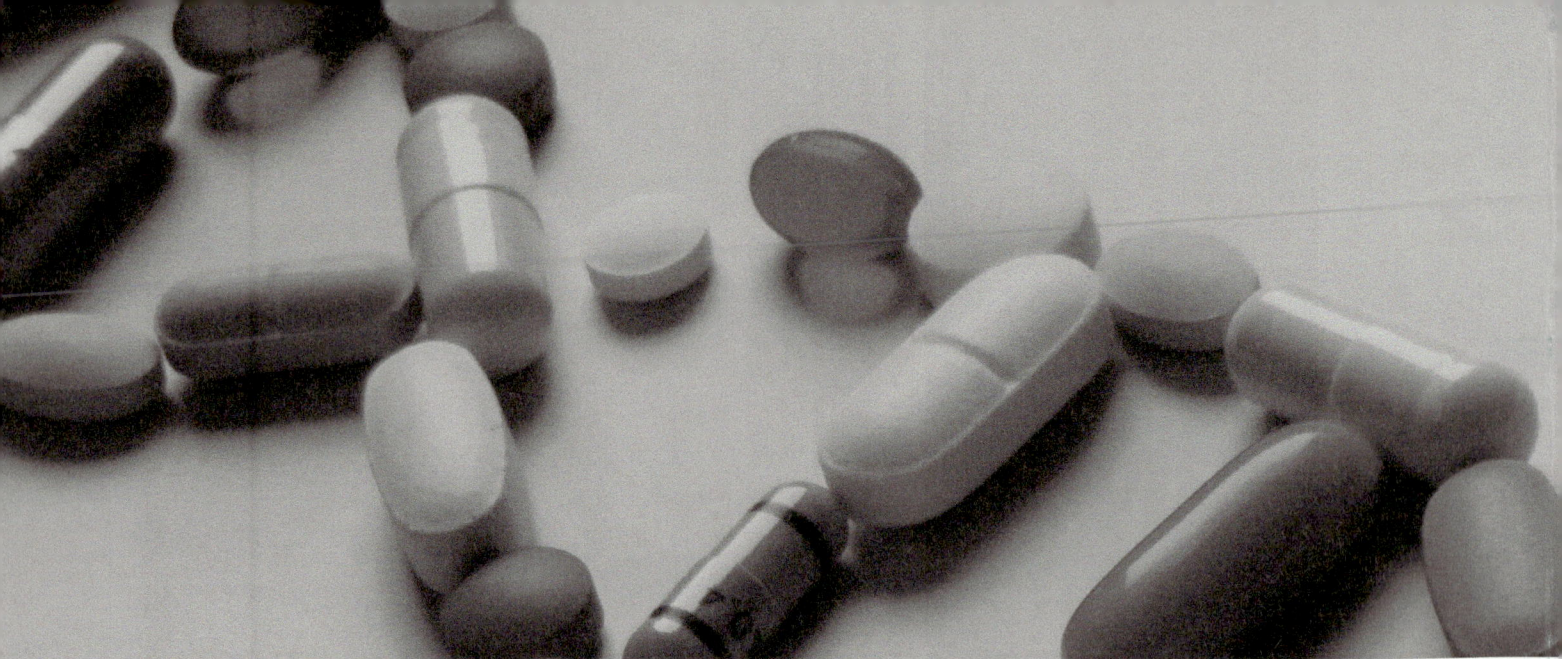

PART 01	/	구조와 결합	
		・Set A	6
		・Set B	24

PART 02	/	알케인, 사이클로알케인	
		・Set A	42

PART 03	/	할로젠화알킬	
		・Set A	60
		・Set B	78

PART 04	/	알켄과 알카인	
		・Set A	96
		・Set B	114

PART 05	/	입체화학	
		・Set A	132
		・Set B	150

PART 06	/	알코올, 페놀, 에폭사이드	
		・Set A	168
		・Set B	186

CONTENTS

PART 07 / 콘쥬게이션 화합물과 방향족
- Set A   204
- Set B   222

PART 08 / 유기화학 실험
- Set A   240
- Set B   258

PART 09 / Final Set   276

APPENDIX / 부록
- PART 01 구조와 결합   296
- PART 02 알케인, 사이클로알케인   316
- PART 03 할로젠화알킬   326
- PART 04 알켄과 알카인   346
- PART 05 입체화학   366
- PART 06 알코올, 페놀, 에폭사이드   386
- PART 07 콘쥬게이션 화합물과 방향족   406
- PART 08 유기화학 실험   426
- PART 09 Final set   446

PEET 유기화학 단원별 추론 문제집

PART 01

구조와 결합
Set A

Set A PART 01 / 구조와 결합

01 C_4H_7Cl의 분자식을 갖는 이성질체(constitutional isomer)의 이름이 IUPAC 명명법으로 <u>틀린</u> 것은?

① 4-Chlorobut-1-ene

② 2-Chlorobut-1-ene

③ (Z)-2-Chlorobut-2-ene

④ Chlorocyclobutane

⑤ 2-Chloro-1-methylcyclopropane

02 화합물의 구조와 IUPAC 이름이 옳게 짝지어진 것은?

구조 / IUPAC 이름

① 2-Ethyl-4-methylcyclopent-4-enol

② (E)-2,3-Dimethylhex-3-en-5-ol

③ 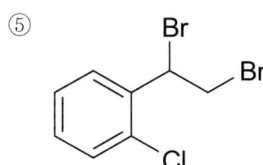 (3-Ethylpropyl)cyclopentane

④ Bicyclo[1.2.3]octane

⑤ 1-Chloro-2-(1,2-dibromoethyl)benzene

03 화합물의 구조와 IUPAC 이름이 옳지 <u>않게</u> 짝지어진 것은?

	구조	IUPAC 이름
①		3-Isopropyl-6-methyloctane
②		Cyclohexa-2,4-dienol
③		2-Hydroxy-5-methylbenzoic acid
④		Bicyclo[2.2.1]hept-2-en-7-ol
⑤		2-Nitronaphthalene

1st ☑ ☐ 2rd ☑ ☐ 3nd ☑ ☐

04 화합물의 구조와 IUPAC 이름이 옳게 짝지어진 것은?

구조   IUPAC 이름

① Hept-1-en-5-ol

② 1-Ethyl-4-methylpent-4-en-1-ol

③ 2-Methyl-5-hydroxypentanoic acid

④ 2-Cyclopentylpropan-1-ol

⑤ 3-Formylphenol

MEMO

05 1-Phenyl-2,4-hexanedione은 분자 내에 산성도가 다른 수소를 여러 개 가지고 있다. 이 화합물을 2당량의 NaNH₂와 반응시켜 분자 내에 2개의 음이온(dianion)을 만든 후, 1당량의 PhCH₂Cl을 첨가하여 벤질화 반응을 시켰다. 이 반응의 주생성물의 구조는?

1st ☐ ☐ 2rd ☐ ☐ 3nd ☐ ☐

MEMO

06 염기도 비교가 옳은 것만을 〈보기〉에서 있는 대로 고른 것은?

보기

ㄱ. $NaNH_2$ > NaOMe

ㄴ. KOAc > KO*t*–Bu

ㄷ. *n*–BuLi > $(i\text{–}Pr)_2NLi$

① ㄱ　　② ㄴ　　③ ㄱ, ㄷ

④ ㄴ, ㄷ　　⑤ ㄱ, ㄴ, ㄷ

07 아래 표의 빈칸에 채워진 해당사항 중 옳지 <u>않은</u> 것을 고른 것은?

화학종	탄소원자의 형식 전하	H–C–H의 결합 각	구조	탄소 원자의 혼성 상태
CH_3^+	+1	①	삼각 평면	SP^2
CH_3^-	−1	107°	삼각피라미드	②
•CH_3	0	120°	③	④
CH_4	⑤	109°	정사면체	SP^3

① 120° ② SP^3 ③ 삼각 평면
④ SP^3 ⑤ 0

08 <보기>에 대한 설명이 옳지 <u>않은</u> 것은?

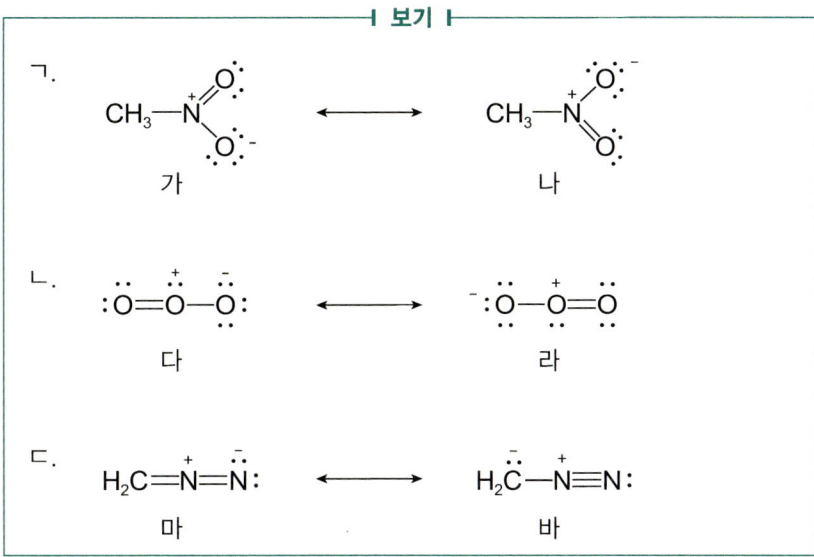

① 공명구조 (가)와 (나)의 질소의 형식전하는 +1이다.
② (다)와 (라)의 결합길이는 같다.
③ (마)와 (바)의 가운데 질소의 형식전하는 모두 +이다.
④ (바) 구조를 가열하면 카벤(carbene)을 얻을 수도 있다.
⑤ 공명구조 (가), (다), (마)의 공명기여도가 더 크다.

09 전자이동 표시와 생성물의 형식전하가 모두 옳은 것만을 〈보기〉에서 있는 대로 고른 것은?

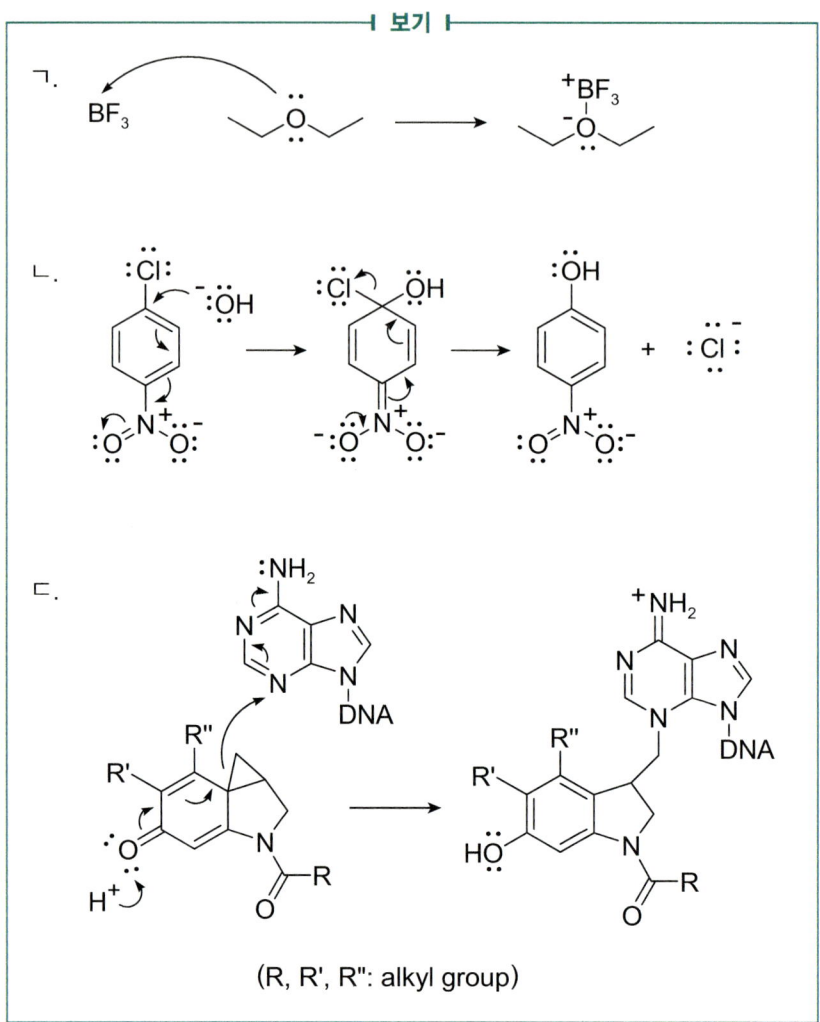

(R, R', R": alkyl group)

① ㄴ ② ㄷ ③ ㄱ, ㄴ
④ ㄱ, ㄷ ⑤ ㄱ, ㄴ, ㄷ

10 아래 〈보기〉의 탄소들의 공유결합 길이가 짧아지는 순서로 나열한 것은?

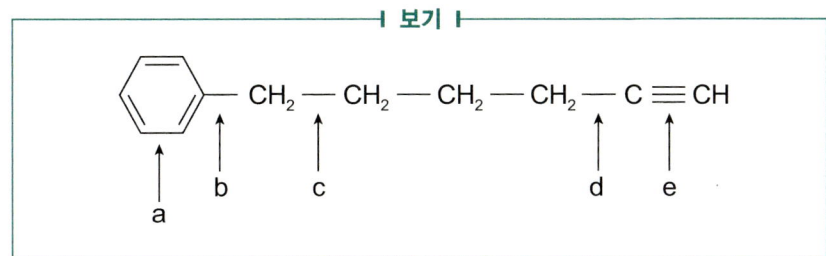

① b > c > d > a > e
② b > d > c > e > a
③ c > b > d > a > e
④ c > d > b > a > e
⑤ d > b > c > a > e

11. 화합물의 산성도, 염기도 비교 설명이 올바른 것을 〈보기〉에서 모두 고른 것은?

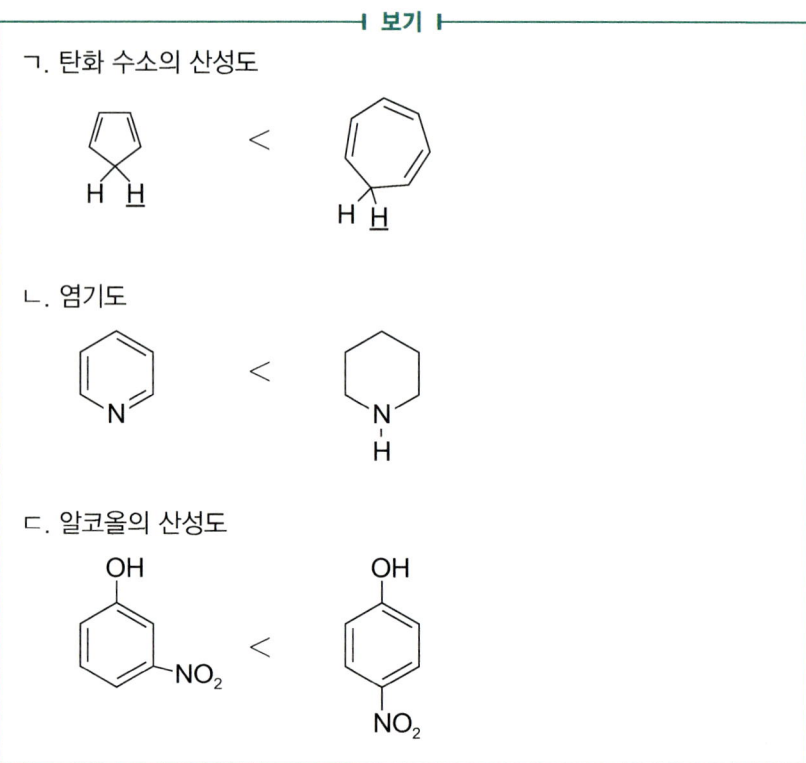

① ㄱ ② ㄴ ③ ㄷ
④ ㄱ, ㄴ ⑤ ㄱ, ㄷ ⑥ ㄴ, ㄷ
⑦ ㄱ, ㄴ, ㄷ

1st ☑ ☐ 2rd ☑ ☐ 3nd ☑ ☐

12 두 화합물의 끓는점 비교가 옳은 것만을 〈보기〉에서 모두 고른 것은?

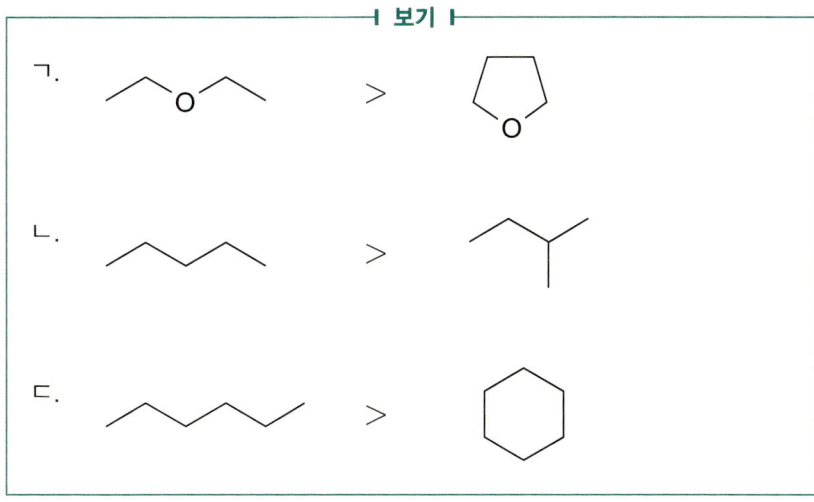

① ㄱ　　　　② ㄴ　　　　③ ㄷ
④ ㄱ, ㄴ　　　⑤ ㄱ, ㄷ　　⑥ ㄴ, ㄷ
⑦ ㄱ, ㄴ, ㄷ

13 다음 각 쌍의 구조가 서로 공명 관계인 것은?

①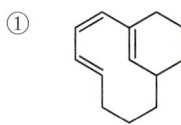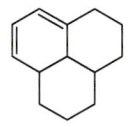

②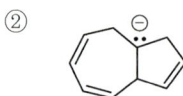

③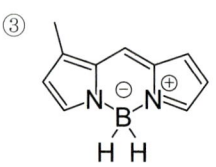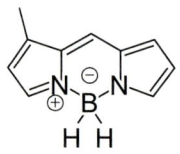

④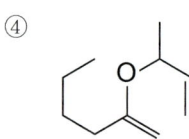

1st ☐ ☐ 2rd ☐ ☐ 3nd ☐ ☐

MEMO

14 화합물의 물리화학적 성질 또는 구조에 대한 비교가 옳지 않은 것은?

① 녹는점(melting point)

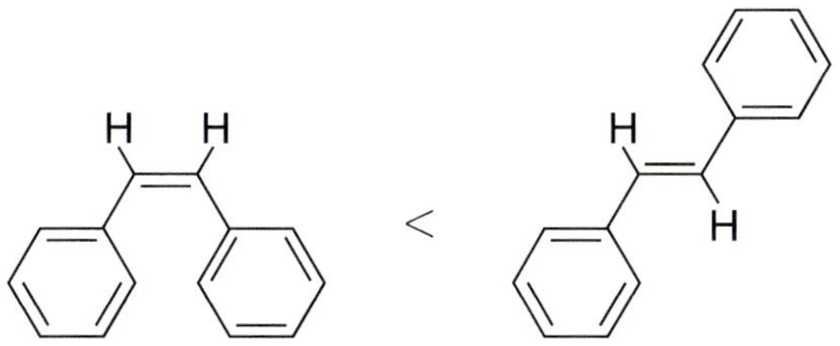

② 밑줄 친 수소의 pK_a값

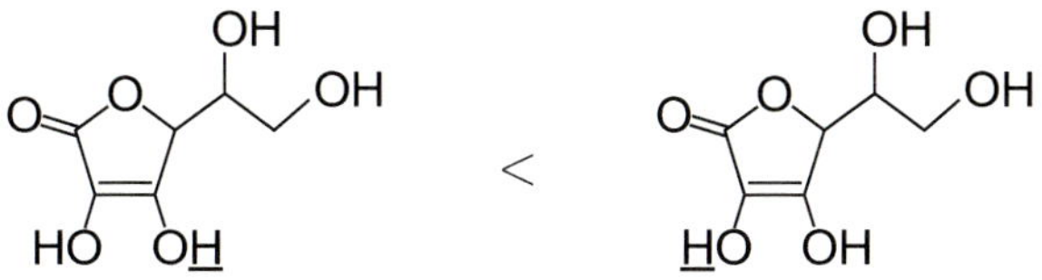

③ 불포화도(degree of unsaturation)

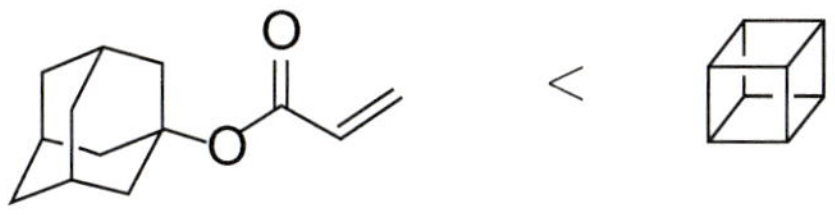

④ 표시한 C–C 결합 해리 에너지(bond dissociation energy)

H_3C–$CH_2CH{=}CH_2$ < H_3C–$CH_2CH_2CH_3$

⑤ 쌍극자 모멘트(dipole moment)

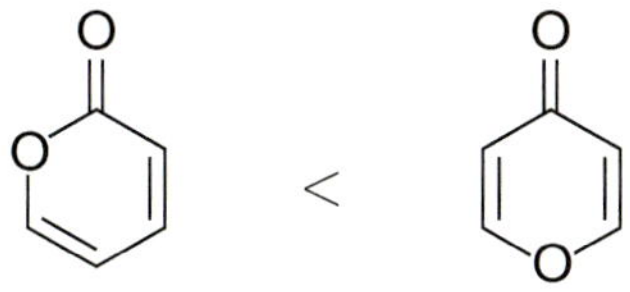

15 양이온 구조의 안정도 비교가 옳은 것만을 〈보기〉에서 있는 대로 고른 것은?

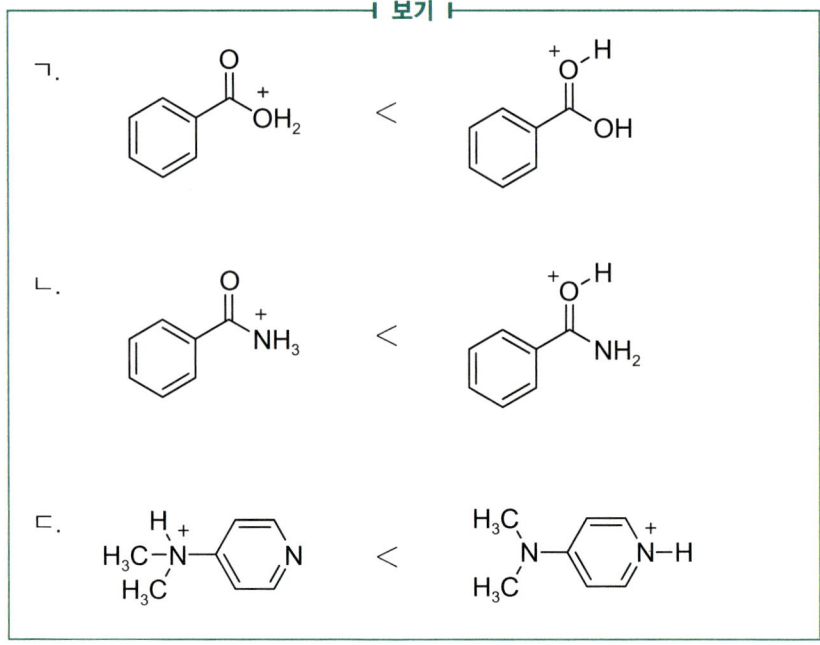

① ㄱ
② ㄷ
③ ㄱ, ㄴ
④ ㄴ, ㄷ
⑤ ㄱ, ㄴ, ㄷ

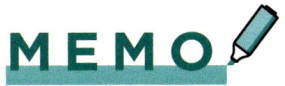

PEET 유기화학 단원별 추론 문제집

PART 01

구조와 결합
Set B

01 화합물의 구조와 IUPAC 이름이 옳지 않게 짝지어진 것은?

	구조	IUPAC 이름
①		2,2,4-Trimethylpentane
②	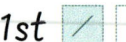	3-Methylhex-4-yn-3-ol
③		(1S,2S,4R)-2,4-Dimethylcyclohexanol
④		2,7,7-Trimethylbicyclo[4.2.2]decane
⑤		4-Bromo-3-hydroxyaniline

02 화합물의 구조와 IUPAC 이름이 옳지 않게 짝지어진 것은?

구조   IUPAC 이름

① 5-Bromo-2,5-dimethylcyclohepta-1,3-diene

② 5-Bromobicyclo[2.2.1]heptan-2-ol

③ (Z)-2-Ethenylhept-2-en-6-yn-1-ol

④ 3-Hydroxy-4-methylbenzoic acid

⑤ 5-Bromo-2,3-dimethyl-4-propylheptane

MEMO

1st 2rd 3nd

03 화합물의 구조와 IUPAC 이름이 옳게 짝지어진 것은?

구조	IUPAC 이름
① 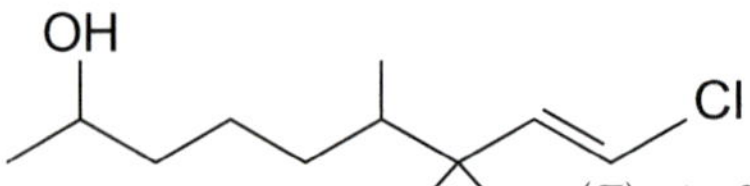	(*E*)−1−Chloro−3,3,4−trimethylnon−1−en−8−ol
② 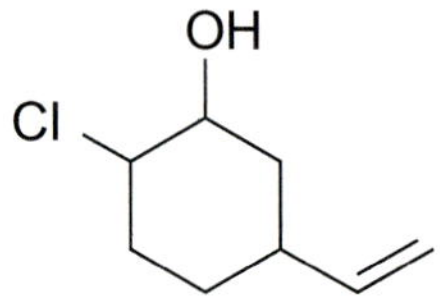	6−Chloro−3−vinylcyclohexanol
③ 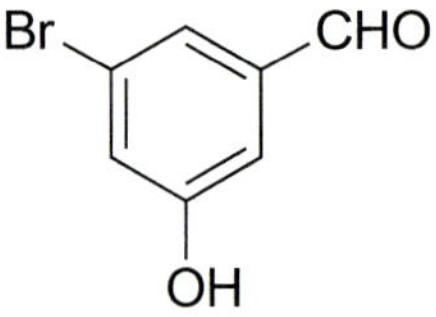	3−Bromo−5−hydroxybenzaldehyde
④ 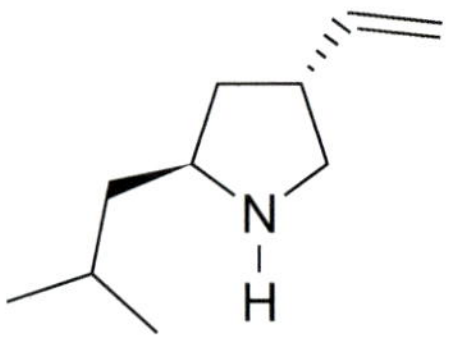	(2S,4R)−2−Isobutyl−4−vinylpyrrole
⑤ 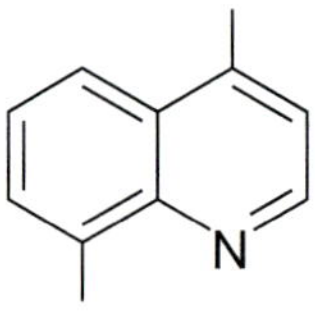	4,9−Dimethylquinoline

04 주어진 용매의 유전상수(dielectric constant) 크기 비교가 옳은 것은?

① H_2O < CH_3OH

② CH_2Cl_2 < CCl_4

③ $CH_3-\overset{O}{\underset{}{S}}-CH_3$ < $CH_3-\overset{O}{\underset{}{C}}-CH_3$

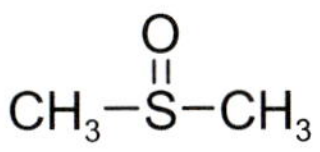

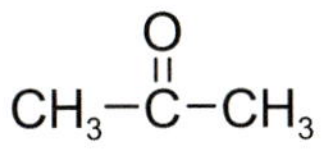

④ 피리딘 < 벤젠

⑤ 다이에틸에터 < 테트라하이드로퓨란

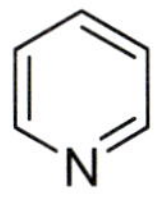

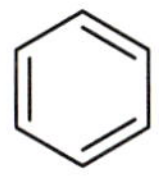

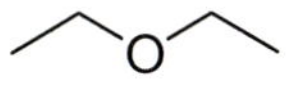

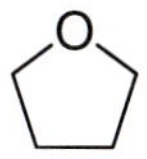

05 중간체의 안정도 비교가 옳은 것만을 〈보기〉에서 있는 대로 고른 것은?

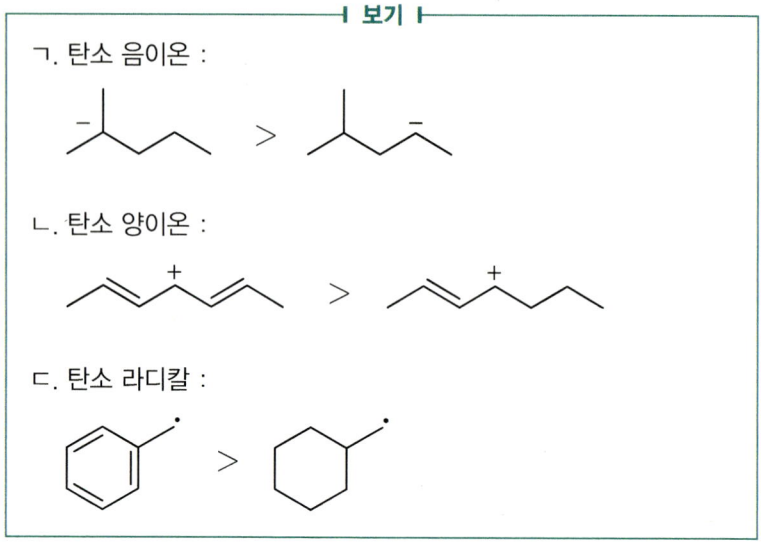

① ㄱ
② ㄷ
③ ㄱ, ㄴ
④ ㄴ, ㄷ
⑤ ㄱ, ㄴ, ㄷ

06 다음 화합물에서 화살표로 표시한 결합 길이가 a>b인 것만을 〈보기〉에서 있는 대로 고른 것은?

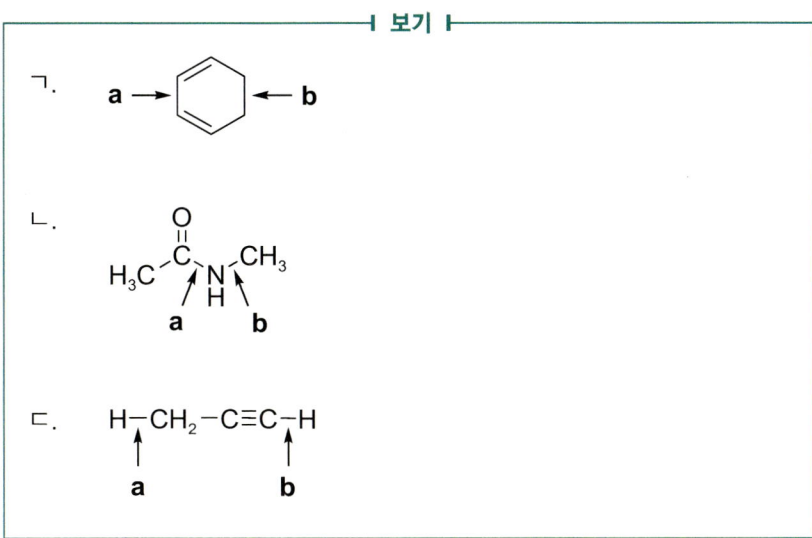

① ㄱ ② ㄷ ③ ㄱ, ㄴ
④ ㄴ, ㄷ ⑤ ㄱ, ㄴ, ㄷ

07 다음 〈보기〉의 각 화학종에 존재하는 H – C – H의 결합각이 증가하는 순서로 나열된 것은?

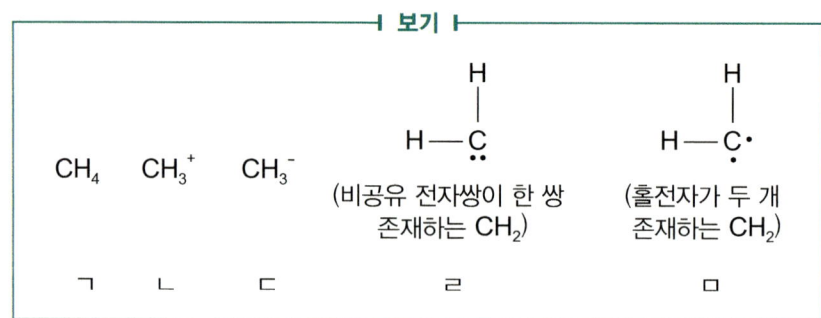

| ㄱ | ㄴ | ㄷ | ㄹ | ㅁ |

① ㄱ < ㄷ < ㄹ < ㄴ < ㅁ
② ㄱ < ㄷ < ㄴ < ㄹ < ㅁ
③ ㄷ < ㄱ < ㄹ < ㄴ < ㅁ
④ ㄷ < ㄱ < ㄴ < ㄹ < ㅁ
⑤ ㄷ < ㄱ < ㅁ < ㄴ < ㄹ

08 다음 공명 구조들에서 기여도가 더 큰 것을 골라 옳게 짝지은 것은? (단, 비공유 전자쌍은 표시하지 않았다.)

―| 보기 |―

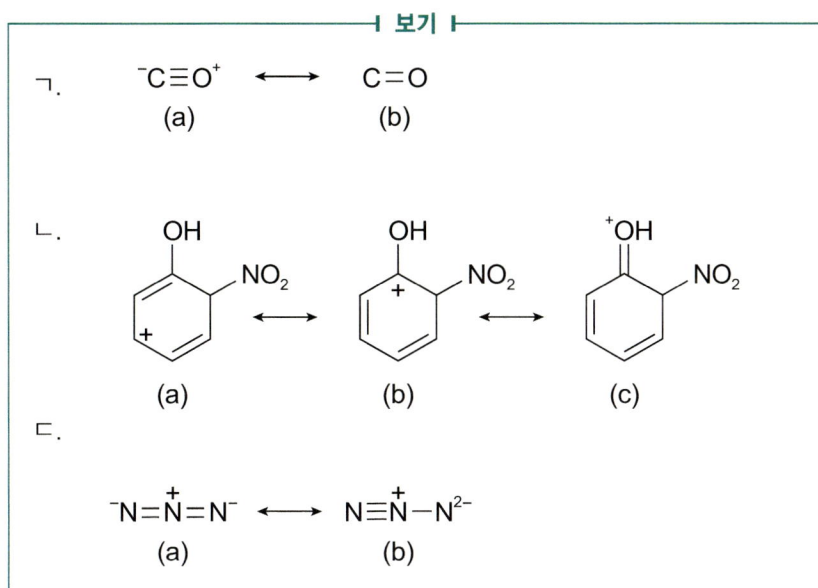

	ㄱ	ㄴ	ㄷ
①	(a)	(b)	(a)
②	(a)	(c)	(a)
③	(b)	(b)	(b)
④	(b)	(b)	(a)
⑤	(b)	(c)	(b)

09 다음은 펩타이드 결합을 끊는 어떤 효소의 활성 자리에서 일어나는 반응 메커니즘을 나타낸 것이다.

이에 대한 설명으로 옳은 것을 <보기>에서 모두 고른 것은?

―| 보기 |―

ㄱ. (가)에서 Ser221의 OH기의 산소는 친핵체로 작용한다.
ㄴ. (나)에서 His64의 이미다졸 양이온은 산으로 작용한다.
ㄷ. Ser221의 OH기를 H로 치환하면 효소 활성도(enzyme activity)가 작아진다.

① ㄱ   ② ㄴ   ③ ㄱ, ㄷ
④ ㄴ, ㄷ   ⑤ ㄱ, ㄴ, ㄷ

10 그림은 에텐(ethene)의 탄소-수소 결합이 분해되어 서로 다른 화학종이 만들어지는 과정을 나타낸 것이다.

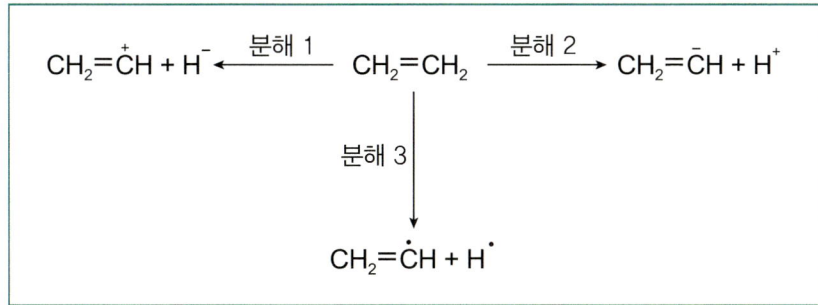

분해 과정과 생성물에 대한 설명으로 옳지 않은 것은?

① 세 종류의 분해 과정 중 분해 1에 필요한 에너지가 가장 크다.
② 분해 1과 분해 2는 불균일 분해에 해당한다.
③ 분해 1의 생성물에 포함된 탄소는 모두 sp^2 혼성화되어 있다.
④ 분해 2의 생성물에 포함된 탄소는 모두 sp^2 혼성화되어 있다.
⑤ 분해 3의 생성물에 포함된 탄소는 sp^2, sp 순으로 혼성화되어 있다.

11. 밑줄 친 수소의 산의 세기 비교가 옳은 것의 개수는?

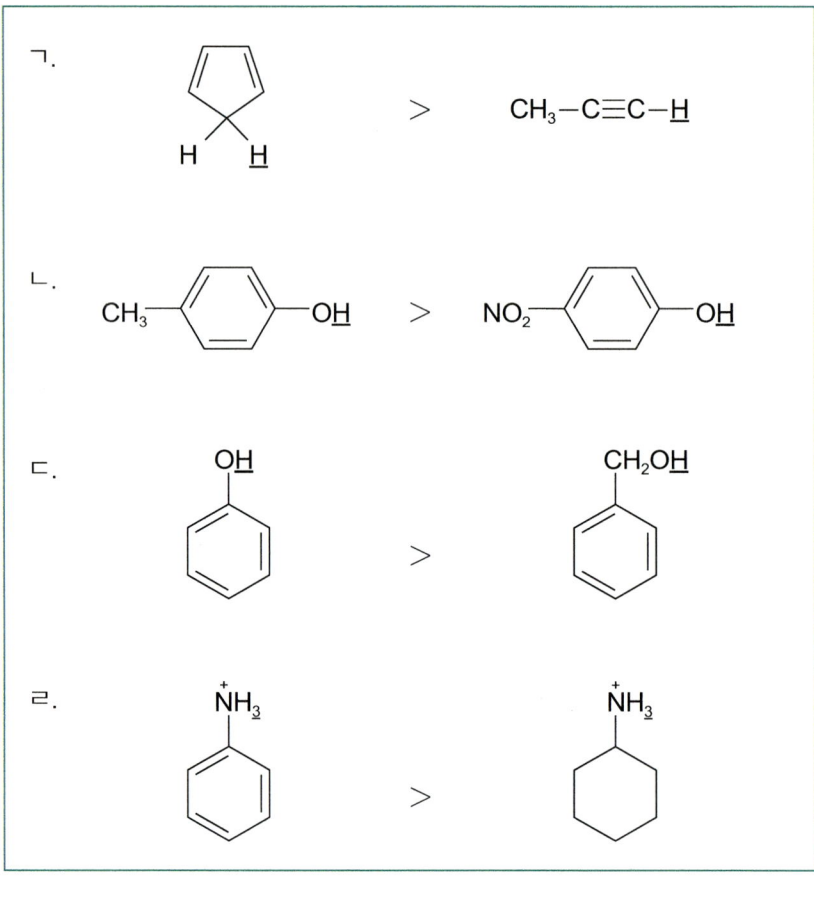

① 0개　　　　② 1개　　　　③ 2개
④ 3개　　　　⑤ 4개

12 다음은 합성마약으로 아편의 길항제로 작용해 아편 중독을 치료하는 데 쓰이는 날록손(Naloxone)의 구조이다.

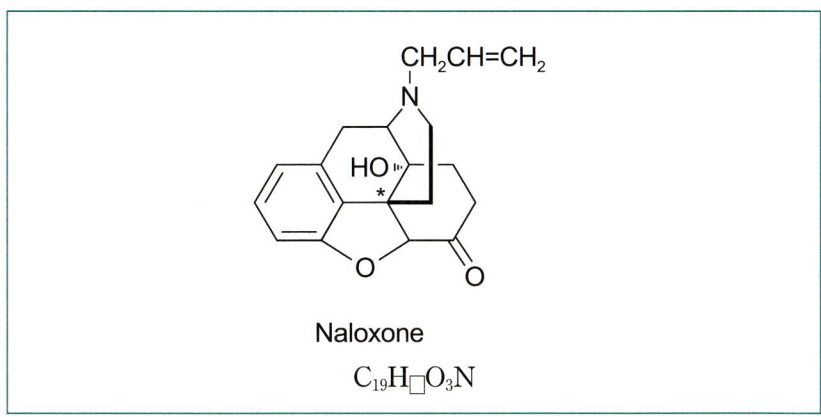

Naloxone
$C_{19}H_{\square}O_3N$

이에 대한 설명으로 옳은 것만을 〈보기〉에서 있는 대로 고를 때 그 개수는?

─┤ 보기 ├─
ㄱ. 사차(quaternary) 탄소는 2개이다.
ㄴ. 별표(*)로 표시된 탄소의 절대 배열은 S이다.
ㄷ. 에스터(ester) 작용기가 존재한다.

① ㄱ 　② ㄴ 　③ ㄷ
④ ㄱ, ㄴ　⑤ ㄱ, ㄷ　⑥ ㄴ, ㄷ
⑦ ㄱ, ㄴ, ㄷ

13 염기도 비교가 옳은 것만을 〈보기〉에서 있는 대로 고른 것은?

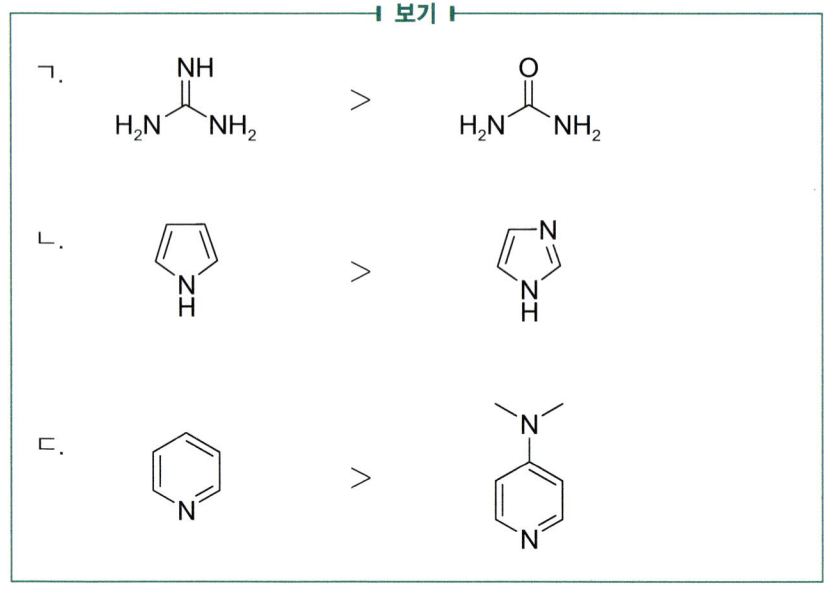

① ㄱ ② ㄷ ③ ㄱ, ㄴ
④ ㄴ, ㄷ ⑤ ㄱ, ㄴ, ㄷ

14 그림은 탄화수소 A~D의 결합각(∠HCC)과 탄소 간 결합 길이를 나타낸 것이다. A~D의 분자식은 C_2H_2, C_2H_4, C_6H_6, C_6H_{12} 중 하나이며, 각 분자 내 모든 탄소는 동일한 결합 상태를 갖는다.

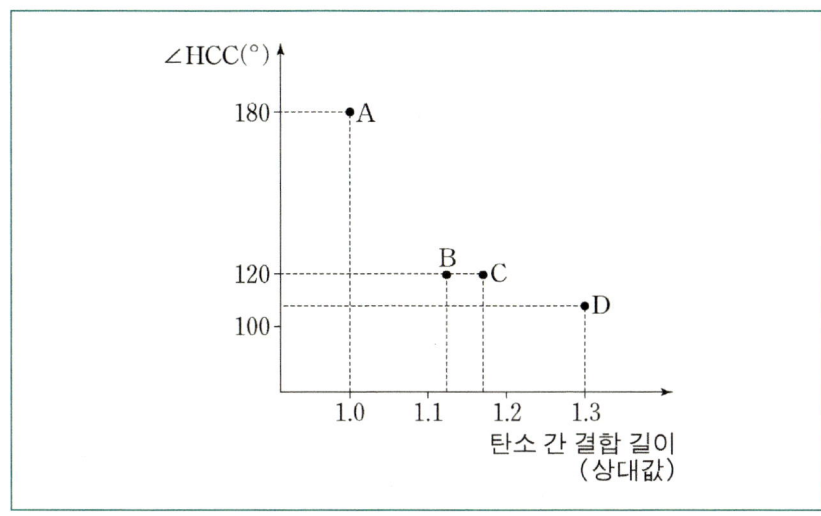

A~D에 대한 설명으로 옳지 않은 것은? [3점]

① A는 한 개의 p 결합을 갖는다.
② B는 평면 구조를 갖는다.
③ C는 공명 구조를 갖는다.
④ D는 고리 구조를 갖는다.
⑤ B와 C의 모든 탄소는 같은 혼성 오비탈을 갖는다.

15 두 화합물의 물리적 성질 비교가 옳은 것만을 〈보기〉에서 있는 대로 고른 것은?

━━━━━ 보기 ━━━━━

ㄱ. 녹는점 (cyclopentane) > (pentane)

ㄴ. 녹는점 (2-hexene) > (hexane)

ㄷ. 끓는점 (tert-butanol) > (1-butanol)

ㄹ. 끓는점 (toluene) > (benzene)

① ㄱ, ㄴ ② ㄱ, ㄷ ③ ㄱ, ㄹ
④ ㄴ, ㄷ ⑤ ㄴ, ㄹ

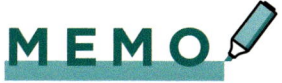

PEET 유기화학 단원별 추론 문제집

PART 02

알케인, 사이클로알케인
Set A

Set A PART 02 / 알케인, 사이클로알케인

MEMO

1st ☐ 2rd ☐ 3nd ☐

01 다음 각 화합물의 의자 형태(chair conformation)가 옳게 짝지어진 것만을 <보기>에서 있는 대로 고른 것은?

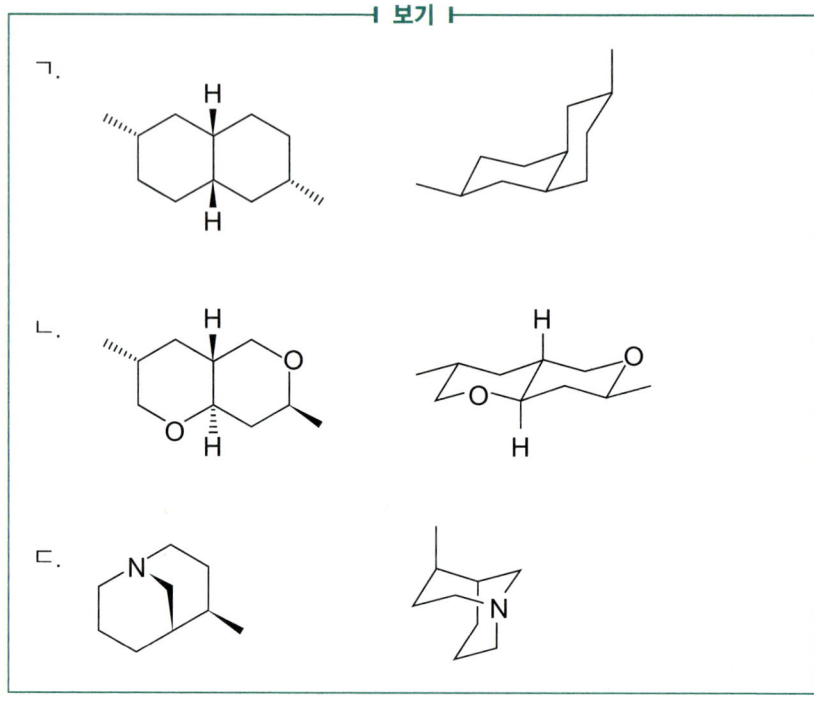

① ㄱ ② ㄴ ③ ㄷ
④ ㄱ, ㄴ ⑤ ㄱ, ㄷ ⑥ ㄴ, ㄷ
⑦ ㄱ, ㄴ, ㄷ

1st ☑ ☐ 2rd ☑ ☐ 3nd ☑ ☐

02 1개의 원자단(R)으로 치환된 사이클로헥세인이 축방향(axial)에서 수평방향(equatorial)으로 이형태(conformation)가 상호전환되는 평형식을 아래 〈보기〉에 나타내었다. 각 평형상수(K)에 적합하게 나열된 것을 고른 것은?

― 보기 ―

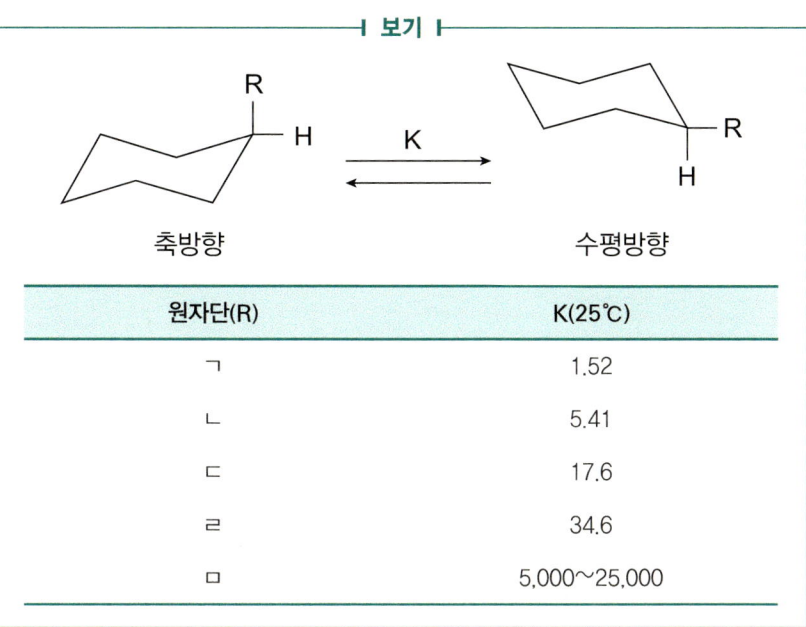

원자단(R)	K(25°C)
ㄱ	1.52
ㄴ	5.41
ㄷ	17.6
ㄹ	34.6
ㅁ	5,000~25,000

	ㄱ	ㄴ	ㄷ	ㄹ	ㅁ
①	F	CH_3	OH	CH_2CH_3	$C(CH_3)_3$
②	F	OH	CH_3	CH_2CH_3	$C(CH_3)_3$
③	OH	F	CH_3	CH_2CH_3	$C(CH_3)_3$
④	OH	CH_3	F	CH_2CH_3	$C(CH_3)_3$
⑤	OH	CH_2CH_3	$C(CH_3)_3$	F	OH

MEMO

알케인, 사이클로알케인

03 다음은 3개의 메틸(methyl)기가 치환된 cyclohexane의 두 가지 의자 형태(chair conformation)의 평형식과 에너지 차이를 나타내었다.

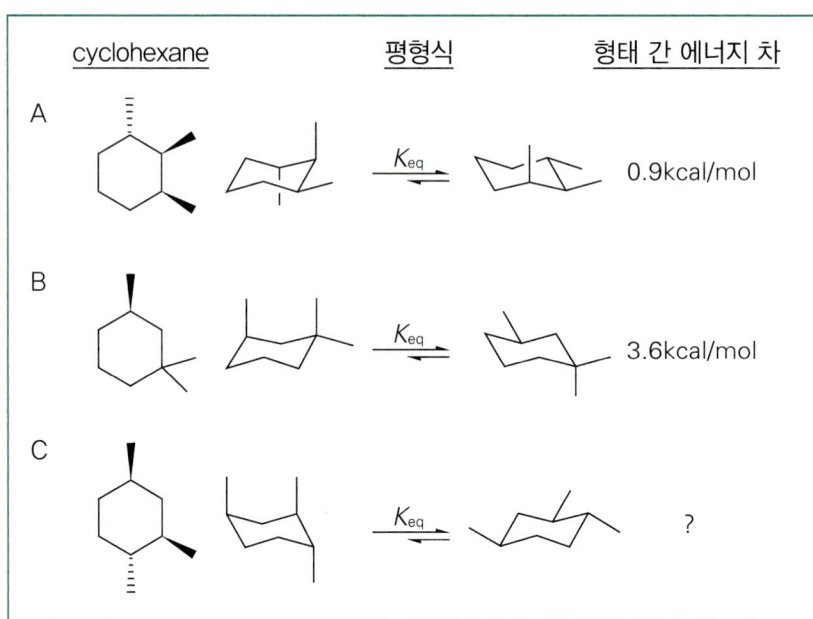

이에 대한 설명으로 옳은 것을 〈보기〉에서 모두 고른 것은?

| 보기 |

ㄱ. C의 두 형태(conformation) 간 에너지 차는 6.3kcal/mol이다.
ㄴ. 평형상수 K_{eq}가 가장 작은 것은 A이다.
ㄷ. 화합물 B가 A보다 입체 스트레인(steric strain)이 크다.

① ㄱ ② ㄴ ③ ㄷ
④ ㄱ, ㄴ ⑤ ㄱ, ㄷ ⑥ ㄴ, ㄷ
⑦ ㄱ, ㄴ, ㄷ

04 사이클로알케인의 연소열은 다음과 같다.

$$(CH_2)_n + \frac{3}{2}nO_2 \longrightarrow nCO_2 + nH_2O + 열$$

사이클로알케인 $(CH_2)_n$	탄소 원자 수 (n)	연소열 (kJ/mol)	CH_2 그룹당 연소열 (kJ/mol)
Cyclopropane	3	2091	697
Cyclobutane	4	2744	686
Cyclopentane	5	3220	664
Cyclohexane	6	3954	659
⋮	⋮	⋮	⋮

Cyclohexane의 고리스트레인(Ring strain)이 0이라면, Cyclopropane의 고리스트레인(kJ/mol)을 계산하여라.

① 1861　　② 1364　　③ 620
④ 114　　⑤ 38

05 다음은 사이클로헥세인의 형태 이성질체들이다.

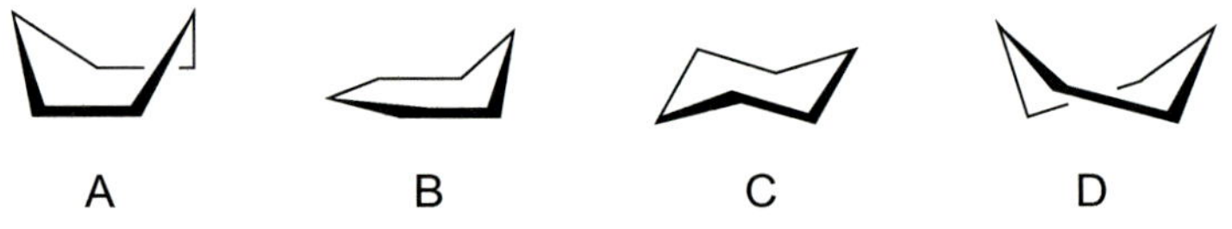

A   B   C   D

이에 대한 옳은 설명만을 〈보기〉에서 있는 대로 고른 것은?

보기

ㄱ. A는 D보다 안정하다.
ㄴ. 가장 불안정한 형태 이성질체는 B이다.
ㄷ. C의 형태 이성질체가 가장 안정하다.

① ㄱ   ② ㄴ   ③ ㄷ
④ ㄱ, ㄴ   ⑤ ㄱ, ㄷ   ⑥ ㄴ, ㄷ
⑦ ㄱ, ㄴ, ㄷ

06 C_2-C_3 결합의 회전각에 대한 부테인(butane)의 상대적인 위치 에너지를 아래 그림에 나타내었다.

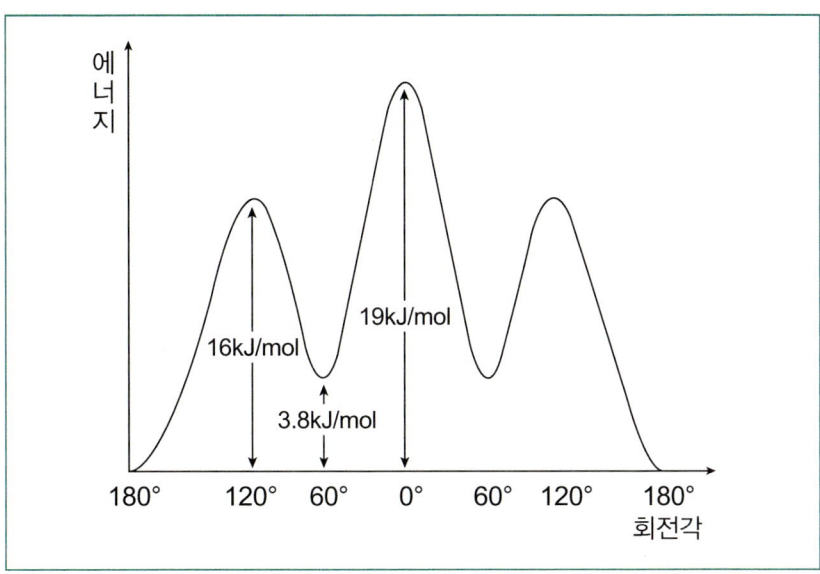

위 그림으로부터 (가) CH_3와 H의 가리움에 의한 에너지 증가와 (나) CH_3와 CH_3의 가리움에 의한 에너지 증가, 그리고 (다) CH_3와 CH_3가 60° 간격에 있을 때 입체스트레인(steric strain)의 크기를 옳게 나타낸 것은? (단, 수소(H)-수소(H) 가리움에 의한 에너지 증가는 4kJ/mol이다.)

	가	나	다
①	11	12	1.9
②	11	6	1.9
③	12	11	3.8
④	6	11	3.8
⑤	5.5	6	1.9

07 뷰테인의 고우시와 유사한 입체스트레인(steric strain)을 가장 많이 가지고 있는 것은?

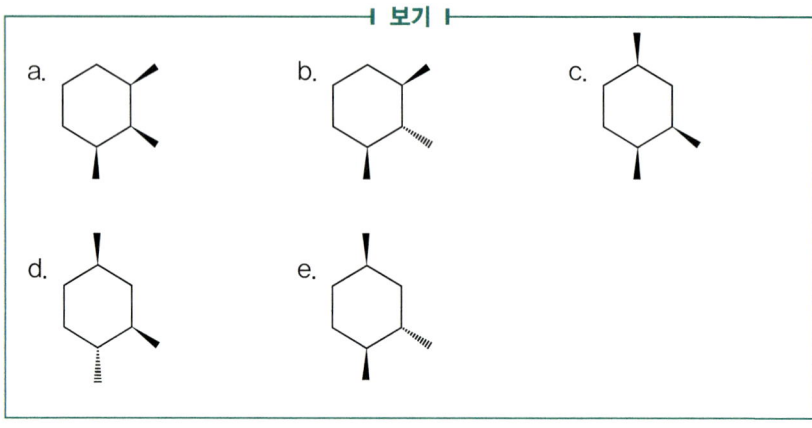

① a ② b ③ c
④ d ⑤ e

08 다음 중 증류법(distillation)으로 분리해 낼 가능성이 있는 화합물의 짝을 〈보기〉에서 있는 대로 고른 것은?

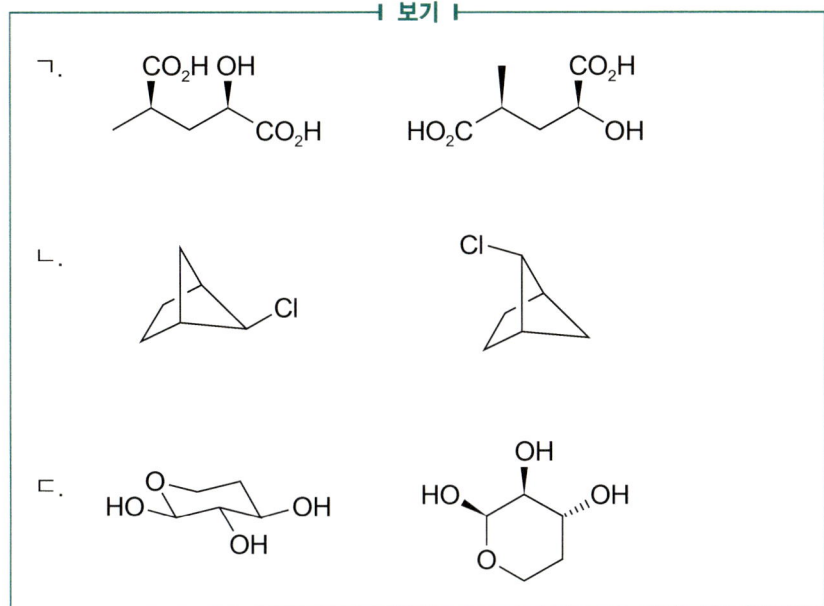

① ㄱ　　　　② ㄴ　　　　③ ㄷ
④ ㄱ, ㄴ　　　⑤ ㄱ, ㄷ　　⑥ ㄴ, ㄷ
⑦ ㄱ, ㄴ, ㄷ

09 짝지은 두 화합물이 서로 형태 이성질체(Conformational isomer) 관계인 것만을 <보기>에서 있는 대로 고른 것은?

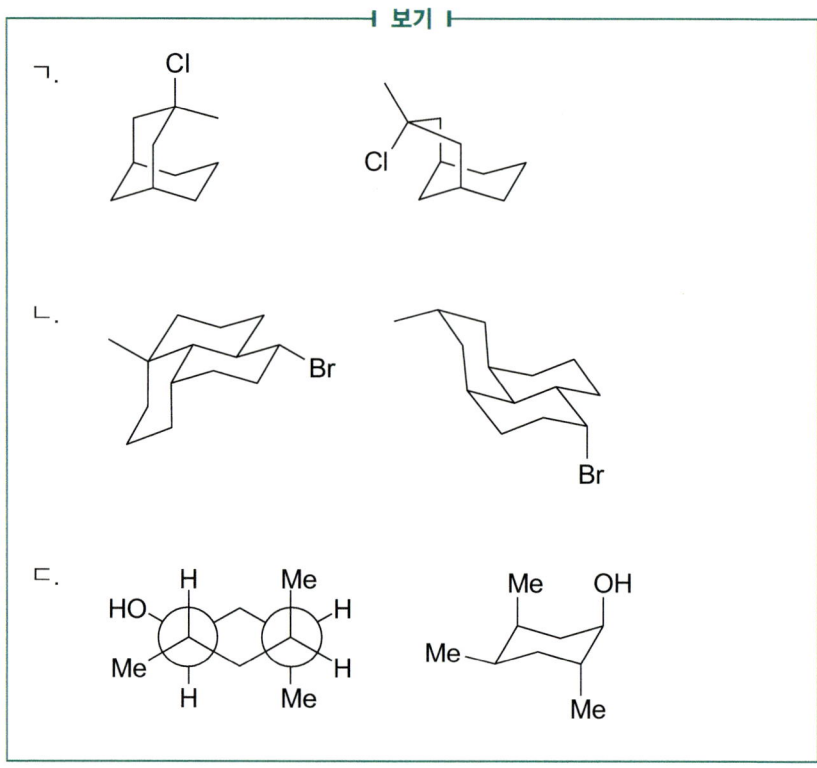

① ㄱ ② ㄴ ③ ㄷ
④ ㄱ, ㄴ ⑤ ㄱ, ㄷ ⑥ ㄴ, ㄷ
⑦ ㄱ, ㄴ, ㄷ

1st / □ 2rd / □ 3nd / □

10 다음 화합물의 Newman 투영식이 옳게 표현된 것을 〈보기〉에서 있는 대로 고른 것은?

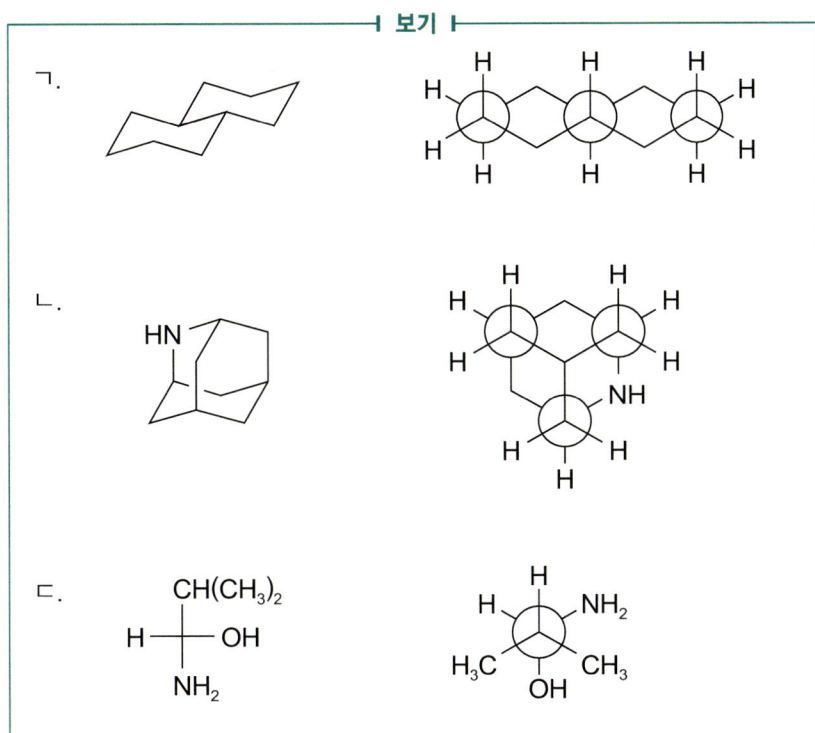

① ㄱ
② ㄴ
③ ㄷ
④ ㄱ, ㄴ
⑤ ㄱ, ㄷ
⑥ ㄴ, ㄷ
⑦ ㄱ, ㄴ, ㄷ

11 다음 화합물 중 동일한 분자로 짝지어진 것만을 〈보기〉에서 있는 대로 고른 것은?

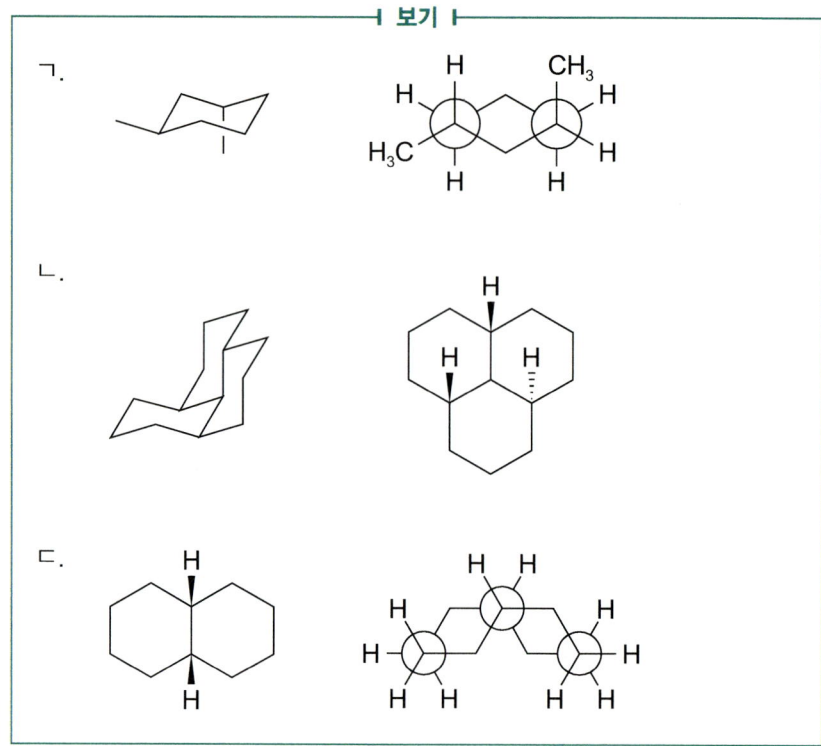

① ㄱ　　　　　② ㄴ　　　　　③ ㄷ
④ ㄱ, ㄴ　　　　⑤ ㄱ, ㄷ　　　⑥ ㄴ, ㄷ
⑦ ㄱ, ㄴ, ㄷ

12 주어진 두 이성질체의 안정도 비교가 옳게 표시된 것만을 〈보기〉에서 있는 대로 고른 것은?

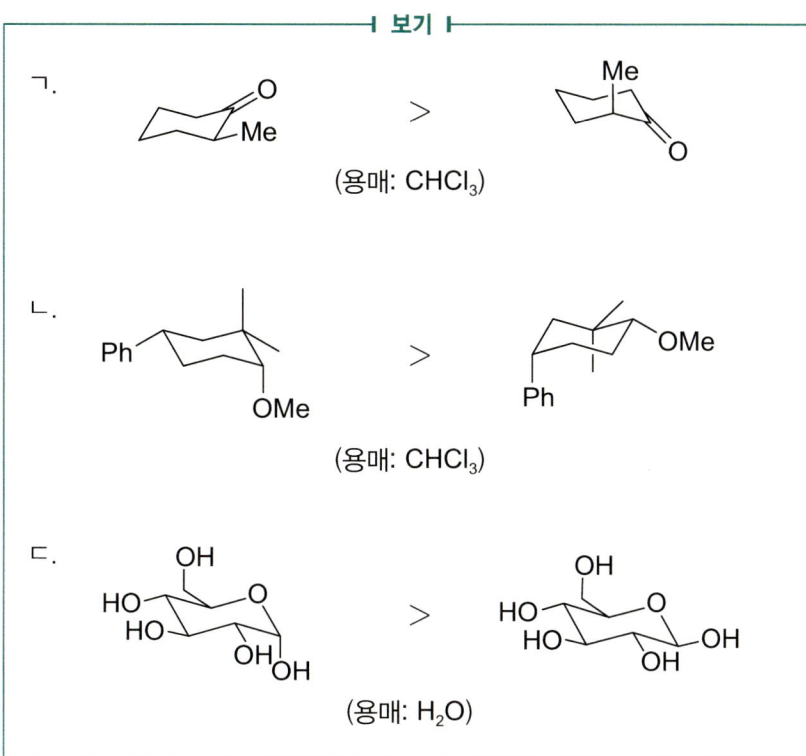

① ㄱ ② ㄷ ③ ㄱ, ㄴ
④ ㄴ, ㄷ ⑤ ㄱ, ㄴ, ㄷ

Set A / PART 02 / 알케인, 사이클로알케인

13 1,2,4-Trimethylcyclohexane의 구조이다.

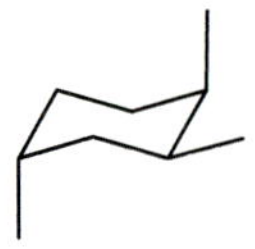

주어진 구조를 고리 뒤집기(ring flip)한 형태로 옳은 것은?

① 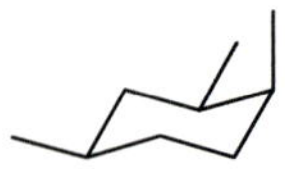
② 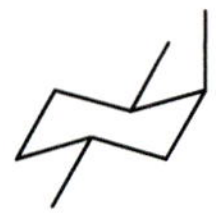
③ 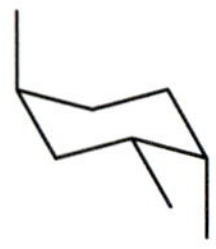
④ 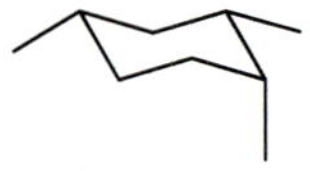
⑤

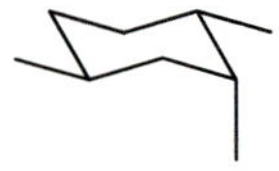

14 다음은 데칼린의 두 기하 이성질체의 구조이다.

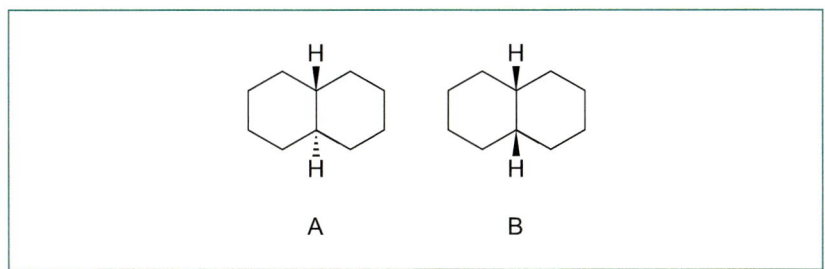

이에 대한 옳은 설명만을 〈보기〉에서 있는 대로 고른 것은? (단, 두 메틸기 사이의 고우시 상호작용의 크기는 3.8kJ/mol이다.)

| 보기 |

ㄱ. 연소열의 크기($|\Delta H°_{연소}|$)는 A가 B보다 작다.
ㄴ. B는 고리 전환(ring flip)이 불가능하다.
ㄷ. A와 B의 에너지 차이는 11.4kJ/mol이다.

① ㄱ   ② ㄴ   ③ ㄷ
④ ㄱ, ㄴ   ⑤ ㄱ, ㄷ   ⑥ ㄴ, ㄷ
⑦ ㄱ, ㄴ, ㄷ

15 다음 화합물 A와 B의 뉴만 투시도(Newman projection)가 옳게 짝지어진 것은?

MEMO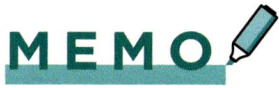

PEET 유기화학 단원별 추론 문제집

PART 03

할로젠화알킬
Set A

Set A PART 03 / 할로젠화알킬

1st ✓ ☐ 2rd ✓ ☐ 3nd ✓ ☐

01 다음은 브로민화 알킬의 생성 반응들이다.

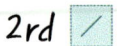

BPO=(PhCO$_2$)$_2$

이에 대한 설명으로 옳은 것만으로 〈보기〉에서 있는 대로 고른 것은?

| 보기 |

ㄱ. 고리형 중간체를 거치는 반응은 1개이다.
ㄴ. B와 C는 부분입체이성질체(diastereomer) 관계이다.
ㄷ. A, D는 동일 화합물이다.

① ㄱ ② ㄴ ③ ㄷ
④ ㄱ, ㄴ ⑤ ㄱ, ㄷ ⑥ ㄴ, ㄷ
⑦ ㄱ, ㄴ, ㄷ

1st ☑ ☐ 2rd ☑ ☐ 3nd ☑ ☐

02 다음 각 반응 조건에서 두 화합물의 반응 속도 비교가 옳은 것만을 〈보기〉에서 있는 대로 고른 것은?

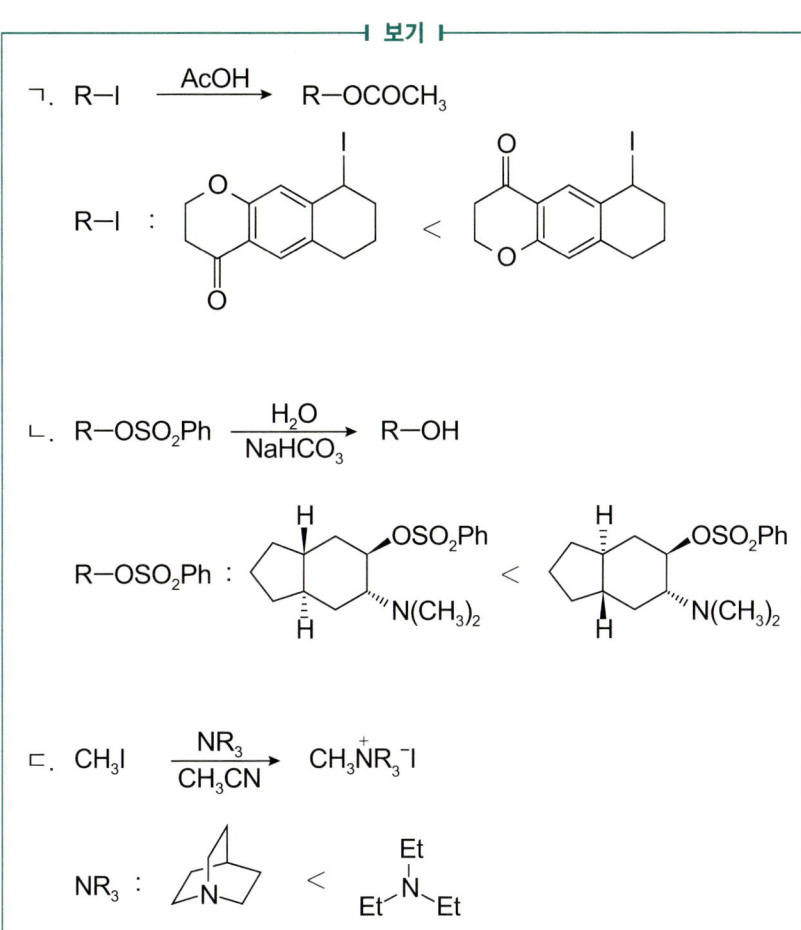

① ㄱ ② ㄴ ③ ㄷ
④ ㄱ, ㄴ ⑤ ㄱ, ㄷ ⑥ ㄴ, ㄷ
⑦ ㄱ, ㄴ, ㄷ

03 할로젠화 알킬 화합물에 관련된 각 반응의 비교가 옳은 것의 개수는?

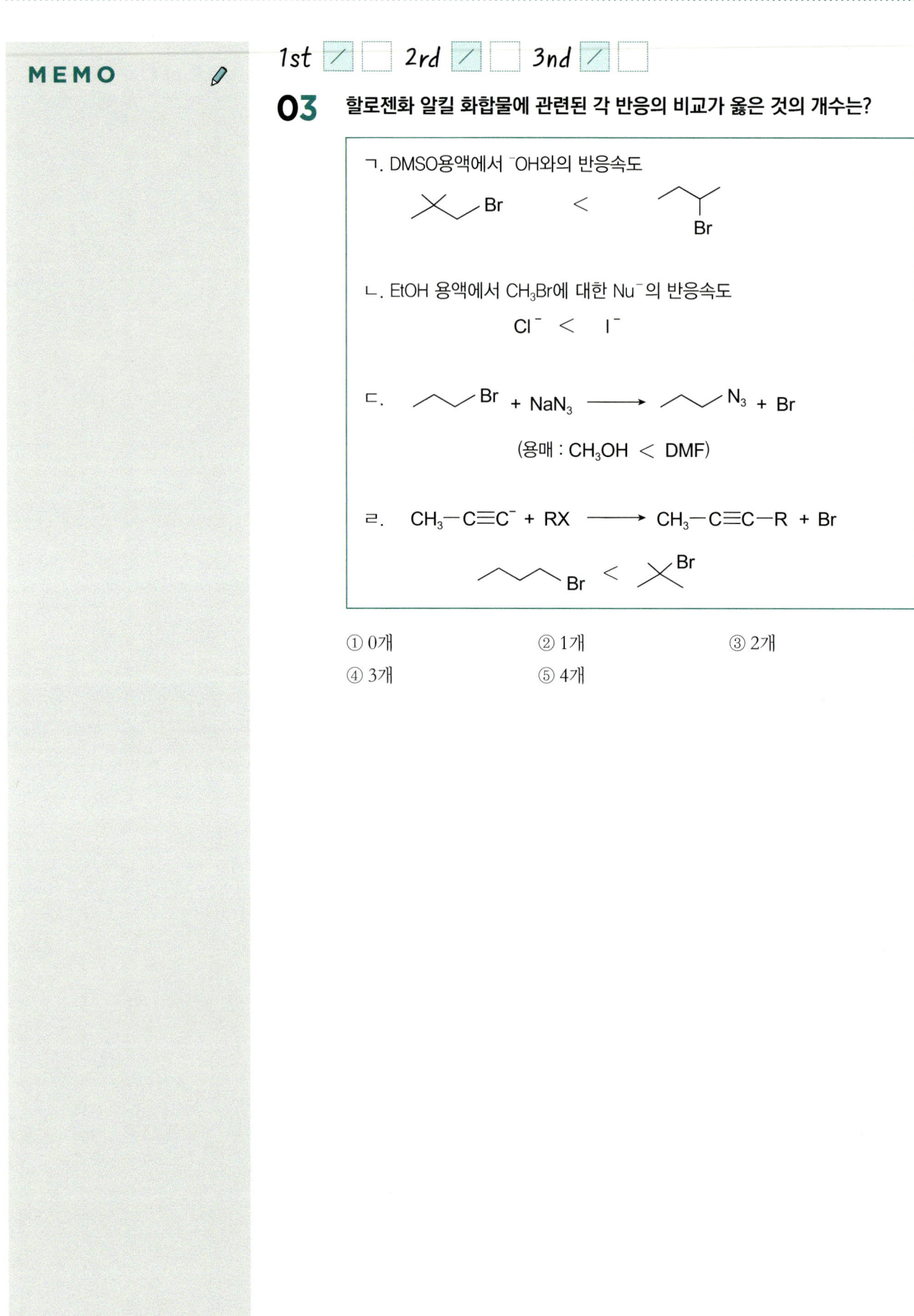

① 0개 ② 1개 ③ 2개
④ 3개 ⑤ 4개

04
각 반응 조건에서 두 화합물의 반응 속도 비교가 옳은 것만을 〈보기〉에서 있는 대로 고른 것은?

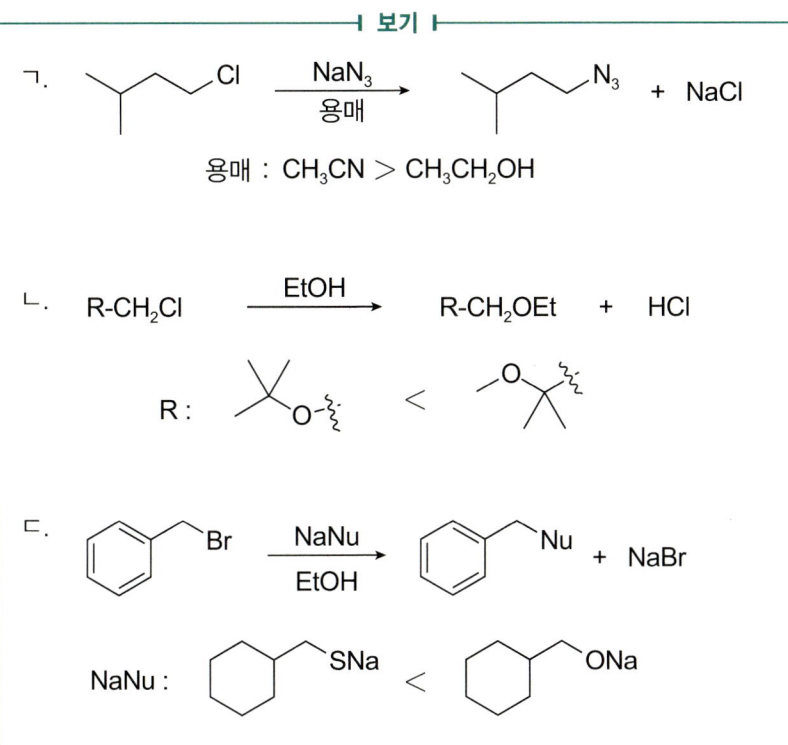

① ㄱ
② ㄴ
③ ㄷ
④ ㄱ, ㄴ
⑤ ㄱ, ㄷ
⑥ ㄴ, ㄷ
⑦ ㄱ, ㄴ, ㄷ

05 다음은 몇 가지 친핵성 치환 반응의 예이다.

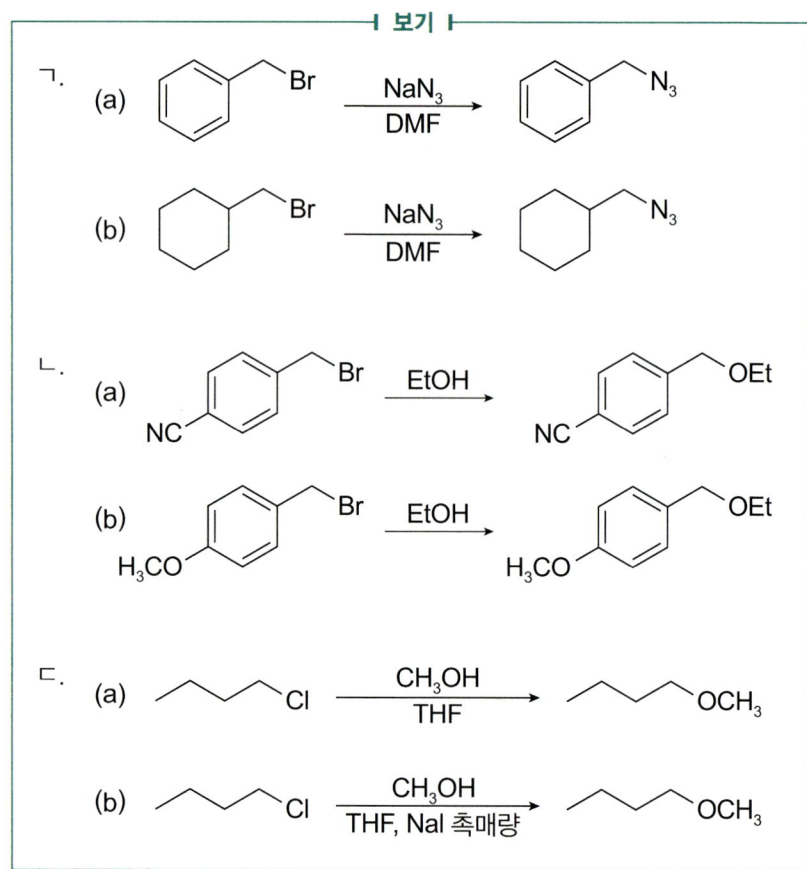

위 보기에서 각 쌍의 두 반응에서 (a)의 반응 속도가 (b)의 반응 속도보다 더 빠른 것만을 〈보기〉에서 있는 대로 고른 것은? (단, 각 쌍의 반응에서 기타 조건은 동일하다.)

① ㄱ
② ㄴ
③ ㄷ
④ ㄱ, ㄴ
⑤ ㄱ, ㄷ
⑥ ㄴ, ㄷ
⑦ ㄱ, ㄴ, ㄷ

06 다음은 알코올의 치환 반응이다.

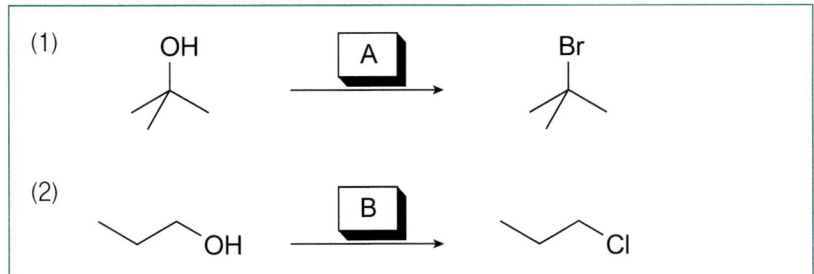

이에 대한 옳은 설명만을 〈보기〉에서 있는 대로 고른 것은?

보기

ㄱ. A에 적절한 시약은 PBr_3이다.
ㄴ. B에 적절한 시약은 $SOCl_2$/pyridine이다.
ㄷ. 반응 (1)과 (2)의 메커니즘은 동일하다.

① ㄱ　　　② ㄴ　　　③ ㄷ
④ ㄱ, ㄴ　　⑤ ㄱ, ㄷ　　⑥ ㄴ, ㄷ
⑦ ㄱ, ㄴ, ㄷ

07 할로젠화 알킬에서 일어나는 제거 반응의 메커니즘은 여러 종류가 있다. 다음 그림은 할로젠화 알킬에서 제거 반응이 일어날 때 할로젠화 알킬의 탄소-수소 결합과 탄소-할로젠 결합의 결합 길이 변화를 나타낸 것이다. 그림에 대한 설명으로 옳은 것을 〈보기〉에서 모두 고른 것은?

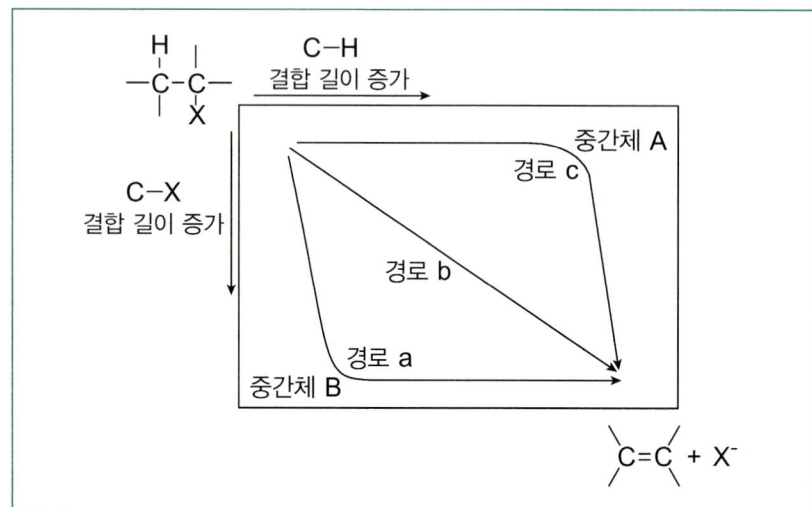

| 보기 |

ㄱ. 경로 a는 E1반응 메커니즘을 나타낸다.
ㄴ. 경로 b는 E2반응 메커니즘을 나타낸다.
ㄷ. 중간체 A는 탄소 양이온이고, 중간체 B는 탄소 음이온을 나타낸다.

① ㄱ   ② ㄴ   ③ ㄷ
④ ㄱ, ㄴ   ⑤ ㄱ, ㄷ   ⑥ ㄴ, ㄷ
⑦ ㄱ, ㄴ, ㄷ

08 다음 주어진 화합물들을 NaOEt/EtOH로 E2 반응할 때 속도 비교가 올바른 것을 〈보기〉에서 있는 대로 고른 것은?

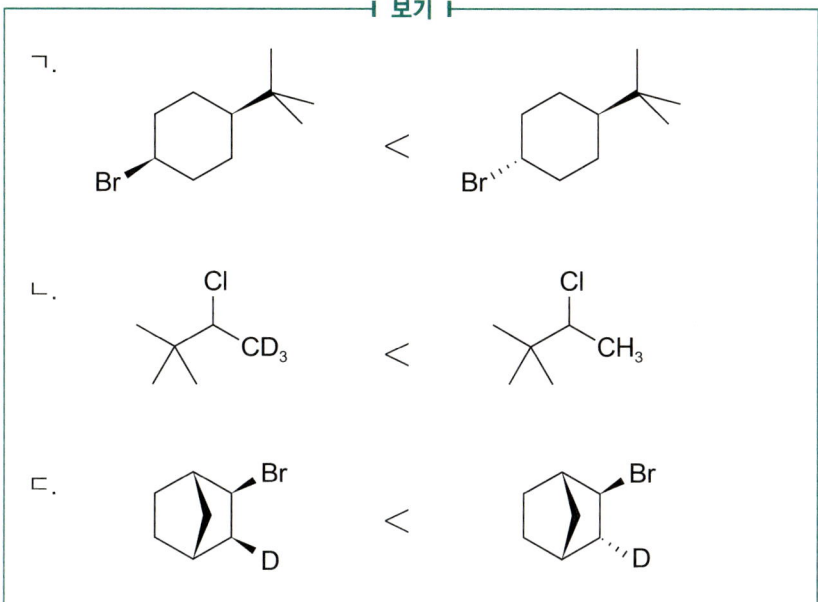

① ㄱ
② ㄴ
③ ㄷ
④ ㄱ, ㄴ
⑤ ㄱ, ㄷ
⑥ ㄴ, ㄷ
⑦ ㄱ, ㄴ, ㄷ

09 다음 반응은 제거 반응이다. 반응의 주생성물 구조로 올바르지 <u>않은</u> 것은? (단, 각 단계에서 주생성물은 적절한 분리·정제 과정을 통하여 얻는다.)

10 다음 반응의 주생성물 구조가 옳은 것만을 〈보기〉에서 모두 고른 것은?

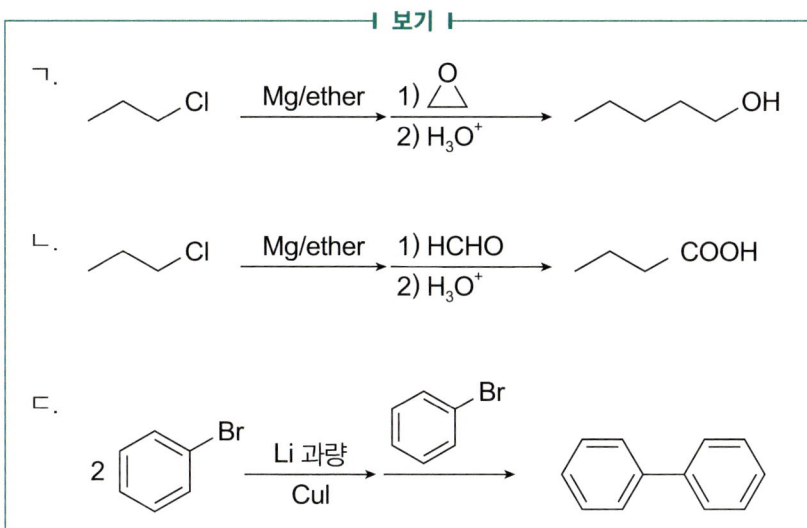

① ㄱ
② ㄴ
③ ㄷ
④ ㄱ, ㄴ
⑤ ㄱ, ㄷ
⑥ ㄴ, ㄷ
⑦ ㄱ, ㄴ, ㄷ

MEMO

1st ☐☐ 2rd ☐☐ 3nd ☐☐

11 **다음 반응들에 대한 설명으로 옳은 것을 〈보기〉에서 있는 대로 고른 것은?**

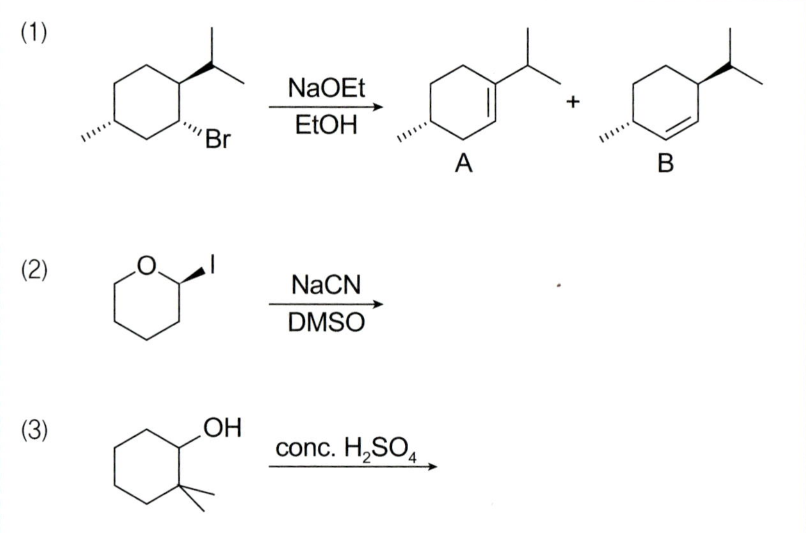
(1)
Br
NaOEt
EtOH
+
A
B
(2)
O
I
NaCN
DMSO
(3)
OH
conc. H2SO4

보기

ㄱ. 반응 (1)에서 염기 NaOEt의 농도를 묽히면 A의 비율이 증가한다.
ㄴ. 반응 (2)에서 메커니즘은 S_N2이고 절대 배열은 반전된다.
ㄷ. 반응 (3)에서 생성되는 알켄은 2치환 알켄이다.

① ㄱ ② ㄴ ③ ㄷ
④ ㄱ, ㄴ ⑤ ㄱ, ㄷ ⑥ ㄴ, ㄷ
⑦ ㄱ, ㄴ, ㄷ

12 다음 각 쌍의 반응에서 A의 반응 속도가 더 빠른 것만을 〈보기〉에서 있는 대로 모두 고른 것은?

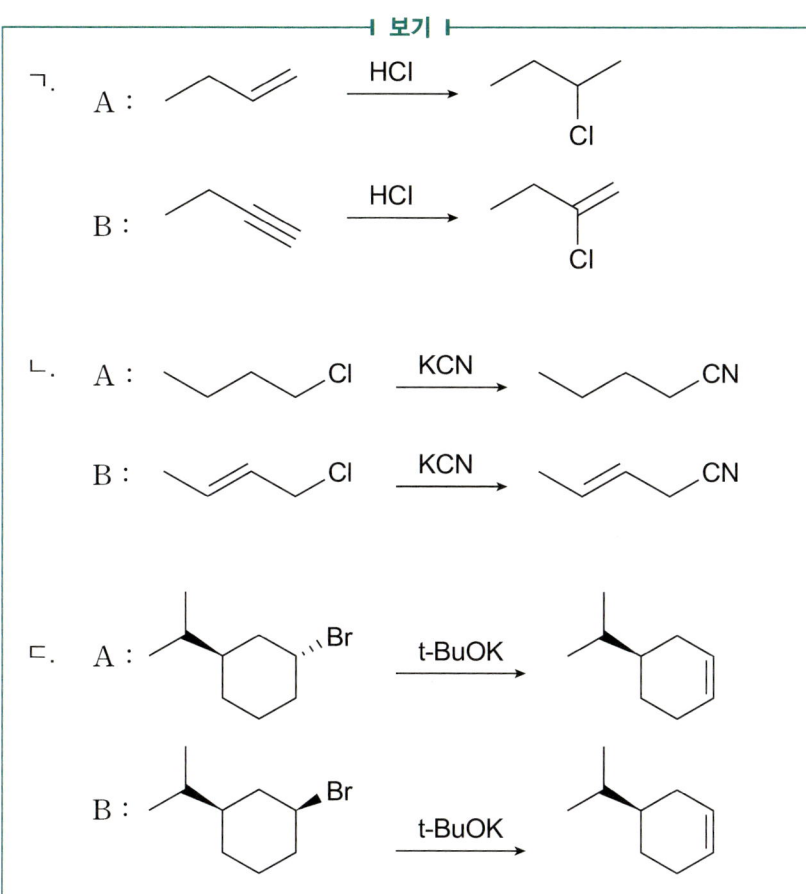

① ㄱ
② ㄴ
③ ㄷ
④ ㄱ, ㄴ
⑤ ㄱ, ㄷ
⑥ ㄴ, ㄷ
⑦ ㄱ, ㄴ, ㄷ

13

프로페인(propane)의 라디칼 염소화 반응과 브롬화 반응에 대한 설명으로 옳은 것을 <보기>에서 모두 고른 것은?

$$CH_3CH_2CH_3 \xrightarrow{Cl_2,\ h\nu} \underset{45\%}{CH_3\overset{Cl}{\underset{|}{C}}HCH_3} + \underset{55\%}{CH_3CH_2CH_2Cl}$$

$$CH_3CH_2CH_3 \xrightarrow{Br_2,\ h\nu} \underset{98\%}{CH_3\overset{Br}{\underset{|}{C}}HCH_3} + \underset{2\%}{CH_3CH_2CH_2Br}$$

―| 보기 |―

ㄱ. 브롬화 반응의 위치 선택성(regioselectivity)이 염소화 반응의 위치 선택성보다 크다.
ㄴ. 두 반응의 차이를 하몬드(Hammond) 가설로 설명할 수 있다.
ㄷ. 염소화 반응의 전이 상태가 브롬화 반응의 전이 상태보다 라디칼의 구조에 더 큰 영향을 받는다.

① ㄱ   ② ㄴ   ③ ㄷ
④ ㄱ, ㄴ   ⑤ ㄱ, ㄷ   ⑥ ㄴ, ㄷ
⑦ ㄱ, ㄴ, ㄷ

14 다음은 모두 E2 메커니즘으로 일어나는 제거 반응이다. 반응들 중 주생성물에 동위원소 D를 포함하는 것만을 〈보기〉에서 있는 대로 모두 고른 것은?

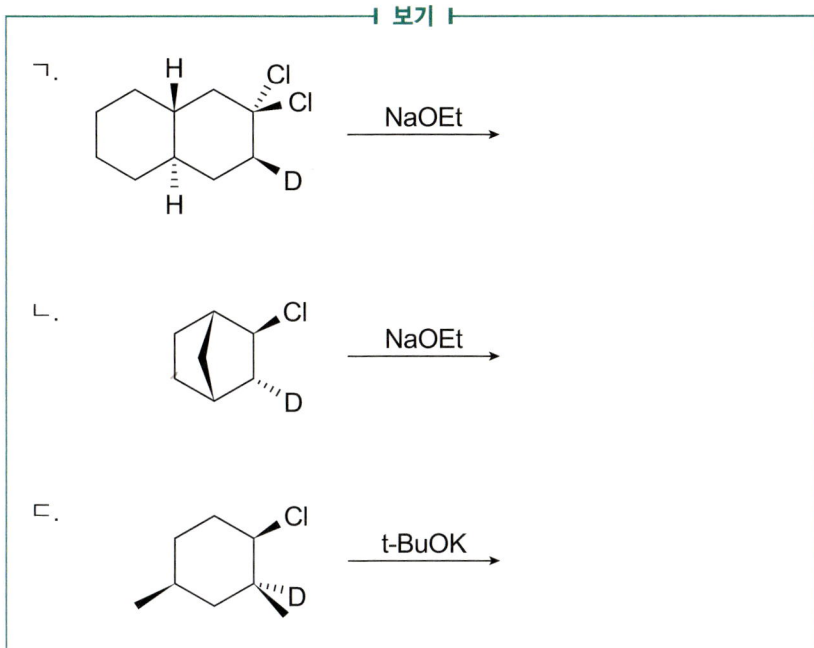

① ㄱ   ② ㄴ   ③ ㄷ
④ ㄱ, ㄴ   ⑤ ㄱ, ㄷ   ⑥ ㄴ, ㄷ
⑦ ㄱ, ㄴ, ㄷ

15 다음 그림은 Neopentyl chloride를 수용액에서 반응시켰을 경우 생성되는 가용매 분해 반응의 에너지 좌표를 나타낸 것이다. 각 단계에 대한 〈보기〉의 설명 중 올바른 것의 개수는?

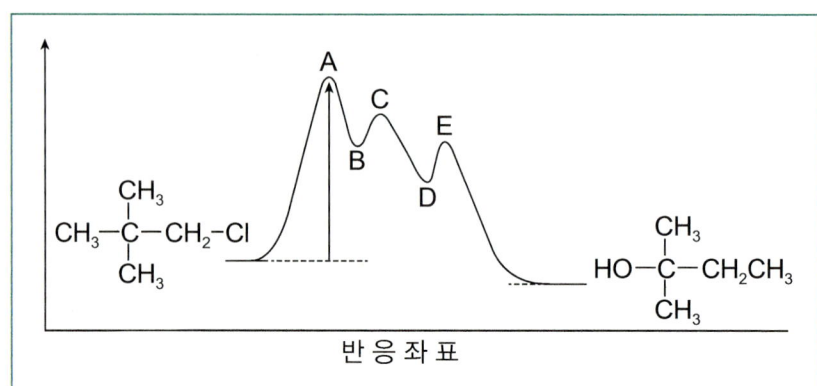

─┤ 보기 ├─

ㄱ. 이 반응은 발열반응이다.
ㄴ. 반응 중간체에서 methyl group의 자리옮김(rearrangement)이 일어난다.
ㄷ. B는 1차 카보양이온 중간체를 나타낸다.
ㄹ. Methyl group의 자리옮김은 불안정한 CH_3^+ 양이온 상태로 진행되기 때문에 느리게 진행되는 속도조절 단계이다.
ㅁ. 이반응의 유형은 S_N1 반응이다.

① 1개 ② 2개 ③ 3개
④ 4개 ⑤ 5개

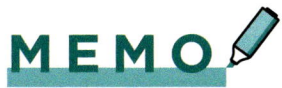

PEET 유기화학 단원별 추론 문제집

PART 03

할로젠화알킬
Set B

01 다음 각 화합물의 반응에서 반응 속도 비교가 옳은 것만을 〈보기〉에서 있는 대로 고른 것은?

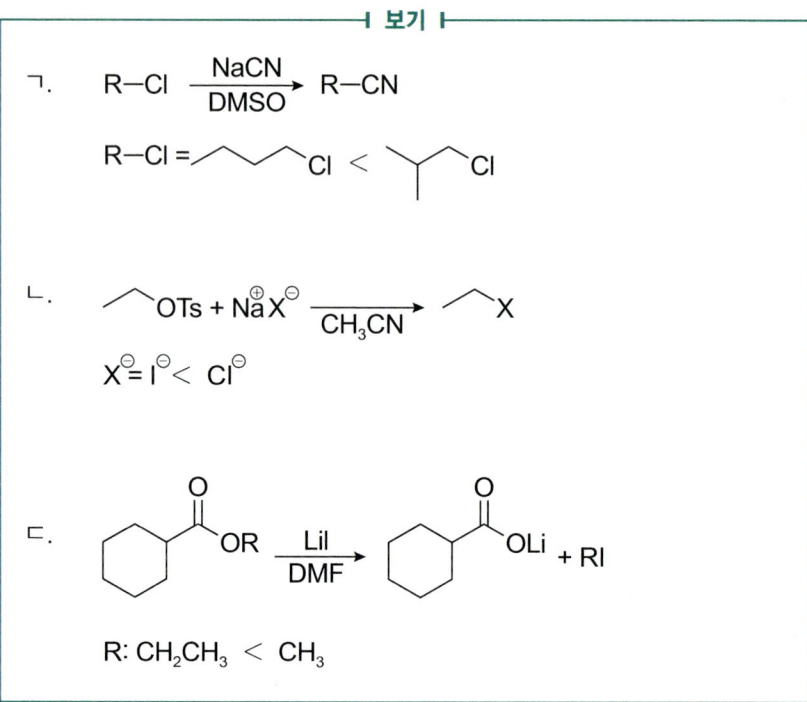

① ㄱ ② ㄴ ③ ㄷ
④ ㄱ, ㄴ ⑤ ㄱ, ㄷ ⑥ ㄴ, ㄷ
⑦ ㄱ, ㄴ, ㄷ

02 각 반응 조건에서 두 화합물의 반응 속도 비교가 옳은 것만을 〈보기〉에서 있는 대로 고른 것은?

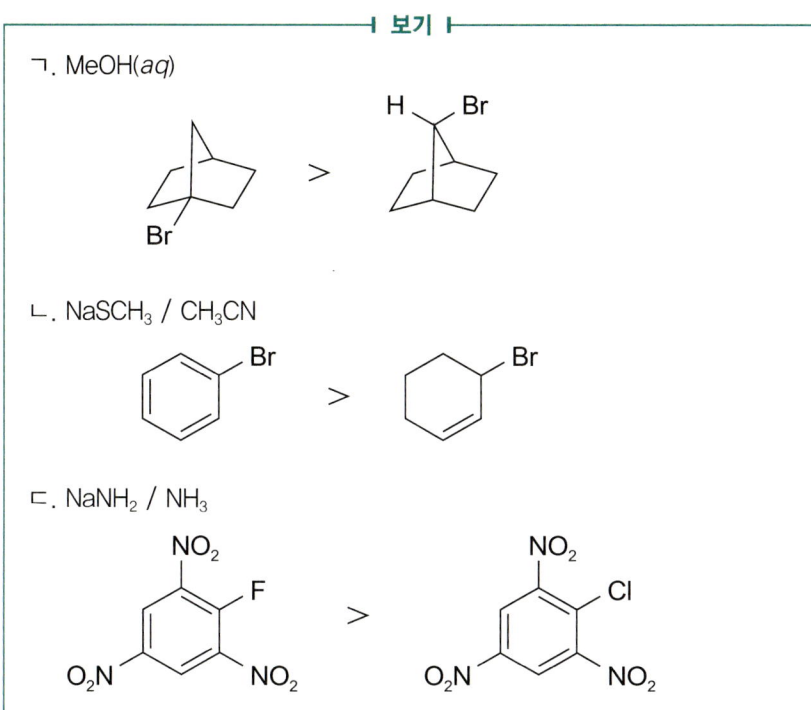

① ㄱ 　② ㄴ 　③ ㄷ
④ ㄱ, ㄴ ⑤ ㄱ, ㄷ ⑥ ㄴ, ㄷ
⑦ ㄱ, ㄴ, ㄷ

03 각 반응 조건에서 두 화합물의 반응 속도 비교가 옳은 것만을 〈보기〉에서 있는 대로 고른 것은?

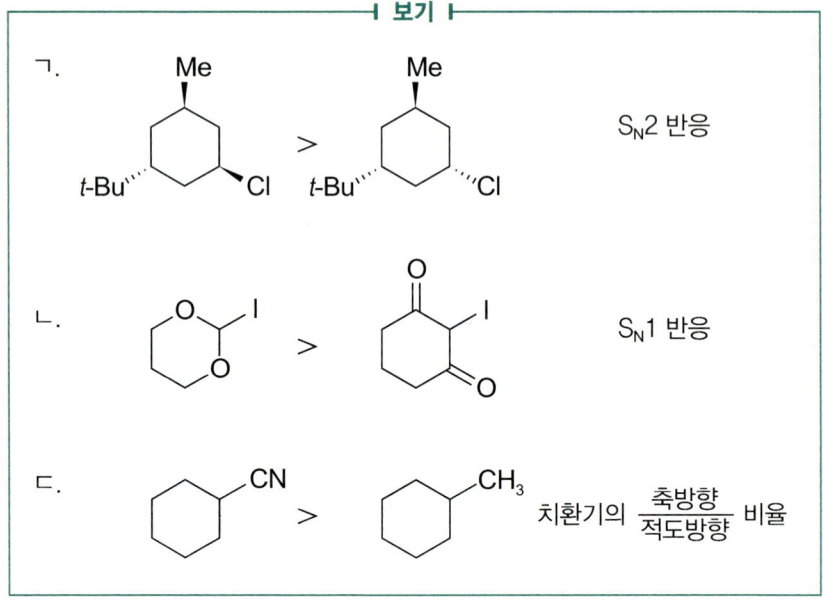

① ㄱ
② ㄴ
③ ㄷ
④ ㄱ, ㄴ
⑤ ㄱ, ㄷ
⑥ ㄴ, ㄷ
⑦ ㄱ, ㄴ, ㄷ

04 두 화합물의 반응 속도 비교가 옳은 것만을 〈보기〉에서 있는 대로 고른 것은?

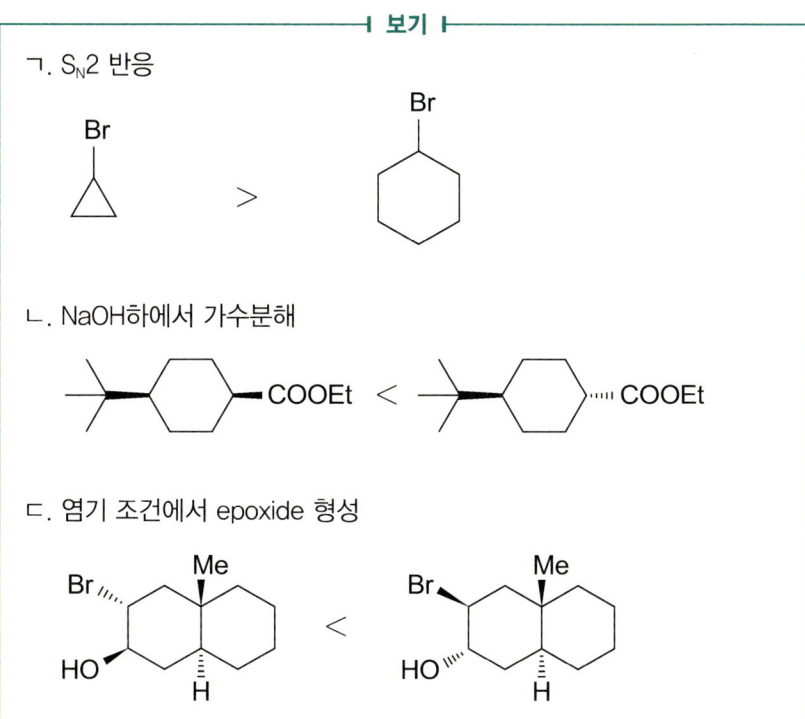

ㄱ. S_N2 반응

ㄴ. NaOH하에서 가수분해

ㄷ. 염기 조건에서 epoxide 형성

① ㄱ ② ㄴ ③ ㄷ
④ ㄱ, ㄴ ⑤ ㄱ, ㄷ ⑥ ㄴ, ㄷ
⑦ ㄱ, ㄴ, ㄷ

05

그림은 두 종류의 고리형 알킬 할라이드에 대한 친핵성 치환반응을 나타낸 것이다. 각 반응에 대한 설명으로 옳지 <u>않은</u> 것은?

반응 1: 가 + $PhS^- Na^+$ →(k_1) 다

반응 2: 나 + $PhS^- Na^+$ →(k_2) 라

① 반응물 가는 반응물 나보다 열역학적으로 안정하다.
② 생성물 다는 생성물 라보다 열역학적으로 불안정하다.
③ 두 반응 모두 S_N2 메커니즘을 거친다.
④ 같은 농도 조건에서 반응 1이 반응 2보다 빠르다.
⑤ 두 반응 모두 극성 양성자성 용매보다 극성 비양성자성 용매에서 반응 속도가 더 빠르다.

06 〈보기〉의 치환반응 중 S_N2 메커니즘에 의해 일어나지 않는 것을 고른 것은?

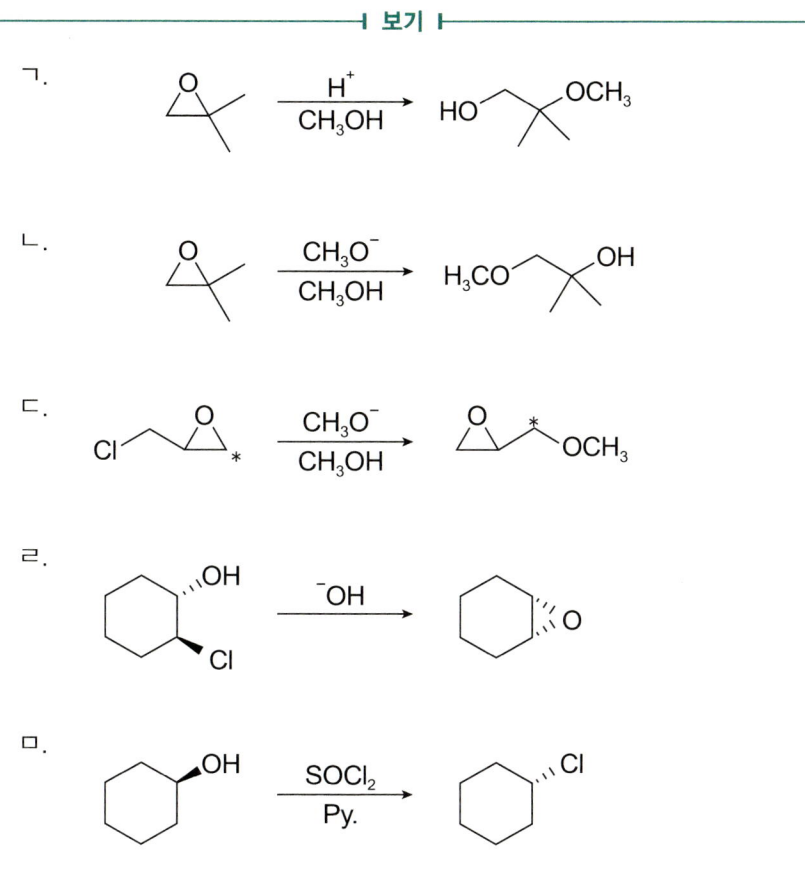

① ㄱ ② ㄴ ③ ㄷ
④ ㄹ ⑤ ㅁ

07 〈보기〉의 반응은 propylbenzene에 라디칼반응으로 염소가 하나씩 치환된 3개의 생성물을 나타내었다. 각각의 수소의 반응성을 계산하여 맞게 연결된 것을 고른 것은?

┤ 보기 ├

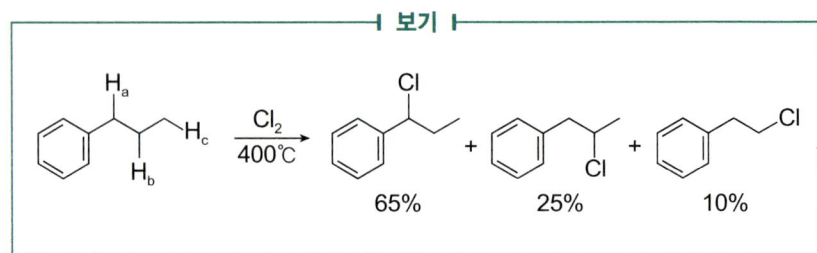

	H_a		H_b		H_c
①	65	:	25	:	10
②	3	:	2	:	1
③	9.8	:	3.8	:	1
④	1	:	2	:	3
⑤	1	:	1	:	1

08 주생성물인 알켄의 구조가 옳은 것만을 〈보기〉에서 있는 대로 고른 것은?
(단, 주생성물은 적절한 분리·정제 과정을 통해 얻는다.)

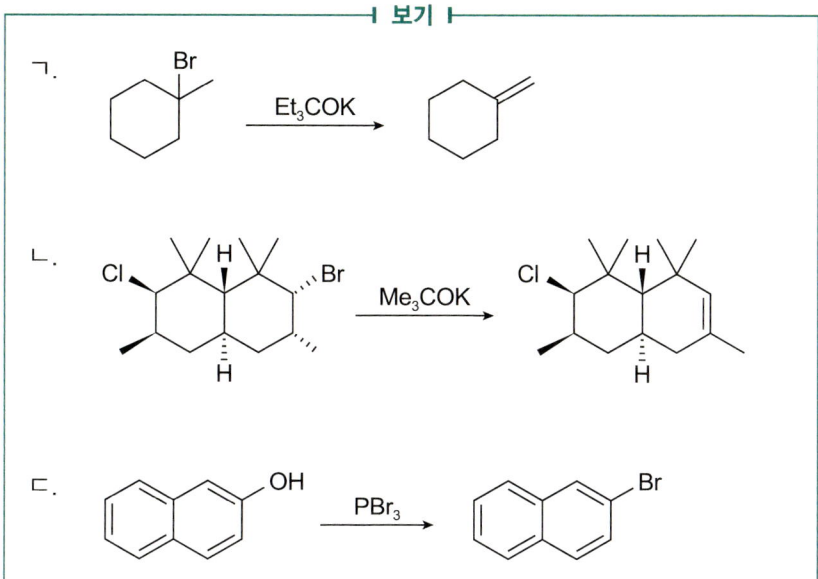

① ㄱ ② ㄴ ③ ㄷ
④ ㄱ, ㄴ ⑤ ㄱ, ㄷ ⑥ ㄴ, ㄷ
⑦ ㄱ, ㄴ, ㄷ

09 다음 〈보기〉의 반응 중 생성물의 입체 배열이 (R)인 것만을 고른 것은?

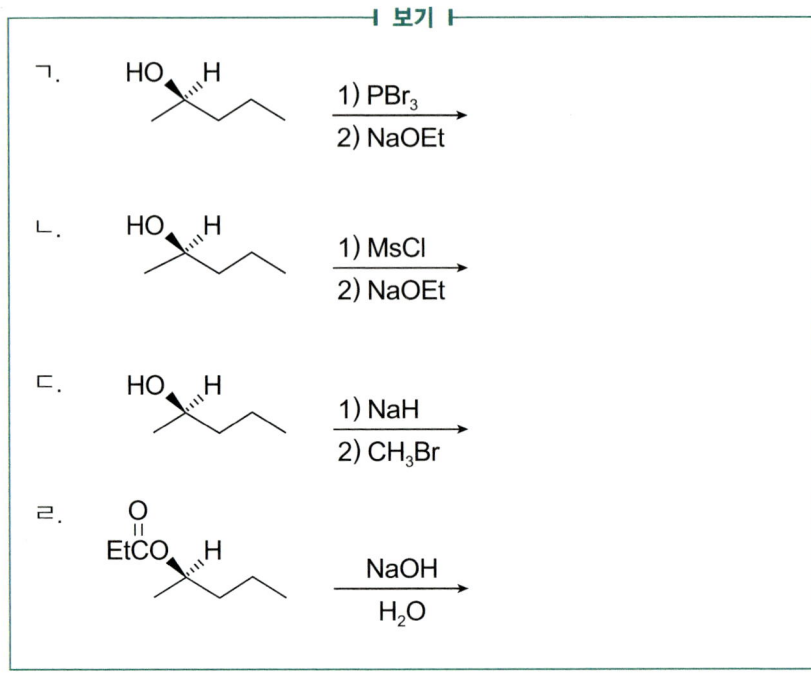

① ㄱ, ㄴ, ㄷ   ② ㄴ, ㄹ   ③ ㄱ, ㄹ
④ ㄱ, ㄴ, ㄹ   ⑤ ㄱ, ㄷ, ㄹ

10 아래와 같은 할로젠화물의 친핵성 치환 반응 중에서 실용성이 가장 떨어지는 반응은?

① CH₃CH₂CH₂CH₂Br + CN⁻ ⟶ CH₃CH₂CH₂CH₂CN + Br⁻

② C₆H₅-Br + CN⁻ ⟶ C₆H₅-CN + Br⁻

③ 2,4-(O₂N)(NO₂)C₆H₃-Cl + CN⁻ ⟶ 2,4-(O₂N)(NO₂)C₆H₃-CN + Cl⁻

④ Phthalimide-N⁻K⁺ + BrCH₂CH₂CH₃ ⟶ Phthalimide-N-CH₂CH₂CH₃ + KBr

⑤ C₆H₅-O⁻ + CH₃Br ⟶ C₆H₅-OCH₃ + Br⁻

11 반응의 상대적 속도 비교가 옳은 것만을 〈보기〉에서 있는 대로 고른 것은?

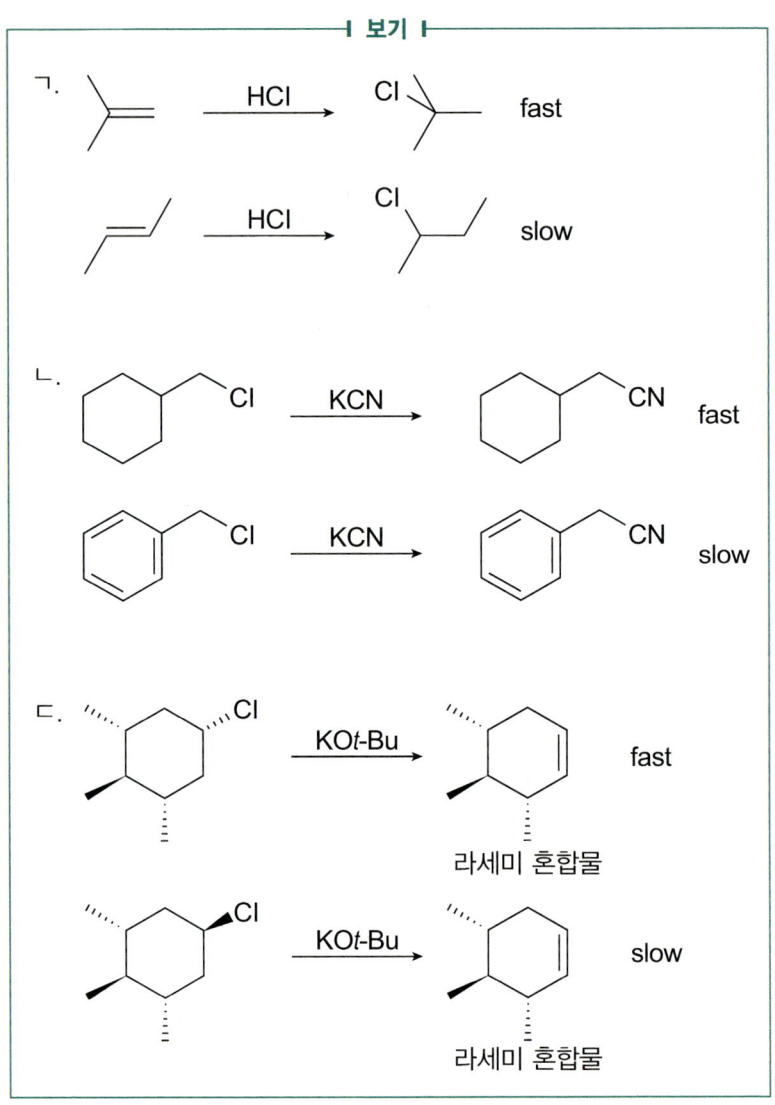

① ㄱ
② ㄴ
③ ㄷ
④ ㄱ, ㄴ
⑤ ㄱ, ㄷ
⑥ ㄴ, ㄷ
⑦ ㄱ, ㄴ, ㄷ

12 친핵성 치환 반응에 대한 설명 반응속도의 크기 비교가 올바르게 나타낸 것의 개수는?

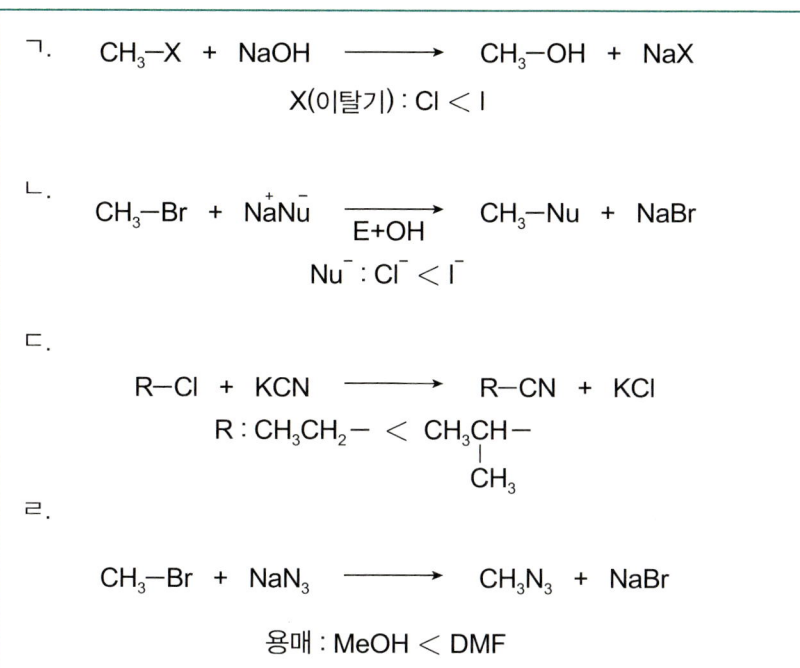

① 0개 ② 1개 ③ 2개
④ 3개 ⑤ 4개

13 다음 반응들은 광학적으로 순수(optically pure)한 화합물을 몇 단계의 반응을 거쳐 서로 다른 거울상이성질체(enantiomer)로 변환할 수 있다는 사실을 보여주는 예들이다. 아래 두 반응에서 입체화학(stereochemistry)의 반전(inversion)이 일어나는 단계를 맞게 짝지은 것은?

〈반응 1〉

(−)-Malic acid →[step 1, PCl_5] → →[step 2, Ag_2O, H_2O] → (+)-Malic acid

〈반응 2〉

(+)-1-Phenyl-2-propanol →[step 3, TosCl, pyridine] → →[step 4, NaOAc] → →[step 5, NaOH, H_2O] → (−)-1-Phenyl-2-propanol

TosCl = CH_3-C$_6$H$_4$-SO_2Cl

	〈반응 1〉	〈반응 2〉
①	step 1	step 3
②	step 1	step 4
③	step 1	step 5
④	step 2	step 3
⑤	step 2	step 4

14 다음 〈반응식〉들에 대한 추론으로 〈보기〉에서 올바른 설명의 개수는?

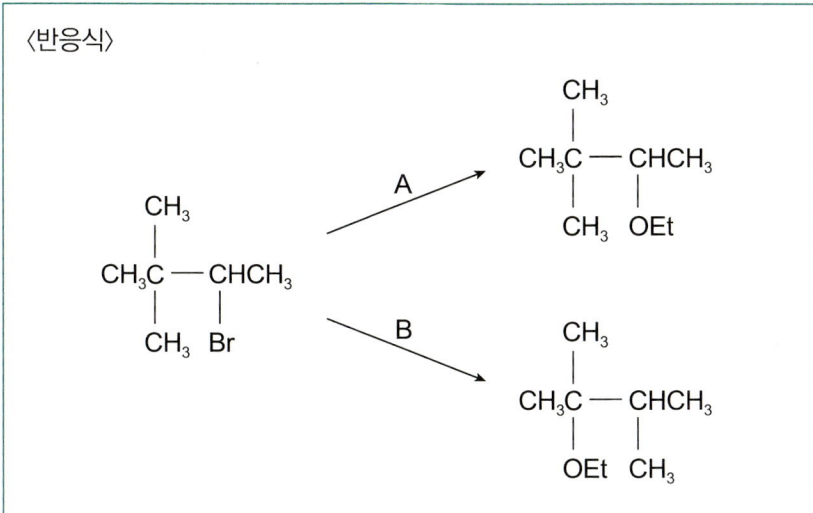

---- 보기 ----

ㄱ. 반응 A와 B는 친핵성 치환반응 (S_N)이다.
ㄴ. 반응 B는 반응 중간체가 C^+(carbocation)이다.
ㄷ. A의 시약으로 CH_3CH_2ONa를 사용할 수 있다.
ㄹ. B의 시약으로 CH_3CH_2OH를 사용할 수 있다.

① 0개 ② 1개 ③ 2개
④ 3개 ⑤ 4개

15 다음 〈보기〉의 반응을 통해 얻어지는 주생성물이 라세미 혼합물인 것을 모두 고른 것은?

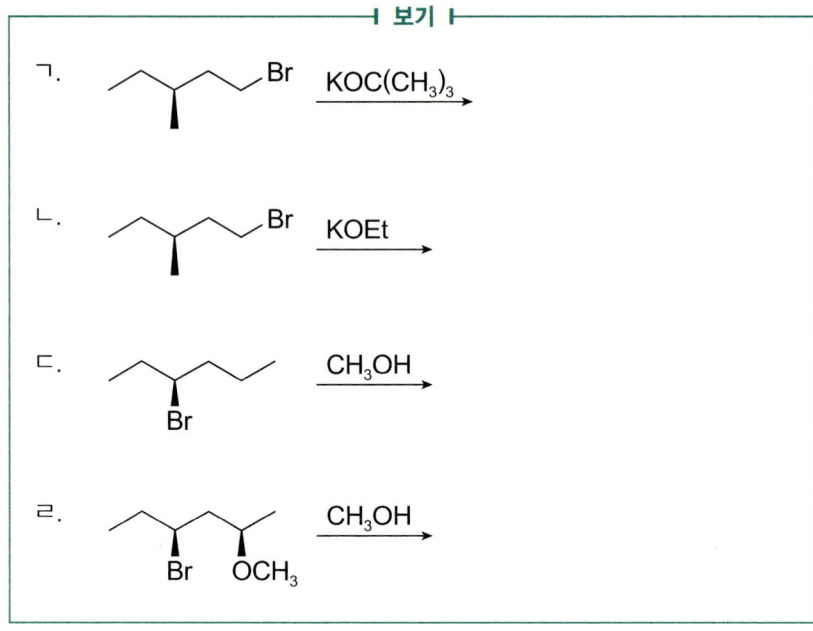

① ㄱ   ② ㄴ, ㄷ   ③ ㄷ
④ ㄷ, ㄹ   ⑤ ㄴ, ㄹ

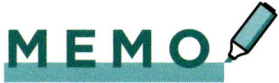

PEET 유기화학 단원별 추론 문제집

PART 04

알켄과 알카인
Set A

Set A PART 04 / 알켄과 알카인

01 다음은 A로부터 최종 주생성물 D를 얻는 과정이다.

$$A \xrightarrow{\text{NBS, H}_2\text{O}} B + C \xrightarrow{\text{KOH}} D$$

(A: Ph-CH(Me)-CH2-Et, C: Ph(Me)C(OH)-CHBr(H)(Et))

이에 대한 설명으로 옳은 것만으로 〈보기〉에서 있는 대로 고른 것은?

── 보기 ──

ㄱ. A는 (E)-이성질체이다.
ㄴ. B와 C는 거울상이성질체(enantiomer)이다.
ㄷ. D의 카이랄 중심 탄소의 절대 배열은 (R, R)이다.

① ㄱ ② ㄴ ③ ㄷ
④ ㄱ, ㄴ ⑤ ㄱ, ㄷ ⑥ ㄴ, ㄷ
⑦ ㄱ, ㄴ, ㄷ

1st / □ 2rd / □ 3nd / □

02 주생성물의 구조가 옳은 것만을 〈보기〉에서 있는 대로 고른 것은? (단, 각 단계에서 주생성물은 적절한 분리·정제 과정을 통하여 얻는다.)

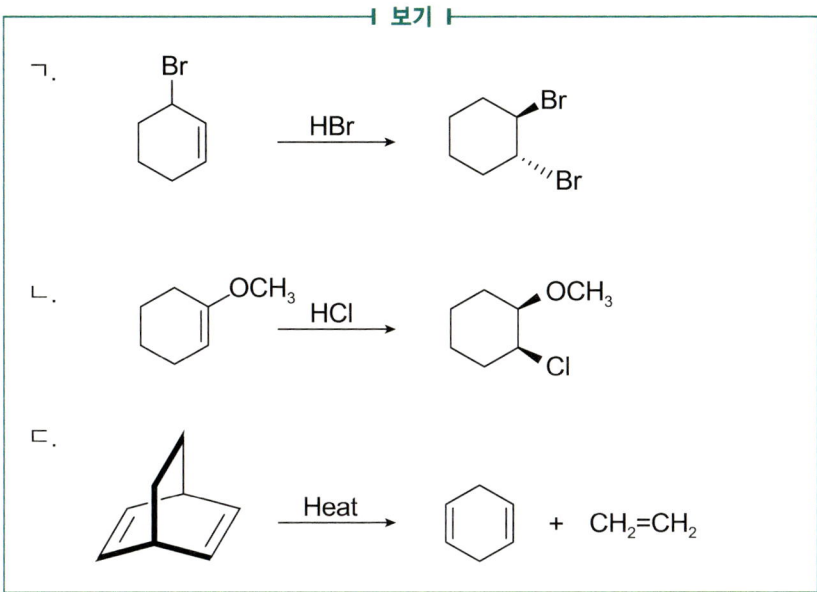

① ㄱ
② ㄴ
③ ㄷ
④ ㄱ, ㄴ
⑤ ㄱ, ㄷ
⑥ ㄴ, ㄷ
⑦ ㄱ, ㄴ, ㄷ

MEMO

Set A PART 04 / 알켄과 알카인

03 다음 반응의 주생성물의 구조가 서로 같은 것만을 〈보기〉에서 있는 대로 고른 것은?

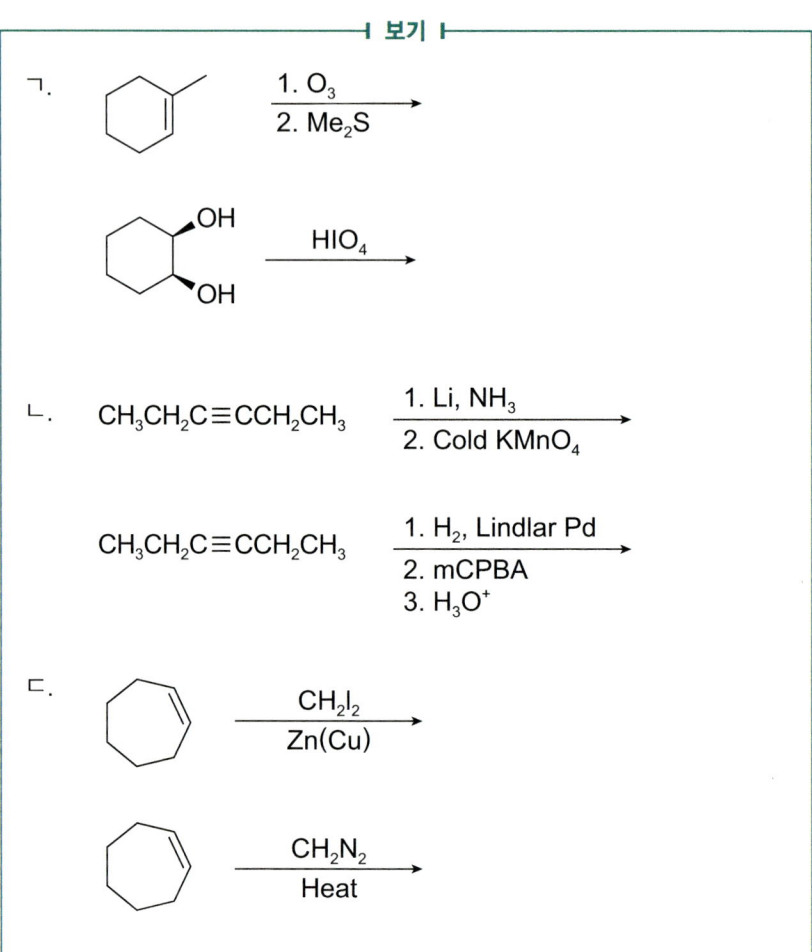

① ㄱ ② ㄴ ③ ㄷ
④ ㄱ, ㄴ ⑤ ㄱ, ㄷ ⑥ ㄴ, ㄷ
⑦ ㄱ, ㄴ, ㄷ

04 3-Methyl-1-butene으로부터 서로 다른 세 가지 알코올을 합성하기 위한 반응 조건을 바르게 짝지은 것은?

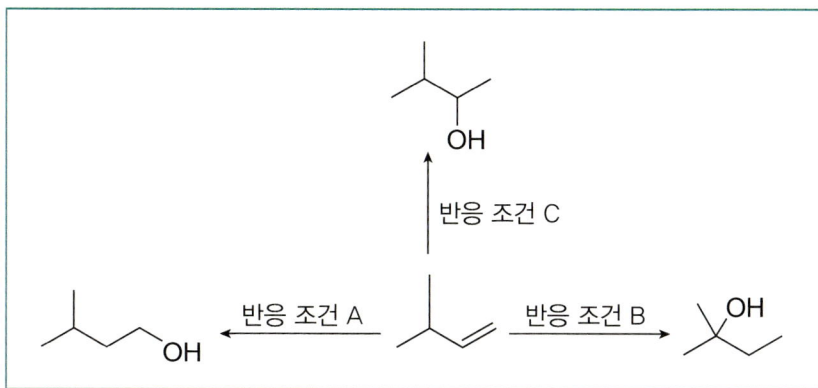

	반응 조건 A	반응 조건 B	반응 조건 C
①	1. BH_3/THF 2. H_2O_2, OH^-	H_2SO_4, H_2O	1. $Hg(OAc)_2$, H_2O 2. $NaBH_4$
②	1. BH_3/THF 2. H_2O_2, OH^-	1. $Hg(OAc)_2$, H_2O 2. $NaBH_4$	H_2SO_4, H_2O
③	1. $Hg(OAc)_2$, H_2O 2. $NaBH_4$	1. BH_3/THF 2. H_2O_2, OH^-	H_2SO_4, H_2O
④	1. $Hg(OAc)_2$, H_2O 2. $NaBH_4$	H_2SO_2, H_2O	1. BH_3/THF 2. H_2O_2, OH^-
⑤	H_2SO_4, H_2O	1. BH_3/THF 2. H_2O_2, OH^-	1. $Hg(OAc)_2$, H_2O 2. $NaBH_4$

05 다음과 같은 다단계 반응에 관한 설명으로 옳은 것을 〈보기〉에서 모두 고른 것은?

<반응식>

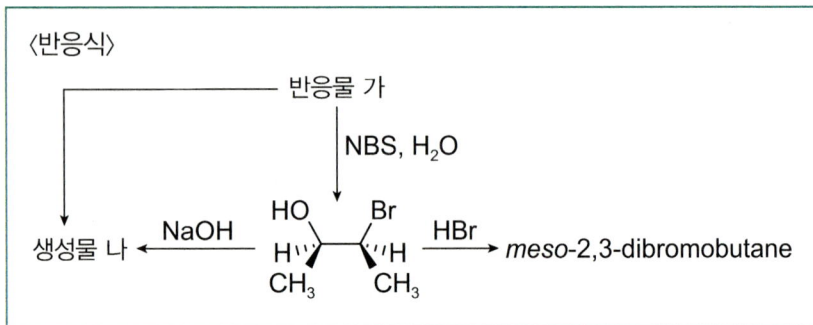

┤ 보기 ├

ㄱ. 반응물 가로 가장 적합한 것은 *cis*-2-butene이다.
ㄴ. 반응물 가를 MCPBA로 처리하면 생성물 나를 얻을 수 있다.
ㄷ. *meso*-2,3-dibromobutane은 반응물 가에 Br_2를 첨가해서 얻을 수 있다.

① ㄱ ② ㄴ ③ ㄷ
④ ㄱ, ㄴ ⑤ ㄱ, ㄷ ⑥ ㄴ, ㄷ
⑦ ㄱ, ㄴ, ㄷ

06 다음 반응의 주생성물 구조가 옳은 것만을 <보기>에서 있는 대로 고른 것은?

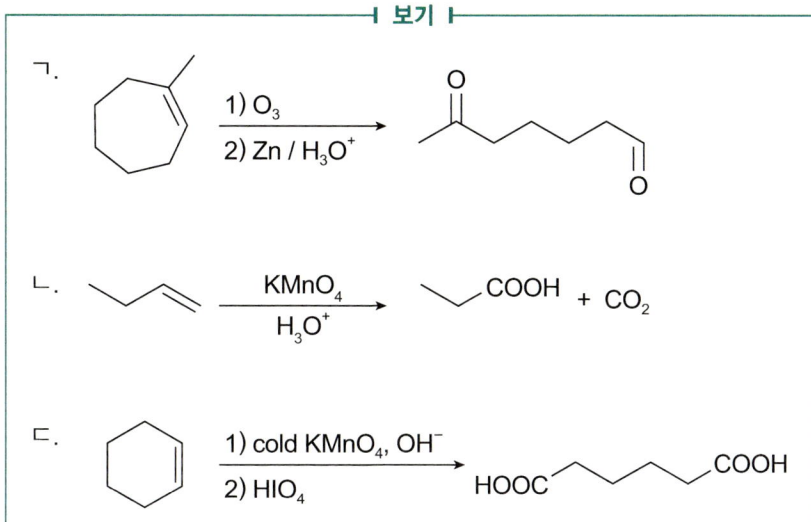

① ㄱ
② ㄴ
③ ㄷ
④ ㄱ, ㄴ
⑤ ㄱ, ㄷ
⑥ ㄴ, ㄷ
⑦ ㄱ, ㄴ, ㄷ

07 다음 반응의 주생성물 구조가 옳은 것만을 〈보기〉에서 있는 대로 고른 것은?

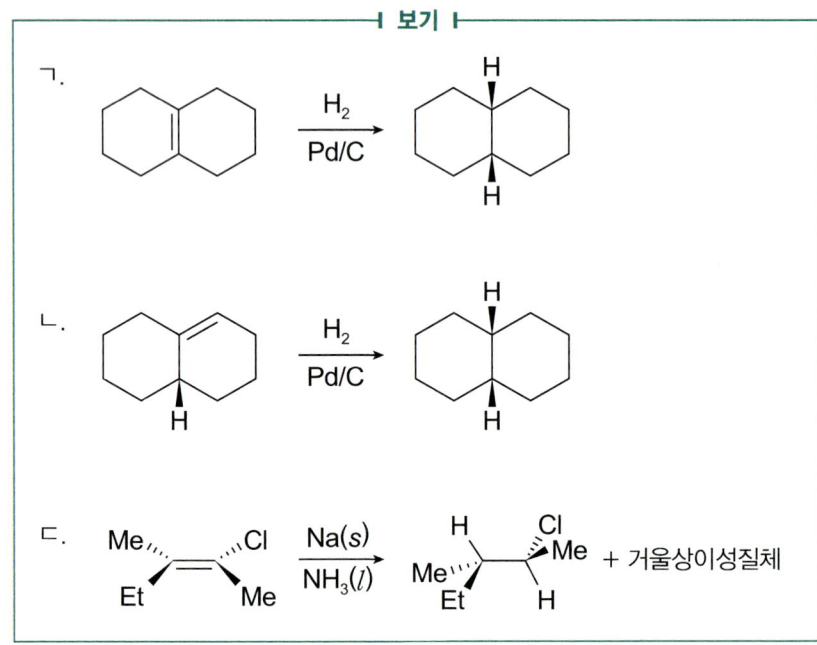

① ㄱ ② ㄴ ③ ㄷ
④ ㄱ, ㄴ ⑤ ㄱ, ㄷ ⑥ ㄴ, ㄷ
⑦ ㄱ, ㄴ, ㄷ

08 주생성물인 알켄의 구조가 옳은 것만을 〈보기〉에서 있는 대로 고른 것은? (단, 주생성물은 적절한 분리·정제 과정을 통해 얻는다.)

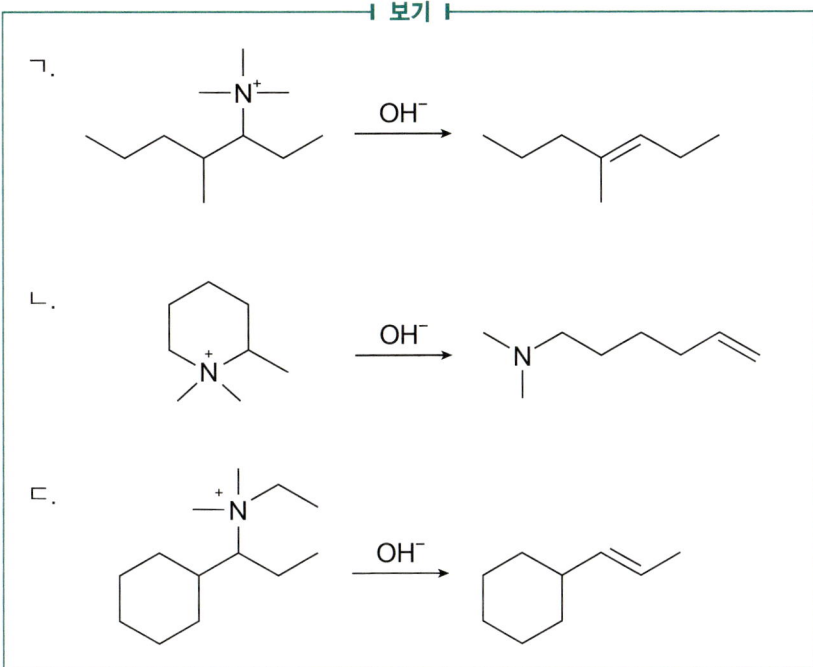

① ㄱ　　② ㄴ　　③ ㄷ
④ ㄱ, ㄴ　　⑤ ㄱ, ㄷ　　⑥ ㄴ, ㄷ
⑦ ㄱ, ㄴ, ㄷ

09 다음 〈예시〉는 호프만 제거(Hofmann Elimination) 반응의 중간체 이후의 과정을 나타낸 것이다. 다음 각 반응들의 호프만 제거 반응으로 생성된 알켄의 구조 중 옳은 것은?

1st / □ 2rd / □ 3nd / □

10 다음 반응의 주생성물 구조가 옳은 것만을 〈보기〉에서 있는 대로 고른 것은?

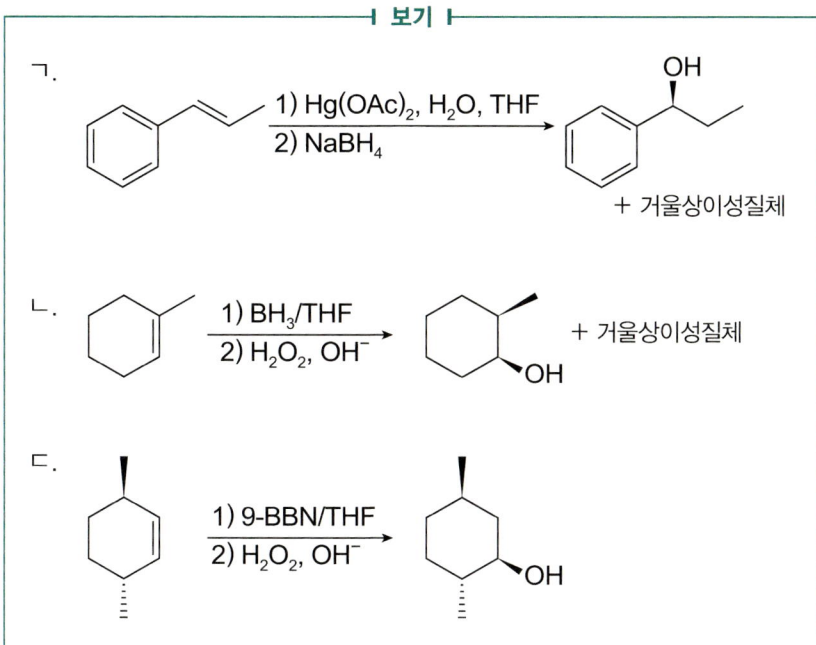

① ㄱ
② ㄴ
③ ㄷ
④ ㄱ, ㄴ
⑤ ㄱ, ㄷ
⑥ ㄴ, ㄷ
⑦ ㄱ, ㄴ, ㄷ

11 다음은 주어진 알켄으로 중간 생성물과 최종 생성물 A~C를 합성하는 과정이다. 각 단계의 중간 생성물과 최종 생성물의 구조가 옳게 짝지어진 것은? (단, 각 단계에서 주생성물은 적절한 분리·정제 과정을 통하여 얻는다.)

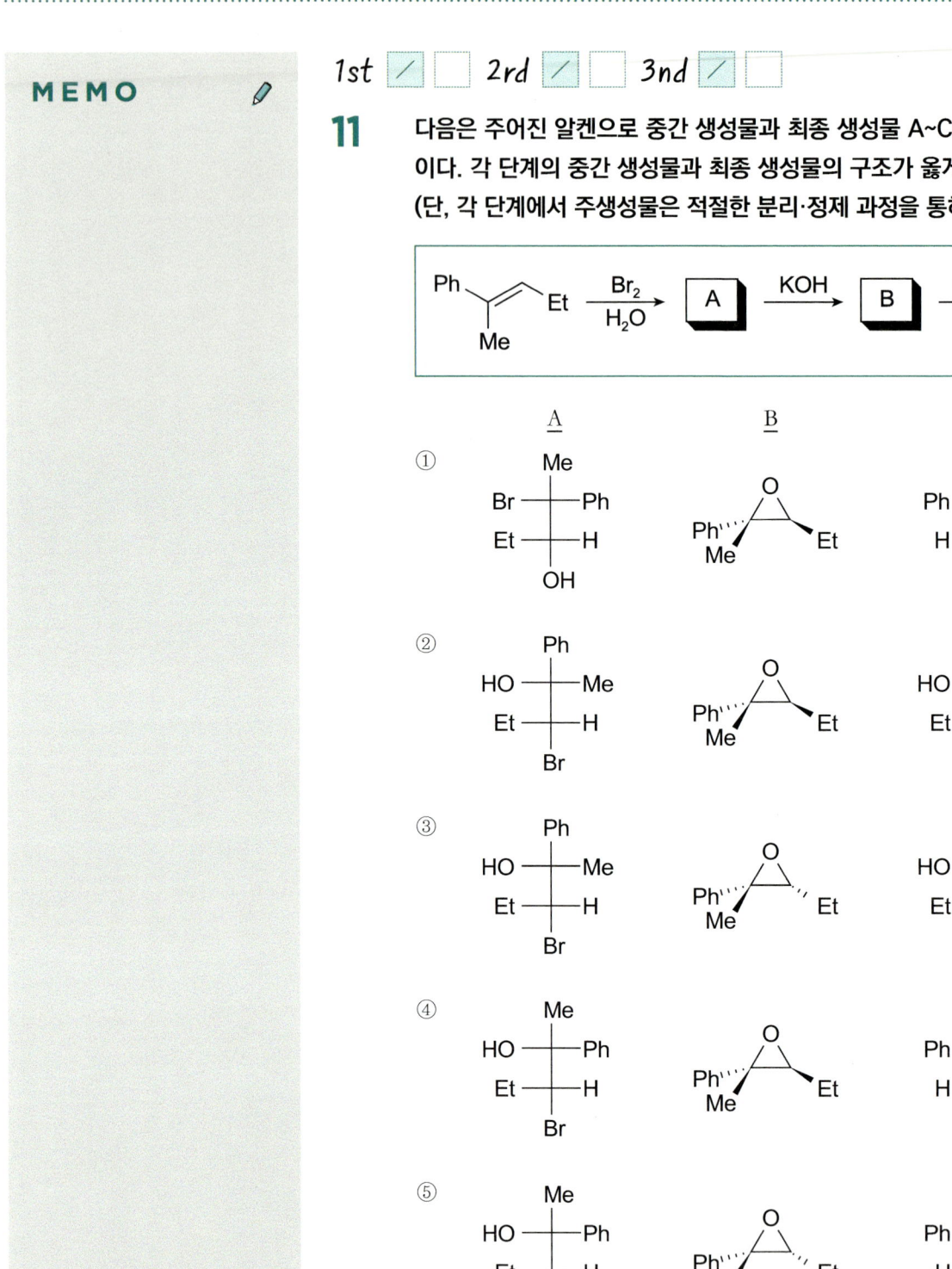

12 다음은 에틸벤젠(Ethylbenzene)으로부터 중간 생성물 A를 통해 최종 생성물 B, C를 합성하는 과정이다. 각 단계의 중간 생성물과 최종 생성물의 구조가 옳게 짝지어진 것은? (단, 각 단계에서 주생성물은 적절한 분리·정제 과정을 통하여 얻는다.)

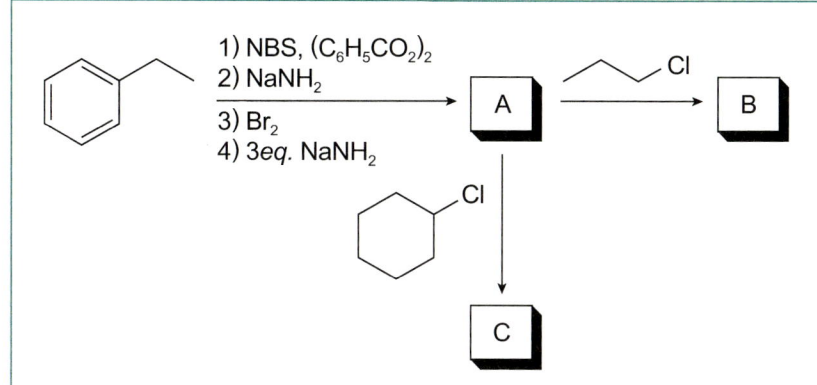

	A	B	C

①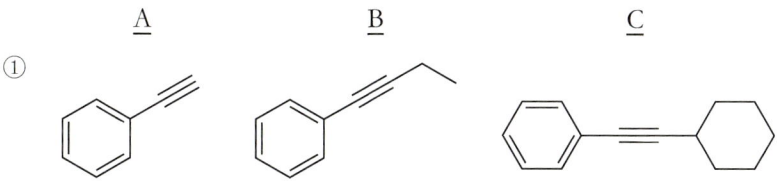

②

③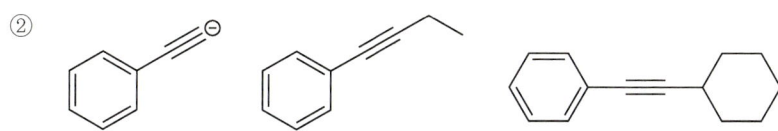

④

⑤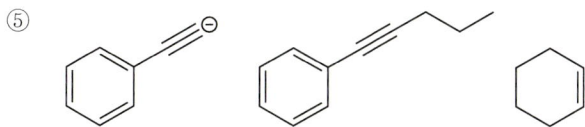

13 다음 반응들 중 단일 단계 반응으로 진행하는 것은?

① 시스/트랜스-2-메틸시클로헥산올(Br) + NaOH → 에폭시드

② 인덴-CH(Cl)-iPr + NaOEt → 인덴=CH-iPr

③ 시스-1,3-디메틸-2-OTs-시클로헥산 + KOt-Bu → 3,6-디메틸시클로헥센

④ PhO-CH₂CH=CH₂ + 가열 → 오쏘-알릴페놀

⑤ cis-1,2-디올-4-메틸시클로펜탄 + HIO₄ → 3-메틸글루타르알데히드

14 주어진 각 유기 반응 결과 얻어지는 주생성물의 구조가 옳지 <u>않은</u> 것은?

① H₃C—C≡CH $\xrightarrow{D_2, \text{Lindlar Pd}}$ trans alkene

② PhCH=CHCH₃ $\xrightarrow[HNO_3]{NaOCl}$ Ph-CH(OH)-CH(Cl)-CH₃

③ cis-3-octene $\xrightarrow{OsO_4}$ (3,4-diol, syn)

④ trans-3-octene $\xrightarrow[2.\ H_3O^+]{1.\ mCPBA}$ (3,4-diol, anti)

⑤ (1,1-dimethyl-4-ethylidenecyclohex-2-ene) $\xrightarrow[2.\ H_2O_2]{1.\ O_3}$ HOOC-C(CH₃)₂-CH₂-CO-COOH + CH₃CO₂H

15 다음 각 반응에서 주생성물 A와 B의 구조로 옳게 짝지어진 것은? (단, 주생성물은 적절한 분리·정제 과정을 통하여 얻는다.)

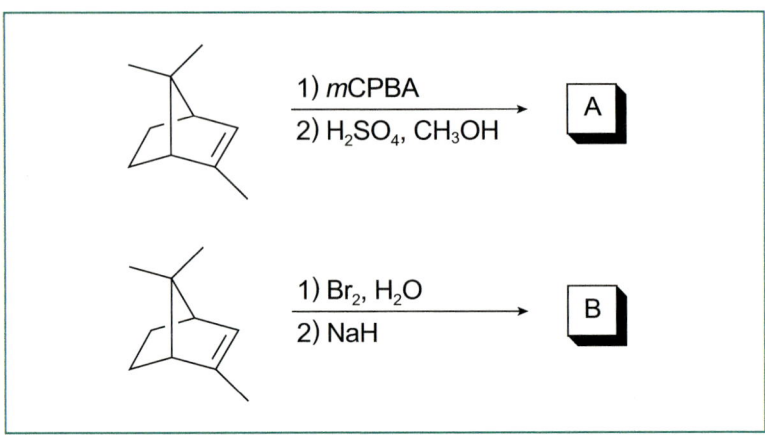

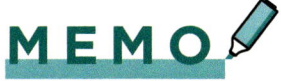

PEET 유기화학 단원별 추론 문제집

PART 04

알켄과 알카인
Set B

Set B PART 04 / 알켄과 알카인

1st ☑ ☐ 2rd ☑ ☐ 3nd ☑ ☐

01 다음 각 반응에서 주생성물 A와 B의 구조로 옳게 짝지어진 것은? (단, 주생성물은 적절한 분리·정제 과정을 통하여 얻는다.)

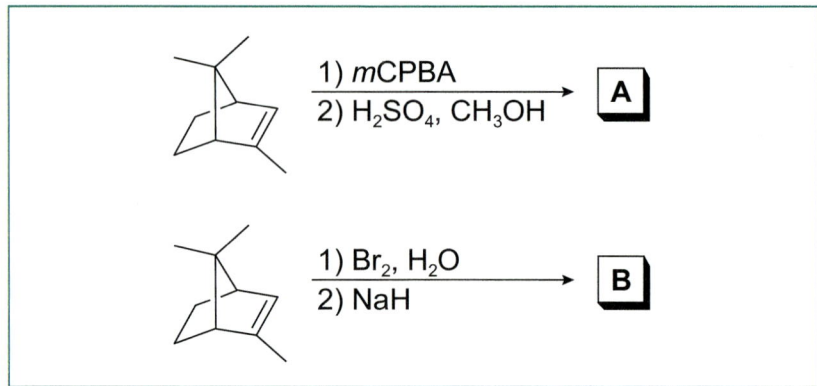

02 다음 반응들의 중간 생성물 A, C와 최종 생성물 B, D에 대한 설명으로 옳은 것을 〈보기〉에서 있는 대로 모두 고른 것은?

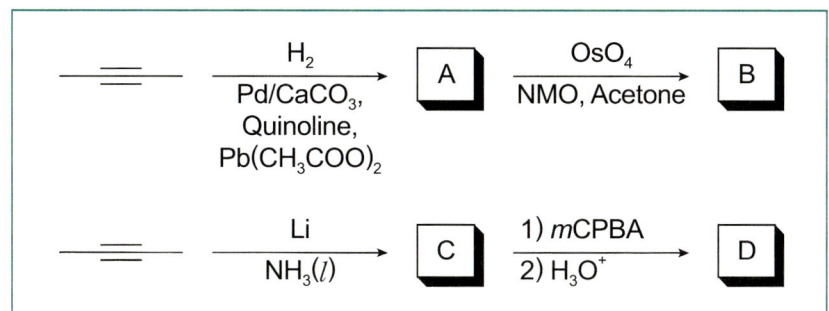

─┤ 보기 ├─

ㄱ. A와 C는 부분입체이성질체 관계이다.
ㄴ. B와 D는 거울상이성질체 관계이다.
ㄷ. D는 라세미 혼합물이다.

① ㄱ ② ㄴ ③ ㄷ
④ ㄱ, ㄴ ⑤ ㄱ, ㄷ ⑥ ㄴ, ㄷ
⑦ ㄱ, ㄴ, ㄷ

Set B PART 04 / 알켄과 알카인

1st ☑ 2rd ☑ 3nd ☑

03 다음 반응의 주생성물 구조가 옳은 것만을 〈보기〉에서 있는 대로 고른 것은?

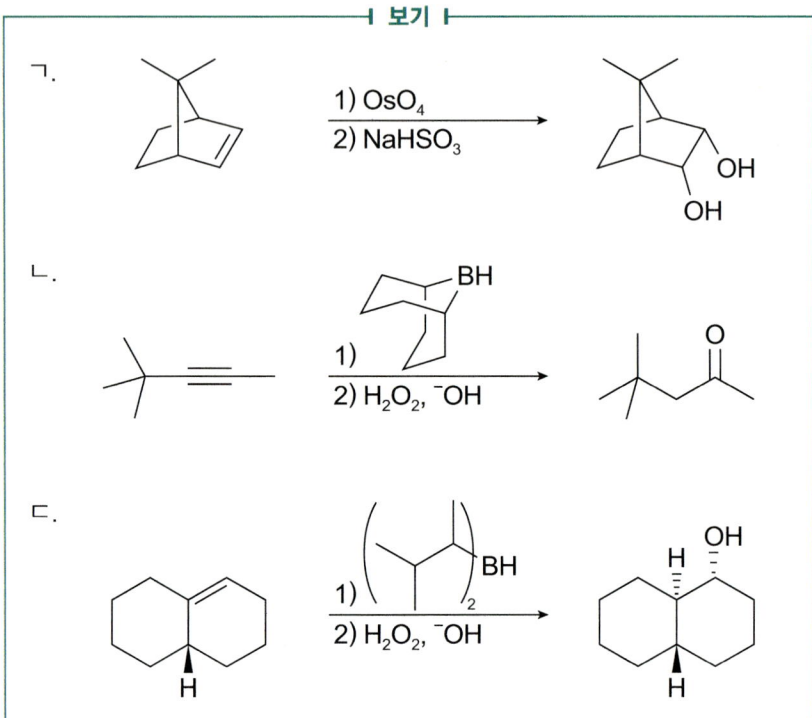

① ㄱ
② ㄴ
③ ㄷ
④ ㄱ, ㄴ
⑤ ㄱ, ㄷ
⑥ ㄴ, ㄷ
⑦ ㄱ, ㄴ, ㄷ

1st ☐ 2rd ☐ 3nd ☐

04 다음은 아세틸렌(HC_bCH)으로부터 주어진 최종 생성물을 만드는 과정이다. 과정에 사용되는 적절한 시약만으로 짝지어진 것은?

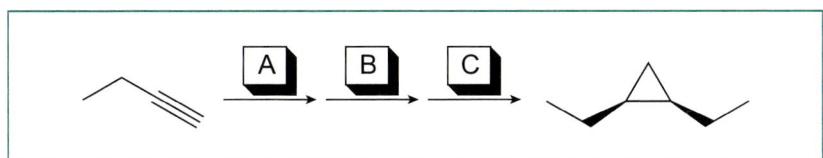

	A	B	C
①	1) KNH_2 2) ⌒⌒Br	$Na(s)/NH_3(l)$	CH_2I_2, Zn(Cu)
②	1) KNH_2 2) ⌒⌒Br	$Na(s)/NH_3(l)$	$CHCl_3$, KOH
③	1) KNH_2 2) ⌒⌒Br	H_2, Lindlar's cat.	CH_2I_2, Zn(Cu)
④	1) NaOEt 2) ⌒⌒Br	$Na(s)/NH_3(l)$	$CHCl_3$, KOH
⑤	1) NaOEt 2) ⌒⌒Br	H2, Lindlar's cat.	CH_2I_2, Zn(Hg)

05 주생성물의 구조가 옳은 것만을 〈보기〉에서 있는 대로 고른 것은? (단, 주생성물은 적절한 분리·정제 과정을 통하여 얻는다.)

─┤ 보기 ├─

ㄱ.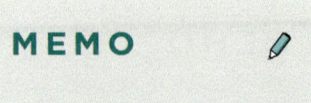

ㄴ.

ㄷ.

① ㄱ   ② ㄴ   ③ ㄷ
④ ㄱ, ㄴ   ⑤ ㄱ, ㄷ   ⑥ ㄴ, ㄷ
⑦ ㄱ, ㄴ, ㄷ

1st 2rd 3nd

06 다음은 화합물 A를 출발 물질로 하여 주생성물 B와 C를 합성하는 반응식과 화합물 A~C에 대한 설명이다. 화합물 A의 구조로 가장 적절한 것은? (단, 주생성물은 적절한 분리·정제 과정을 통하여 얻는다.)

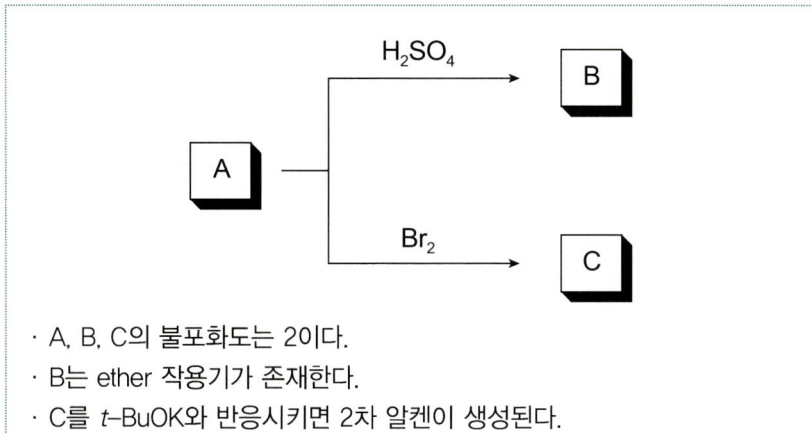

- A, B, C의 불포화도는 2이다.
- B는 ether 작용기가 존재한다.
- C를 t-BuOK와 반응시키면 2차 알켄이 생성된다.

①
②
③
④
⑤

07 주생성물의 구조가 옳은 것만을 〈보기〉에서 있는 대로 고른 것은? (단, 주생성물은 적절한 분리·정제 과정을 통해 얻는다.)

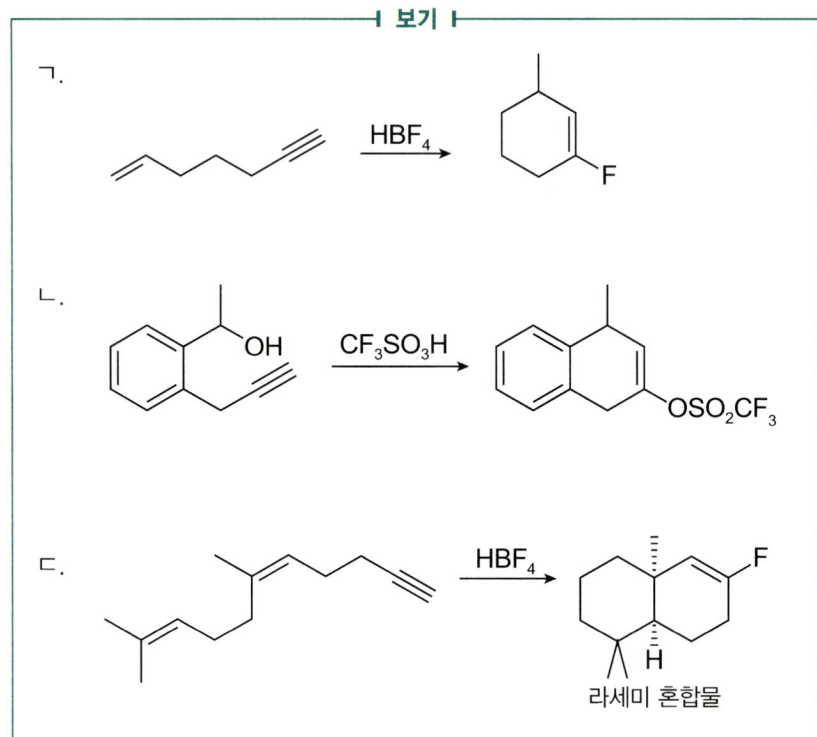

① ㄱ   ② ㄴ   ③ ㄷ
④ ㄱ, ㄴ   ⑤ ㄱ, ㄷ   ⑥ ㄴ, ㄷ
⑦ ㄱ, ㄴ, ㄷ

08 주생성물이 광학 비활성인 것만을 〈보기〉에서 모두 고른 것은? (단, 각 단계에서 주생성물은 적절한 분리·정제 과정을 통해 얻는다.)

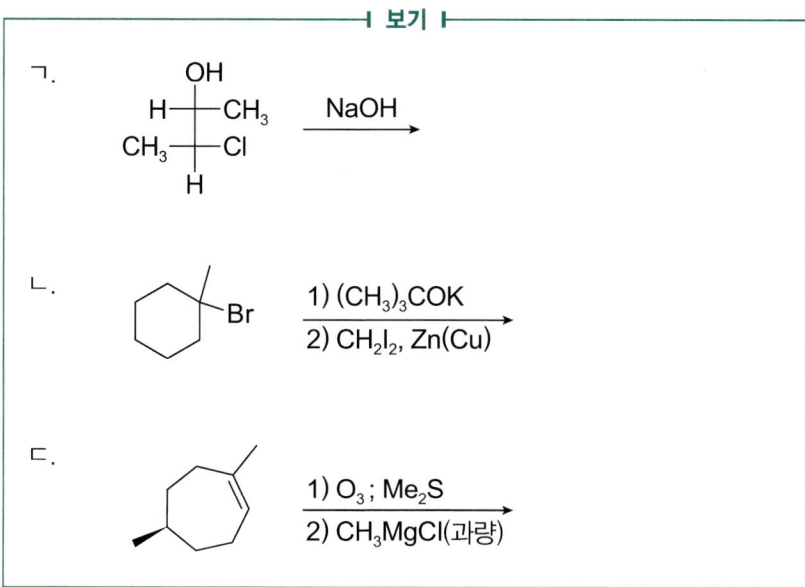

① ㄱ ② ㄴ ③ ㄷ
④ ㄱ, ㄴ ⑤ ㄱ, ㄷ ⑥ ㄴ, ㄷ
⑦ ㄱ, ㄴ, ㄷ

09 다음은 화합물 A를 출발 물질로 하여 주생성물 B와 C를 합성하는 반응식과 화합물 A~C에 대한 설명이다. 화합물 A의 구조로 가장 적절한 것은? (단, 주생성물은 적절한 분리·정제 과정을 통하여 얻는다.)

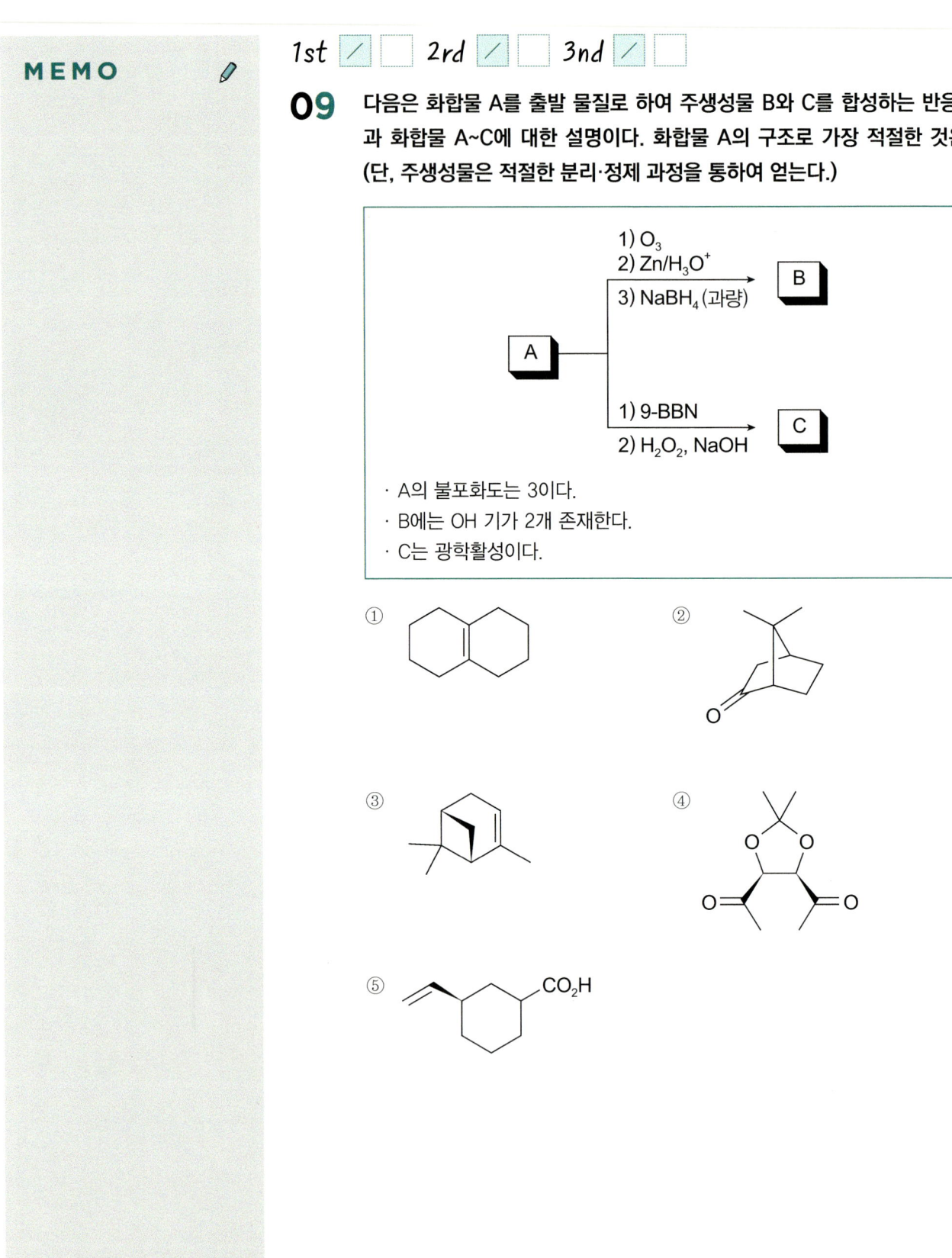

· A의 불포화도는 3이다.
· B에는 OH 기가 2개 존재한다.
· C는 광학활성이다.

10 다음은 출발 물질 allylbenzene으로부터 주생성물 A~C를 합성하는 과정이다. (단, 각 단계에서 주생성물은 적절한 분리·정제 과정을 통하여 얻는다.)

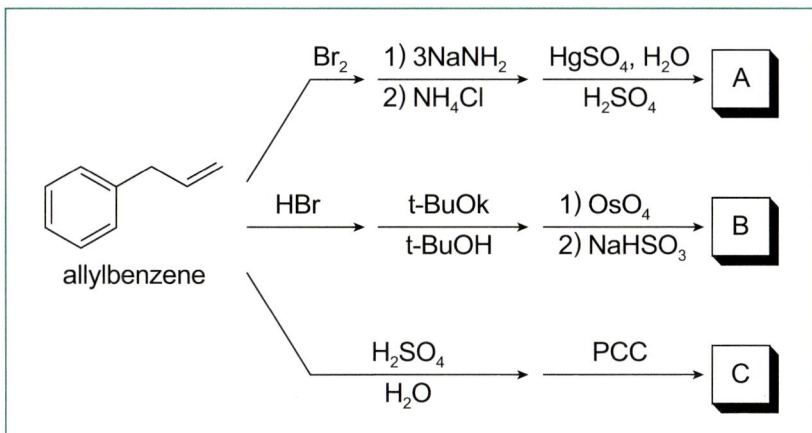

이 반응들에 대한 설명으로 옳은 것만을 〈보기〉에서 있는 대로 고른 것은?

━━━━━━ 보기 ━━━━━━
ㄱ. A와 C는 동일한 화합물이다.
ㄴ. A와 B의 생성 과정에서 고리형 중간체를 거친다.
ㄷ. B와 C의 생성 과정에서 수소음이온 자리 옮김이 일어난다.

① ㄱ　　② ㄴ　　③ ㄷ
④ ㄱ, ㄴ　　⑤ ㄱ, ㄷ　　⑥ ㄴ, ㄷ
⑦ ㄱ, ㄴ, ㄷ

11 다음 〈반응식〉을 스스로 완성한 후, 생성물 가–바에 대한 설명으로 〈보기〉에서 옳은 것의 개수는?

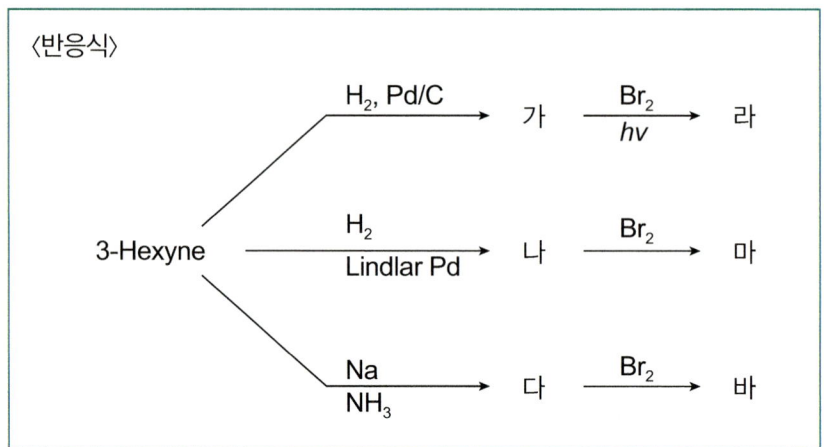

보기

ㄱ. 생성물 가, 나, 다는 구조 이성질체 관계이다.
ㄴ. 생성물 나와 다는 입체 이성질체 관계이다.
ㄷ. 생성물 마는 혼합물이고, 바는 단일 화합물이다.
ㄹ. 생성물 가에서 라로 가는 반응은 라디칼 반응 조건으로 일어날 수 있다.
ㅁ. 생성물 바는 광학 활성이 있다.

① 1개 ② 2개 ③ 3개
④ 4개 ⑤ 5개

12 주생성물의 구조가 옳은 것만을 〈보기〉에서 있는 대로 고른 것은? (단, 각 단계에서 주생성물은 적절한 분리·정제 과정을 통하여 얻는다.)

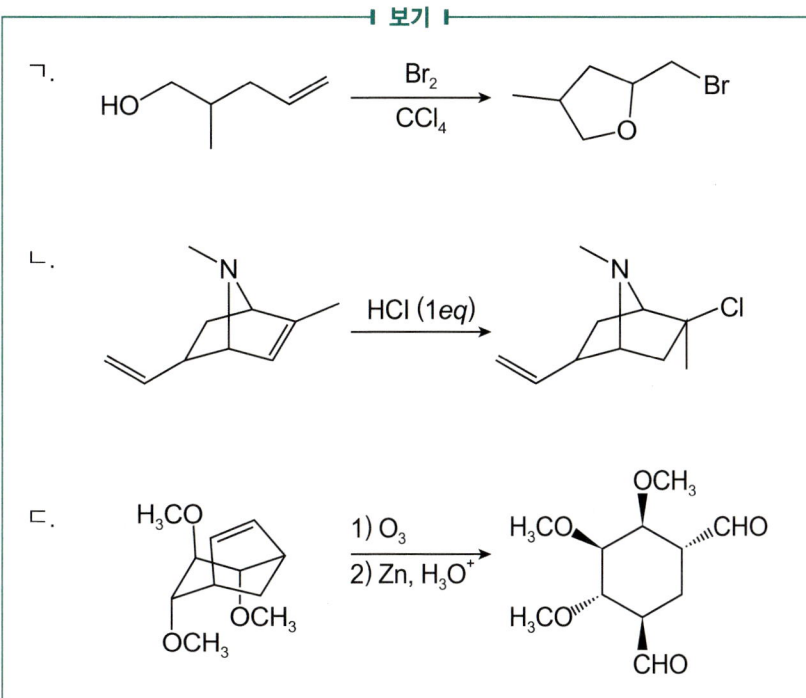

① ㄱ　　　　② ㄴ　　　　③ ㄷ
④ ㄱ, ㄴ　　　⑤ ㄱ, ㄷ　　⑥ ㄴ, ㄷ
⑦ ㄱ, ㄴ, ㄷ

Set B PART 04 / 알켄과 알카인

1st 2rd 3nd

13 다음은 1-(3,3-Dimethylbut-1-ynyl)benzene을 출발 물질로 하여 최종 생성물 A, B, C를 합성하는 과정이다. (단, 주생성물은 적절한 분리·정제 과정을 통하여 얻는다.)

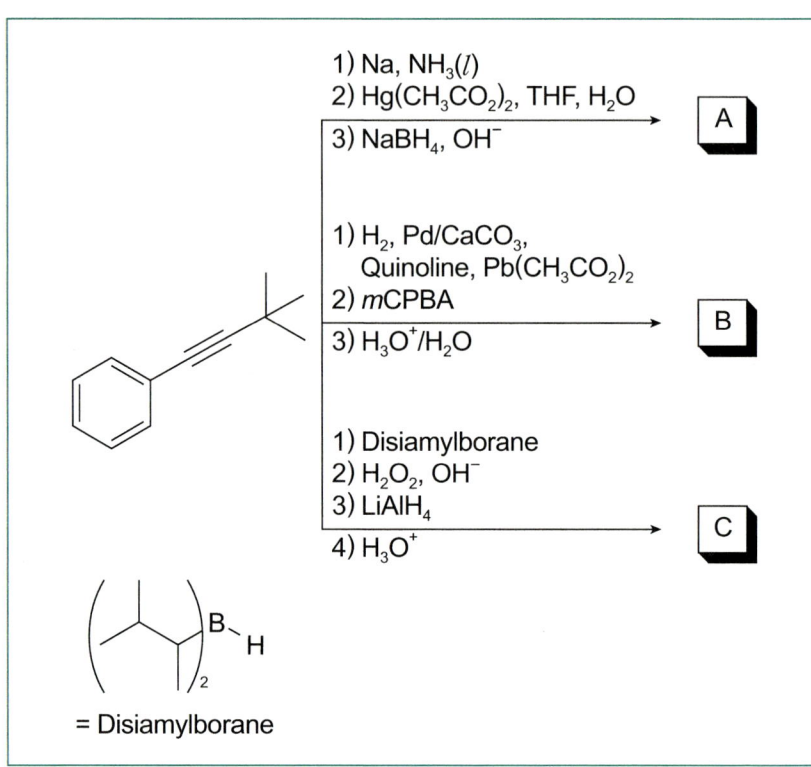

이에 대한 설명으로 옳은 것만을 〈보기〉에서 있는 대로 고른 것은?

| 보기 |

ㄱ. A, B, C는 모두 같은 구조의 화합물이다.
ㄴ. 생성물 B의 불포화도는 4이다.
ㄷ. 생성물 C가 합성되는 과정에서 토토머화를 거친다.

① ㄱ   ② ㄴ   ③ ㄷ
④ ㄱ, ㄴ   ⑤ ㄱ, ㄷ   ⑥ ㄴ, ㄷ
⑦ ㄱ, ㄴ, ㄷ

14 주생성물의 구조가 옳은 것만을 〈보기〉에서 있는 대로 고른 것은? (단, 주생성물은 적절한 분리·정제 과정을 통해 얻는다.)

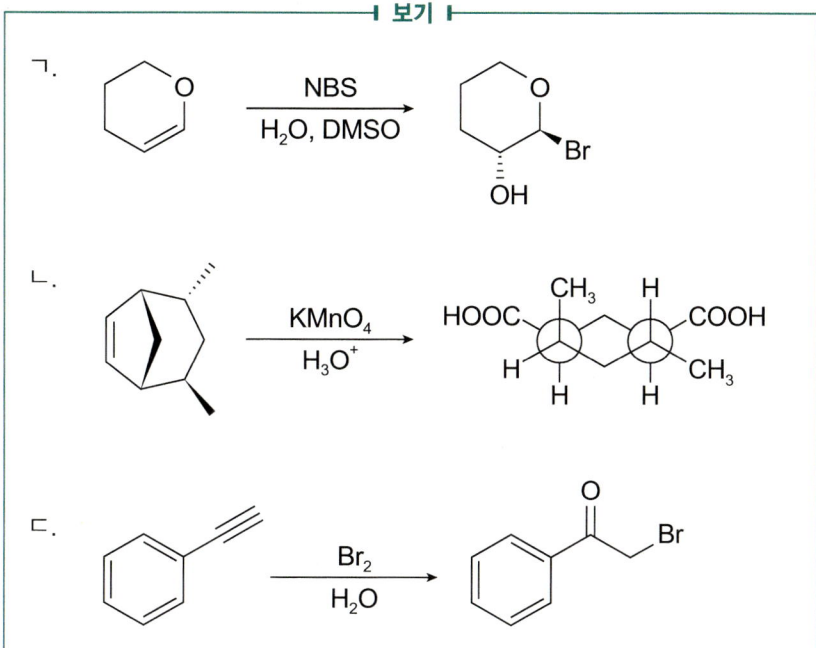

① ㄱ
② ㄴ
③ ㄷ
④ ㄱ, ㄴ
⑤ ㄱ, ㄷ
⑥ ㄴ, ㄷ
⑦ ㄱ, ㄴ, ㄷ

15 아래의 합성계획에서 각 단계의 생성물 A-E는 하나 이상의 작용기를 가진다. 그 작용기의 설명이 옳지 <u>않은</u> 것은?

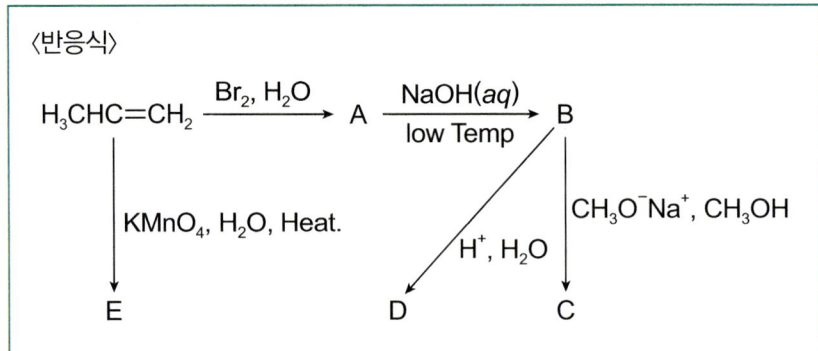

① A = 2차 알코올, 할로젠
② B = 에폭사이드
③ C = 1차 알코올, 에터
④ D = 다이올
⑤ E = 카복실산

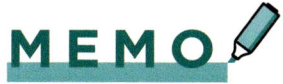

PEET 유기화학 단원별 추론 문제집

PART 05

입체화학
Set A

Set A PART 05 / 입체화학

01 서로 거울상이성질체(enantiomer) 관계인 것만을 〈보기〉에서 있는 대로 고른 것은?

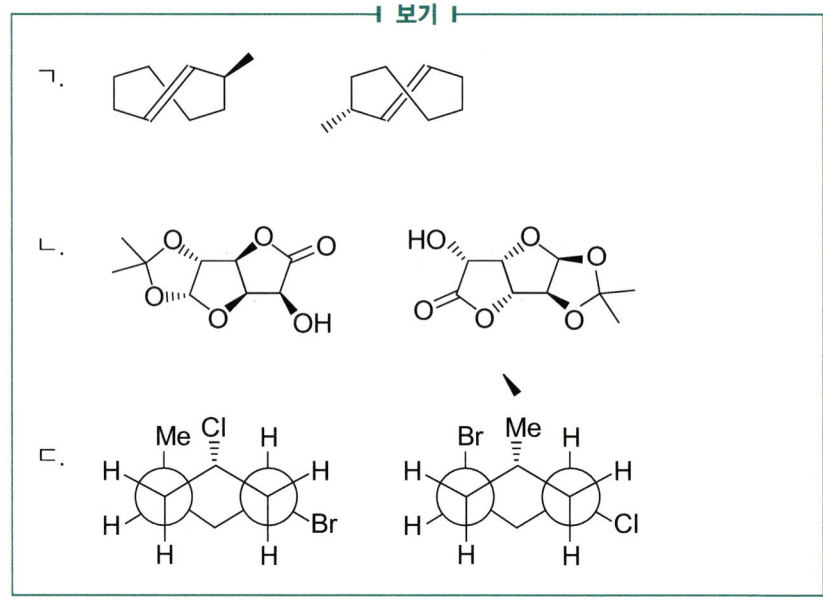

① ㄱ　　　　　② ㄴ　　　　　③ ㄷ
④ ㄱ, ㄴ　　　⑤ ㄱ, ㄷ　　　⑥ ㄴ, ㄷ
⑦ ㄱ, ㄴ, ㄷ

02 모든 카이랄탄소의 입체화학이 S인 것들의 개수는?

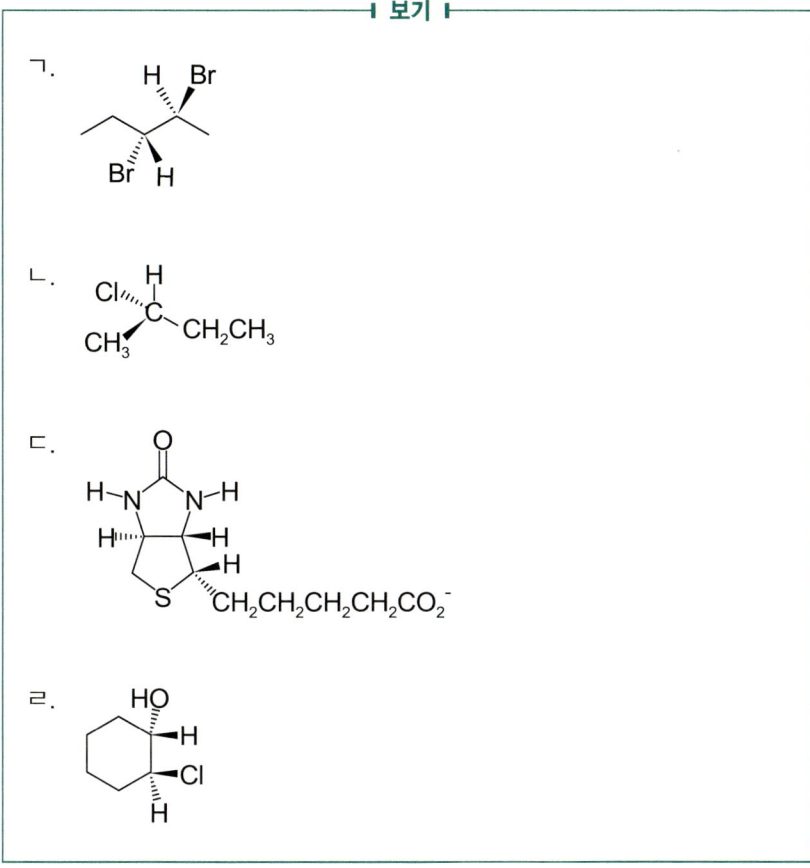

① 0개 ② 1개 ③ 2개
④ 3개 ⑤ 4개

03 다음 글루코우스 A와 탄수화물 B, C, D에 대한 설명으로 옳은 것을 〈보기〉에서 있는 대로 모두 고른 것은?

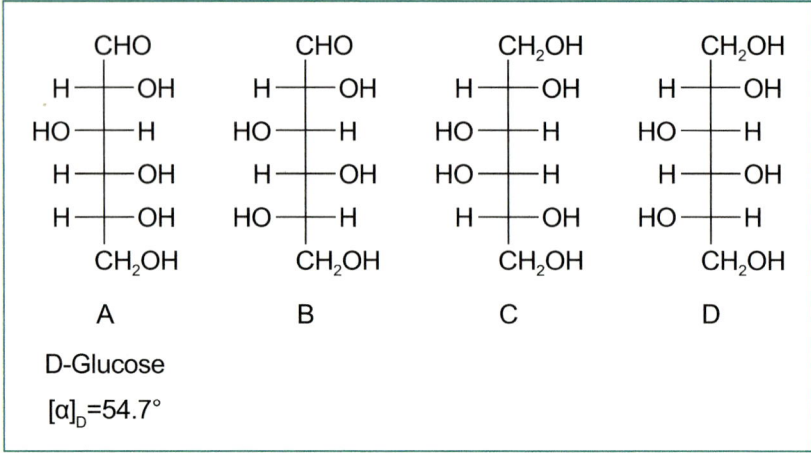

A
D-Glucose
$[\alpha]_D = 54.7°$

─┤ 보기 ├─

ㄱ. B의 고유 광회전도는 −54.7°이다.
ㄴ. C는 광학 활성이 없다.
ㄷ. D는 점대칭 분자이다.

① ㄱ ② ㄴ ③ ㄷ
④ ㄱ, ㄴ ⑤ ㄱ, ㄷ ⑥ ㄴ, ㄷ
⑦ ㄱ, ㄴ, ㄷ

04 다음 분자들 중 절대 배열이 R인 것만을 <보기>에서 있는 대로 고른 것은?

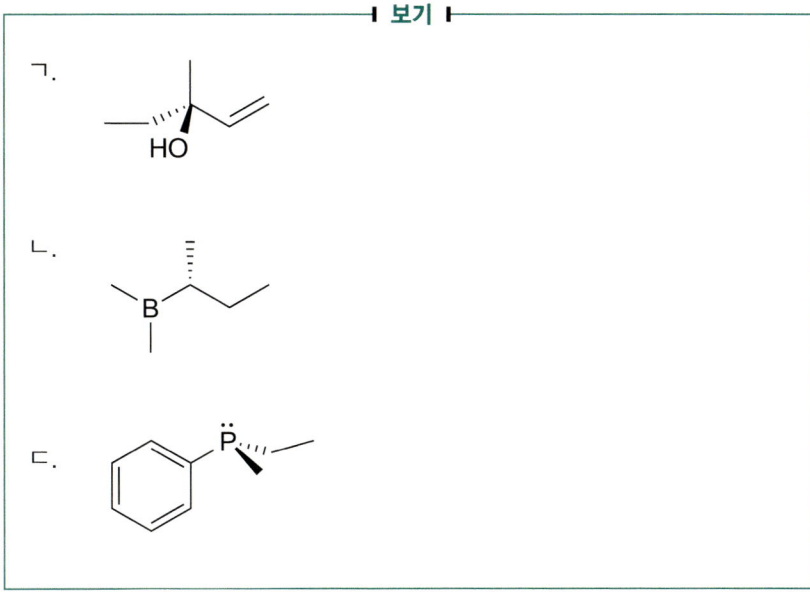

① ㄱ ② ㄴ ③ ㄷ
④ ㄱ, ㄴ ⑤ ㄱ, ㄷ ⑥ ㄴ, ㄷ
⑦ ㄱ, ㄴ, ㄷ

05 다음 화합물 중에서 비카이랄(achiral)인 것은?

① H₃C⦀⦀C=C=C⟨CH₃/Cl⟩, Cl

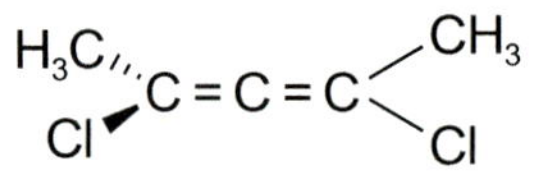

② meso-2,3-butanediol (HO—H, H—OH with CH₃ groups)

③ 2-methyl-5-methylcyclohexanol

④ 2,6-dimethyl-1,4-dioxane (cis)

⑤ nicotine 구조

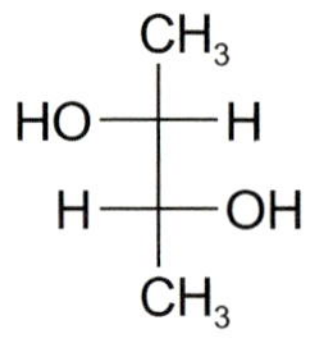

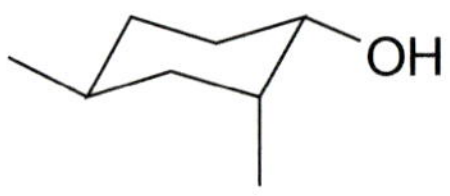

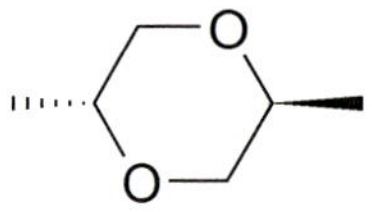

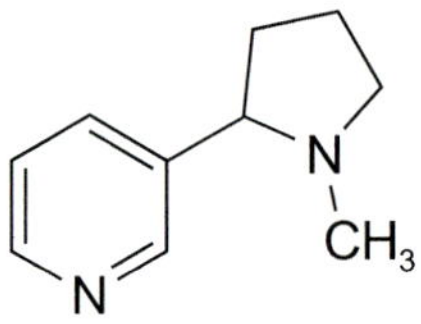

06 다음 화합물들 중에서 입체 배열이 *R*인 것은?

①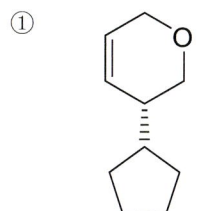

②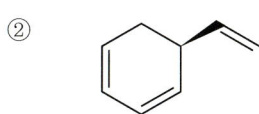

③

④

⑤

07
〈보기〉에 나타난 반응들의 주생성물에 포함된 카이랄 탄소의 입체배열이 S인 것의 개수는?

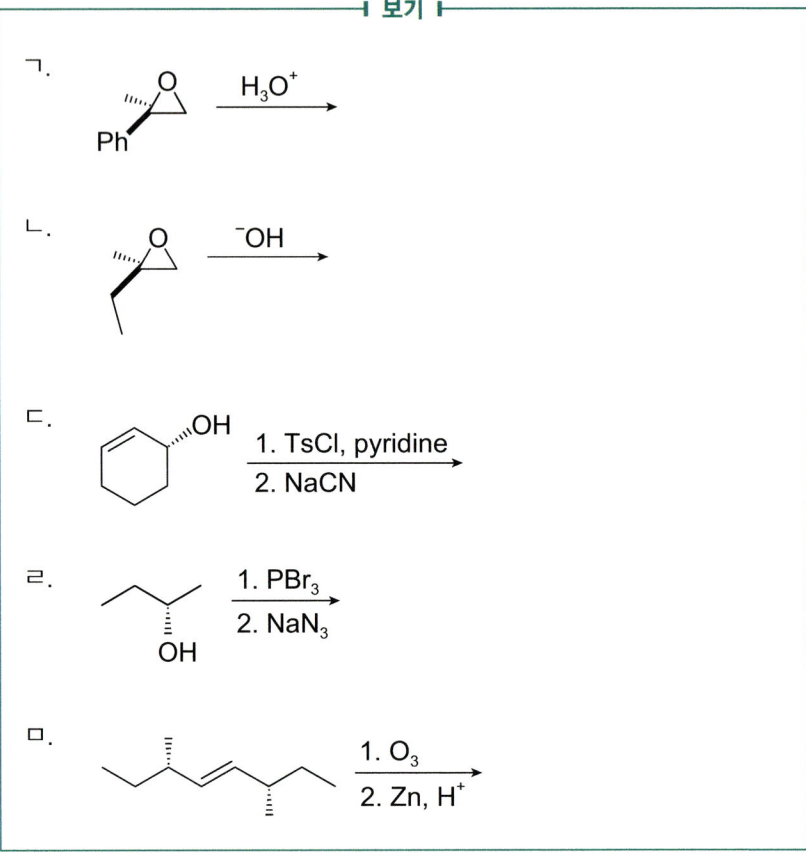

① 1개　　② 2개　　③ 3개
④ 4개　　⑤ 5개

08 다음 반응들 중 주생성물의 구조가 옳은 것만을 〈보기〉에서 있는 대로 고른 것은?

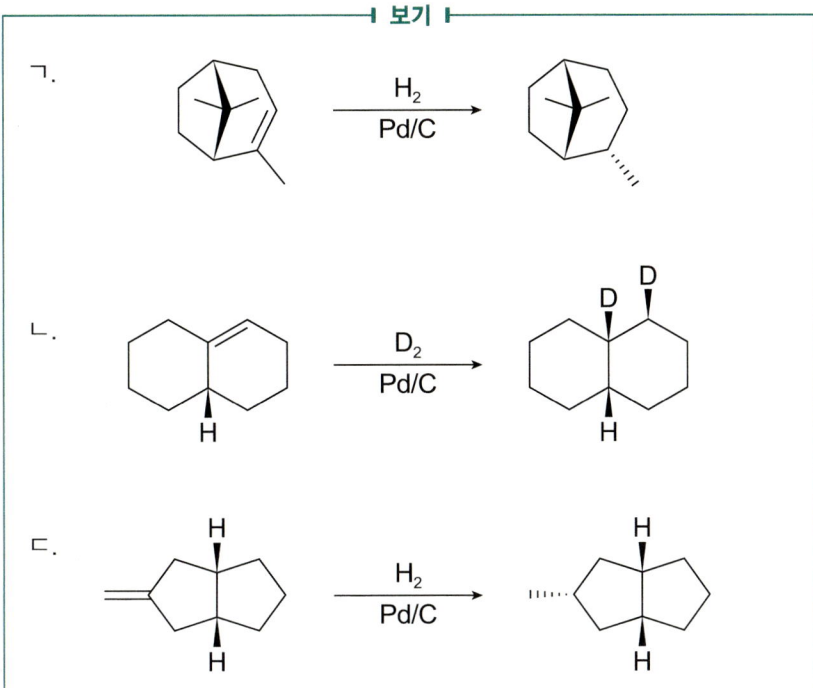

① ㄱ ② ㄴ ③ ㄷ
④ ㄱ, ㄴ ⑤ ㄱ, ㄷ ⑥ ㄴ, ㄷ
⑦ ㄱ, ㄴ, ㄷ

09 〈보기〉의 각 반응을 통해 얻어지는 주생성물에 포함된 카이랄 탄소의 입체 배열이 (R)인 것을 모두 고른 것은?

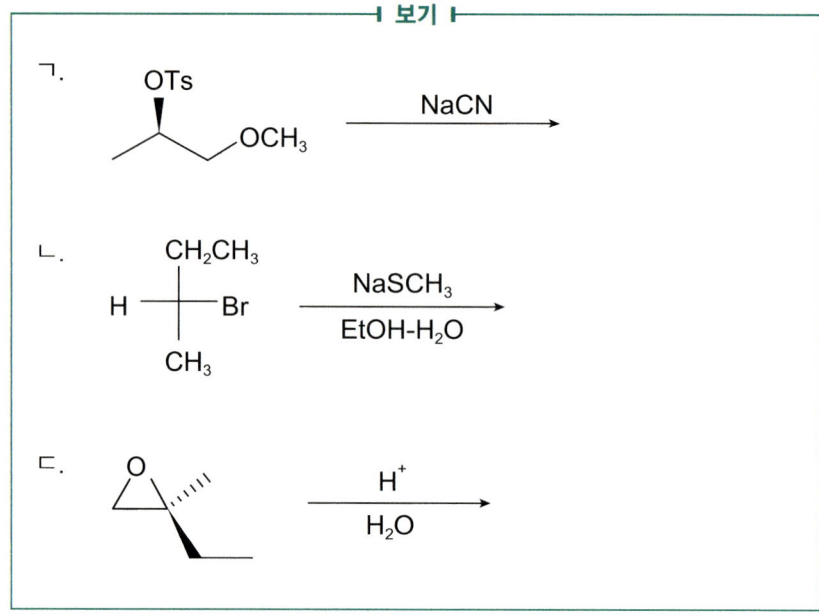

① ㄱ ② ㄴ ③ ㄷ
④ ㄱ, ㄴ ⑤ ㄱ, ㄷ ⑥ ㄴ, ㄷ
⑦ ㄱ, ㄴ, ㄷ

10 다음 〈반응식〉의 생성물을 제대로 짝지은 것은?

〈반응식〉

meso - 1,2 - Dibromo - 1,2 - diphenylethane $\xrightarrow[\text{ethanol}]{\text{KOH}}$ A

(1S, 2S) - 1,2 - Dibromo - 1,2 - diphenylethane $\xrightarrow[\text{ethanol}]{\text{KOH}}$ B

	A	B
①	H, Ph / Br, Ph	Ph, Ph / H, Br
②	Ph, Ph / Br, H	Br, Ph / Ph, H
③	Ph, Ph / Br, H	Ph, Ph / Br, H
④	Br, Ph / Ph, H	Br, Ph / Ph, H
⑤	Br, Ph / Ph, H	Ph, Ph / Br, H

MEMO

1st ☐ ☐ 2rd ☐ ☐ 3nd ☐ ☐

11 **다음은 라세미 혼합물의 광학전 분활(Resolution)과정이다.**

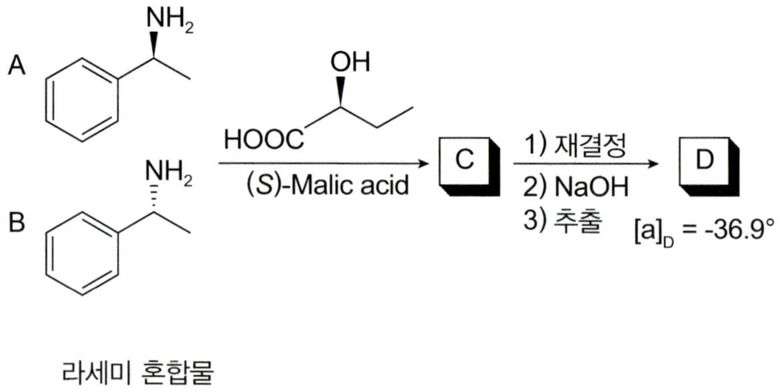

(*S*)-1-Phenylethylamine : $[a]_D$ = -41°

이에 대한 설명으로 옳은 것만을 〈보기〉에서 있는 대로 모두 고른 것은?

보기

ㄱ. 생성물 C는 광학 활성이다.
ㄴ. 추출시 D는 수층에 남는다.
ㄷ. 분할되어 분리된 D에서 (*S*)–1–Phenylethylamine의 함량은 90%이다.

① ㄱ ② ㄴ ③ ㄷ
④ ㄱ, ㄴ ⑤ ㄱ, ㄷ ⑥ ㄴ, ㄷ
⑦ ㄱ, ㄴ, ㄷ

12 다음 반응들 중 주생성물의 구조가 옳은 것만을 〈보기〉에서 있는 대로 고른 것은?

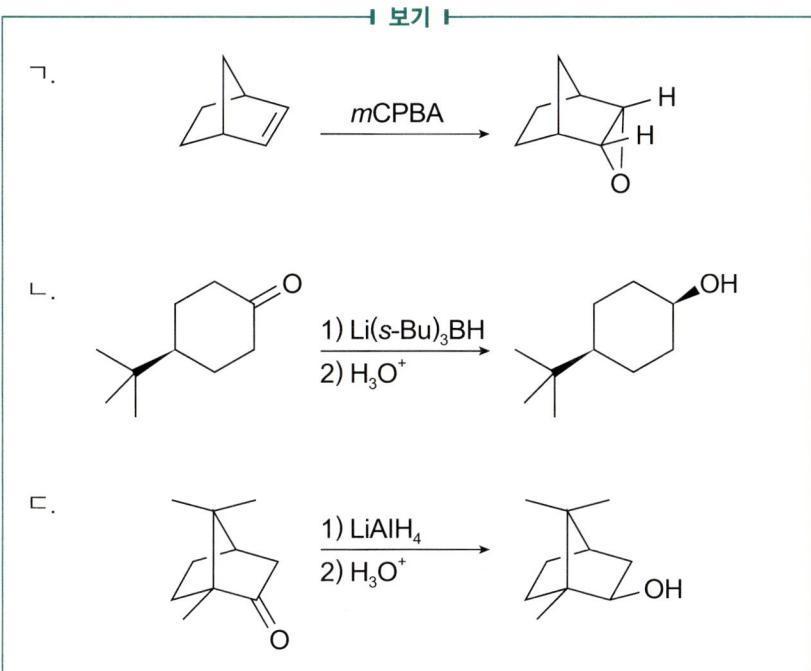

① ㄱ
② ㄴ
③ ㄷ
④ ㄱ, ㄴ
⑤ ㄱ, ㄷ
⑥ ㄴ, ㄷ
⑦ ㄱ, ㄴ, ㄷ

Set A PART 05 / 입체화학

13 다음 〈반응식〉을 보고 A, B, C, D에 대한 설명이 옳은 것을 〈보기〉에서 모두 고른 개수는?

〈반응식〉

$$H_3C-C\equiv C-CH_3 \xrightarrow{H_2,\ Lindlar\ Pd} A \xrightarrow{Br_2/CCl_4} B$$

$$H_3C-C\equiv C-CH_3 \xrightarrow{Na/NH_3} C \xrightarrow{Br_2/CCl_4} D$$

―| 보기 |―

ㄱ. A를 얻기 위해 Lindlar Pd 대신 Pd/C를 사용해도 무방하다.
ㄴ. A와 C는 입체 이성질체 관계이다.
ㄷ. B와 D는 광학 활성이 모두 없다.
ㄹ. B는 동일 화합물, D는 혼합물이다.

① 0개 ② 1개 ③ 2개
④ 3개 ⑤ 4개

14 주생성물의 구조가 옳은 것만을 〈보기〉에서 있는 대로 모두 고른 것은?

― 보기 ―

ㄱ. [cyclopentene with methyl and ethyl substituents] → KMnO₄ / H₃O⁺ → [dicarboxylic acid product]

ㄴ. [trihydroxycyclopentene] → 1. O₃ 2. Me₂S → [open chain product with CHO, OH groups]

ㄷ. [methylcyclohexane with alkyne] → O₃ / H₂O → [Newman projection product]

① ㄱ　　　　② ㄴ　　　　③ ㄷ
④ ㄱ, ㄴ　　　⑤ ㄱ, ㄷ　　⑥ ㄴ, ㄷ
⑦ ㄱ, ㄴ, ㄷ

15 〈보기〉 반응의 생성물의 입체화학이 S인 것의 개수는?

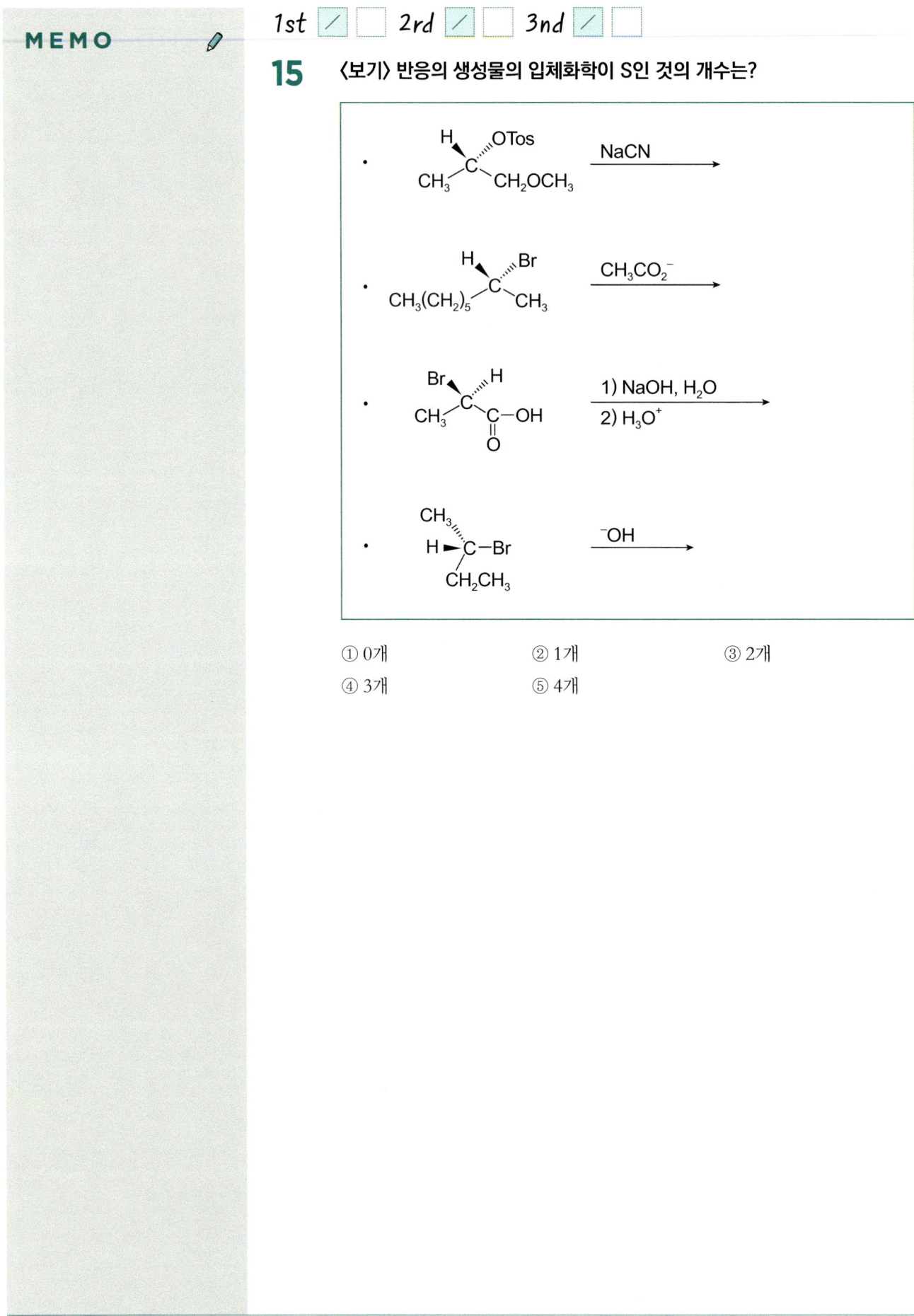

① 0개　　　　　② 1개　　　　　③ 2개
④ 3개　　　　　⑤ 4개

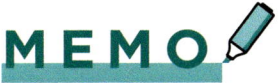

PEET 유기화학 단원별 추론 문제집

PART 05

입체화학
Set B

Set B PART 05 / 입체화학

01 두 화합물이 서로 거울상이성질체(enantiomer) 관계인 것만을 〈보기〉에서 있는 대로 고른 것은?

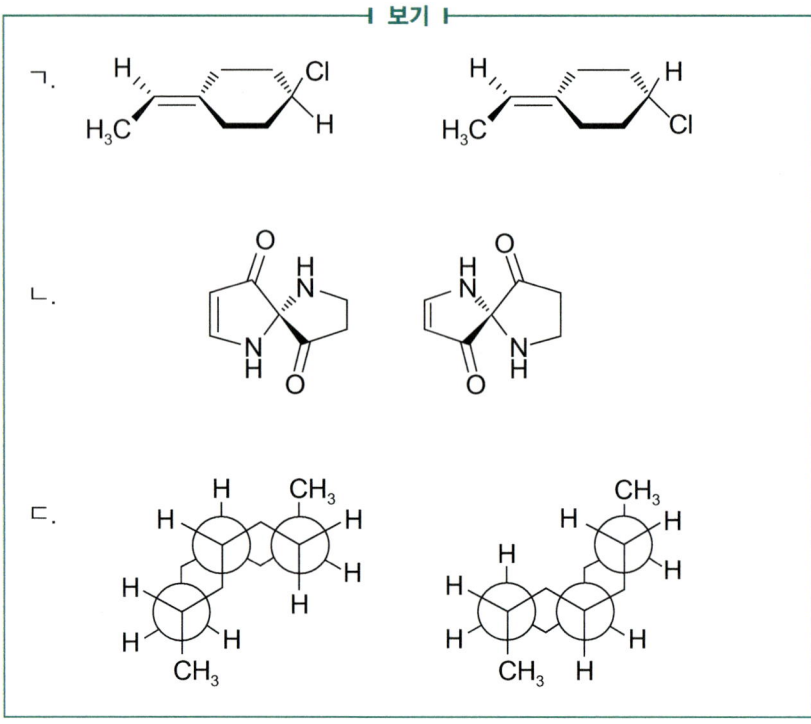

① ㄱ   ② ㄴ   ③ ㄷ
④ ㄱ, ㄴ   ⑤ ㄱ, ㄷ   ⑥ ㄴ, ㄷ
⑦ ㄱ, ㄴ, ㄷ

02 다음 화합물에 대한 설명으로 옳은 것의 개수를 〈보기〉에서 고르면?

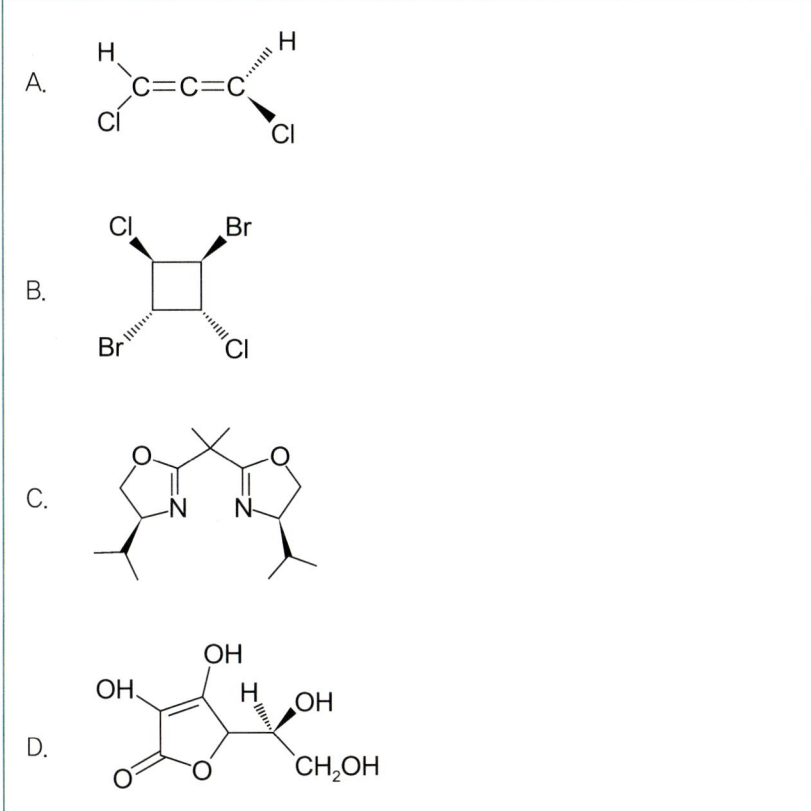

─ 보기 ─

ㄱ. 화합물 A는 광학활성(optical activity)이 있다.
ㄴ. 화합물 B는 메조(meso) 화합물이다.
ㄷ. 화합물 C는 카이랄(chiral)하다.
ㄹ. 화합물 D의 카이랄탄소의 입체화학은 모두 다 S이다.

① 0개   ② 1개   ③ 2개
④ 3개   ⑤ 4개

03 다음 화합물 중에서 비카이랄(achiral)인 것은?

① [Cl, H, Cl substituted bicyclic structure]

② [biphenyl with two CH(OH)CH₃ groups at 3,3' positions, one wedge OH up, one wedge HO down]

③ [1,3,5-trimethyladamantane]

④ [dicyclohexyl with HO and CH₂OH substituents]

⑤ Fischer projection:
```
    CH₃
H──┼──OH
Br─┼──CH₃
CH₃┼──H
    OH
```

04 다음 화합물 중에서 비카이랄(achiral)인 것은?

① [Newman projection: front Br, Me, H; back Br, Me, H]

② [two Newman projections connected]

③ [cyclopentane with two Me groups and =CHMe]

④ [allene: H/Br on one end, Me/H on other]

⑤ [bicyclic with Me groups]

05 〈보기〉에 제시된 화합물의 구조를 포함해 거울상이성질체를 제외한 가능한 입체이성질체 개수가 옳게 짝지어진 것을 모두 고른 것은?

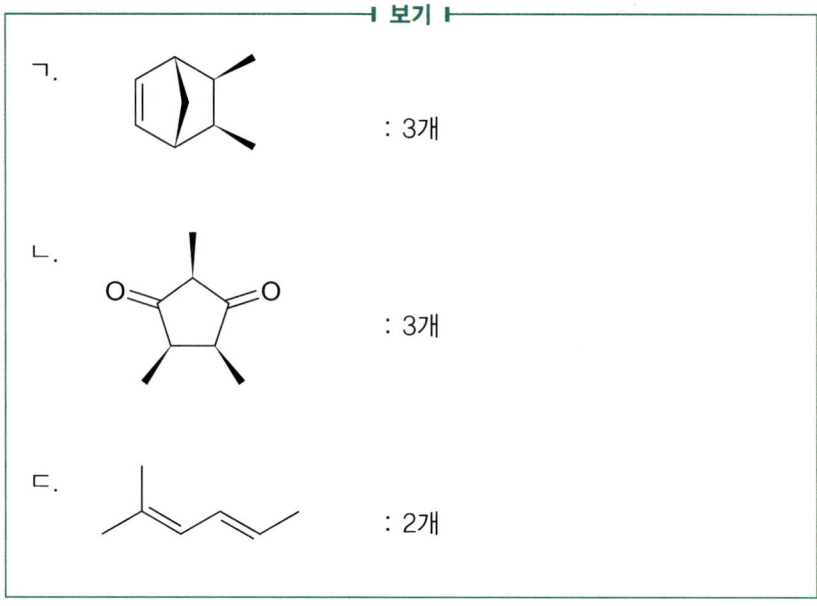

① ㄱ   ② ㄴ   ③ ㄷ
④ ㄱ, ㄴ   ⑤ ㄱ, ㄷ   ⑥ ㄴ, ㄷ
⑦ ㄱ, ㄴ, ㄷ

06 다음 반응의 주생성물의 절대 배열이 S인 것만을 〈보기〉에서 있는 대로 고른 것은?

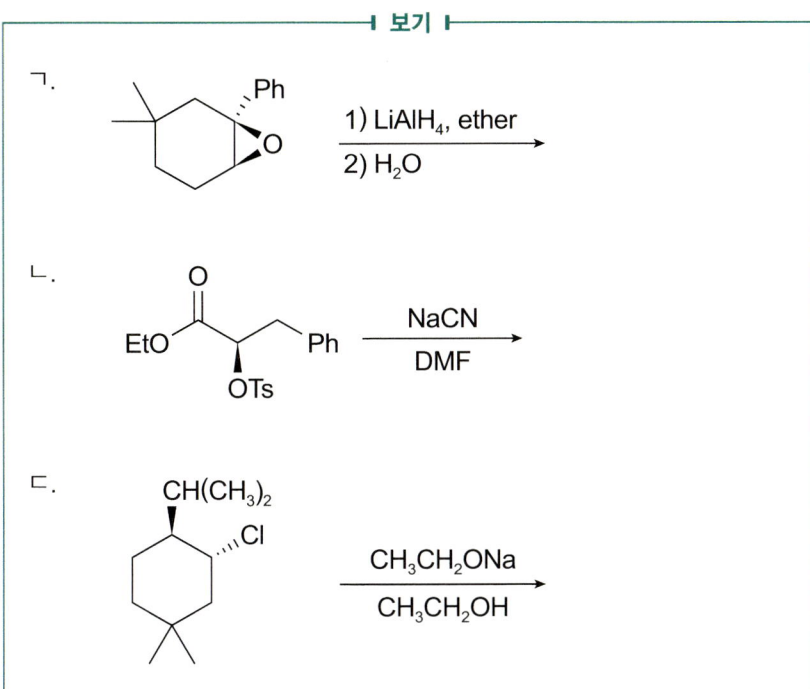

① ㄱ   ② ㄴ   ③ ㄷ
④ ㄱ, ㄴ   ⑤ ㄱ, ㄷ   ⑥ ㄴ, ㄷ
⑦ ㄱ, ㄴ, ㄷ

MEMO

1st ☐ ☐ 2rd ☐ ☐ 3nd ☐ ☐

07 **다음은 순수한 (*S*)-2-Iodobutane의 아이오딘을 사이아노기로 치환하는 반응과 주생성물을 나타낸 것이다.**

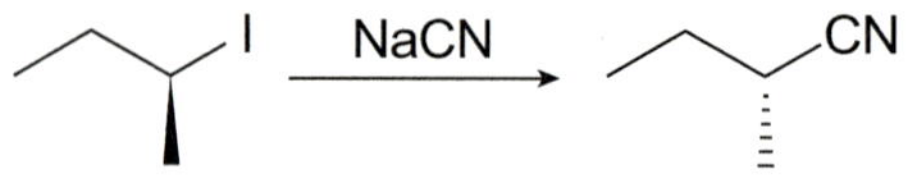

$[a]_D$=( )24.8°

cf. 순수한 (*S*) 거울상이성질체 : $[a]_D$=+31°

이에 대한 설명으로 옳은 것만을 〈보기〉에서 있는 대로 모두 고른 것은?

보기

ㄱ. 생성물의 고유 광회전도의 부호는 (+)이다.
ㄴ. 생성물의 거울상 초과량 백분율은 80%ee이다.
ㄷ. 반전 백분율은 80%이다.

① ㄱ ② ㄴ ③ ㄷ
④ ㄱ, ㄴ ⑤ ㄱ, ㄷ ⑥ ㄴ, ㄷ
⑦ ㄱ, ㄴ, ㄷ

08 다음 반응들 중 주생성물로 라세미 혼합물이 생성되는 것만을 〈보기〉에서 있는 대로 고른 것은?

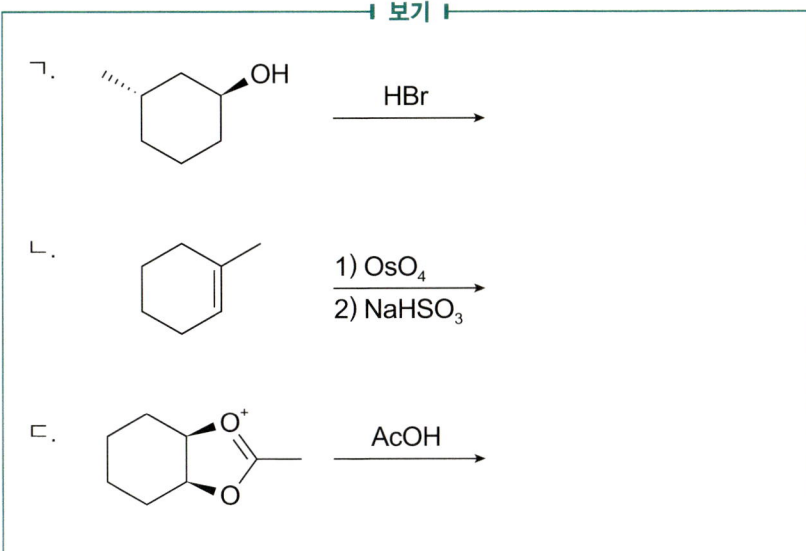

① ㄱ
② ㄴ
③ ㄷ
④ ㄱ, ㄴ
⑤ ㄱ, ㄷ
⑥ ㄴ, ㄷ
⑦ ㄱ, ㄴ, ㄷ

PART 05 / 입체화학

09 다음 반응물의 생성물에 대한 설명으로 올바른 것을 〈보기〉에서 모두 고른 것은?

〈반응식〉

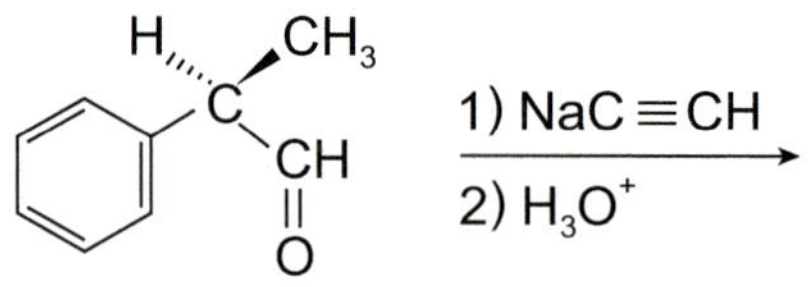

$$\text{PhCH(CH}_3\text{)CHO} \xrightarrow{\text{1) NaC≡CH}}_{\text{2) H}_3\text{O}^+}$$

── 보기 ──

ㄱ. 생성물의 입체이성질체의 개수는 $2^2 = 4$개이다.
ㄴ. 생성물은 광학 활성(optical activity)이 있다.
ㄷ. 생성물은 메조(meso) 화합물이다.

① ㄱ ② ㄴ ③ ㄷ
④ ㄱ, ㄴ ⑤ ㄱ, ㄷ ⑥ ㄴ, ㄷ
⑦ ㄱ, ㄴ, ㄷ

10 다음 화합물에 대한 설명으로 옳은 것만을 〈보기〉에서 있는 대로 고른 것은?

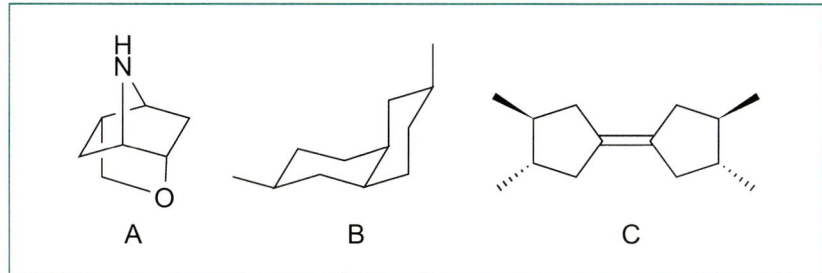

| 보기 |

ㄱ. 불포화도(degree of unsaturation)는 A와 C가 같다.
ㄴ. 광학 활성(optical activity)이 있는 분자는 A와 B뿐이다.
ㄷ. 카이랄(chiral) 탄소의 개수는 A와 C가 같다.

① ㄱ ② ㄴ ③ ㄷ
④ ㄱ, ㄴ ⑤ ㄱ, ㄷ ⑥ ㄴ, ㄷ
⑦ ㄱ, ㄴ, ㄷ

11 다음은 거울상이성질체 관계인 탈리도마이드의 구조이다.

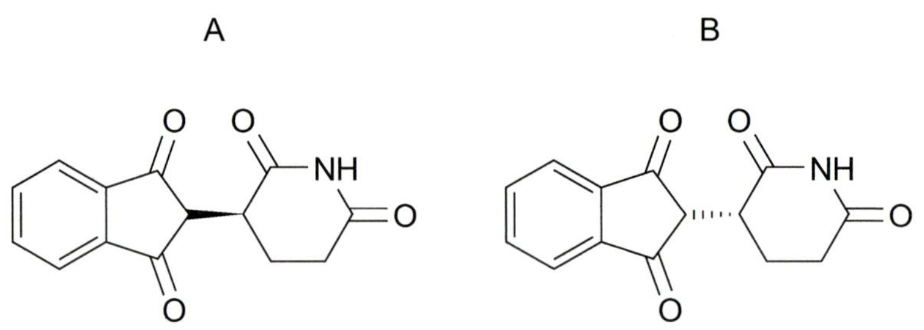

A   B

$[a]_D = (-)62.6°$

A+B 혼합물 : $[a]_D = (-)56.3°$

이에 대한 설명으로 옳은 것만을 〈보기〉에서 있는 대로 고른 것은?

― 보기 ―
ㄱ. A의 절대 배열은 (S)이다.
ㄴ. A+B 혼합물의 광학적 순도는 0.9이다.
ㄷ. A+B 혼합물에서 A의 백분율은 95%이다.

① ㄱ ② ㄴ ③ ㄷ
④ ㄱ, ㄴ ⑤ ㄱ, ㄷ ⑥ ㄴ, ㄷ
⑦ ㄱ, ㄴ, ㄷ

12 진통제인 나프록센(Naproxen)은 S 입체배열의 경우에만 약효가 있다.

순수한 (+)-S-나프록센은 고유광회전도 값 $[\alpha]_D^{20}$ = +66.0°를 갖는다. 모 제약회사의 합성 나프록센은 카이랄 HPLC 분석 결과 9:1 비율의 거울상이성질체를 포함하는 혼합물임이 밝혀졌다. 합성 나프록센의 고유광회전도가 (−)값을 가진다면, (a) 어떤 거울상이성질체가 더 많이 존재하는가? 또한 (b) 합성 나프록센의 정확한 고유광회전도 값은 무엇일까?

	(a)	(b)
①	S	−53$
②	S	−66$
③	R	−27$
④	R	−53$
⑤	R	−66$

13 주생성물의 입체 배열이 옳게 표시된 것을 <보기>에서 모두 고른 것은? (단, 각 단계에서 주생성물은 적절한 분리·정제 과정을 통하여 얻는다.)

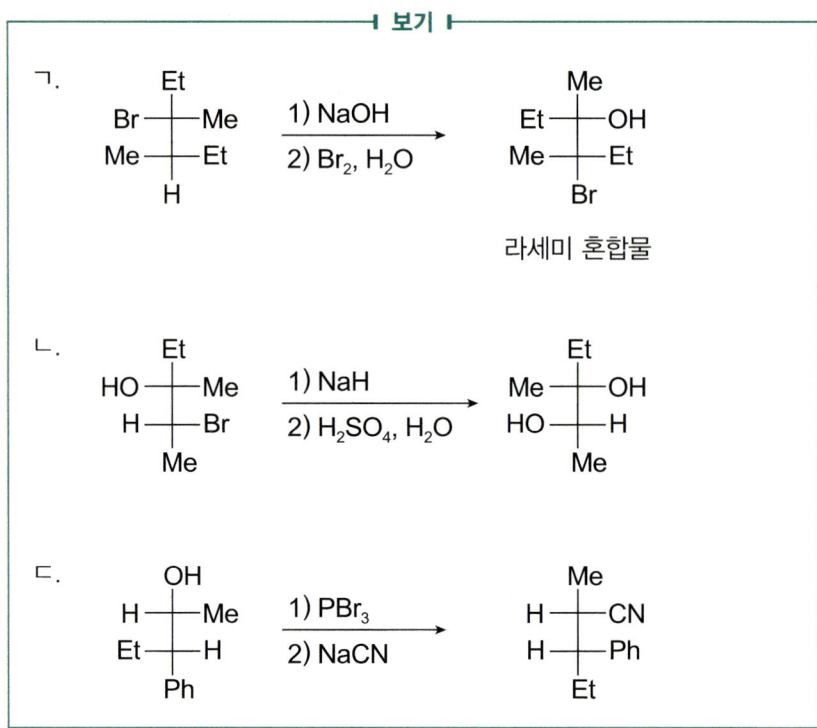

① ㄱ   ② ㄴ   ③ ㄷ
④ ㄱ, ㄴ   ⑤ ㄱ, ㄷ   ⑥ ㄴ, ㄷ
⑦ ㄱ, ㄴ, ㄷ

14

다음 〈반응식〉과 같이 Carboxylic ester와 Sulfonic ester를 가수 분해하여 각각 알코올 A와 B를 얻었다.

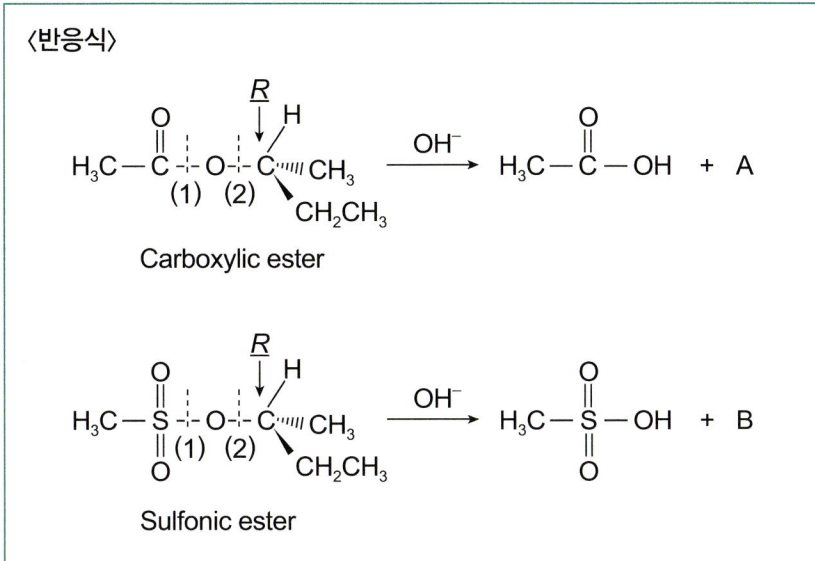

위 반응에 대한 설명으로 옳은 것을 모두 고른 것의 개수는?

---- 보기 ----

ㄱ. 알코올 B는 S배열을 가지고 있다.
ㄴ. 알코올 A와 B는 거울상이성질체이다.
ㄷ. 알코올 A와 B는 모두 결합 (1)이 끊어져서 생성된다.
ㄹ. 알코올 A와 B는 일반 크로마토그래피법으로 분리가 가능하다.

① 0개　　② 1개　　③ 2개
④ 3개　　⑤ 4개

15

다음은 acetylene으로부터 최종 주생성물 C를 합성하는 과정이다. (단, 각 단계에서 주생성물은 적절한 분리·정제 과정을 통하여 얻는다.)

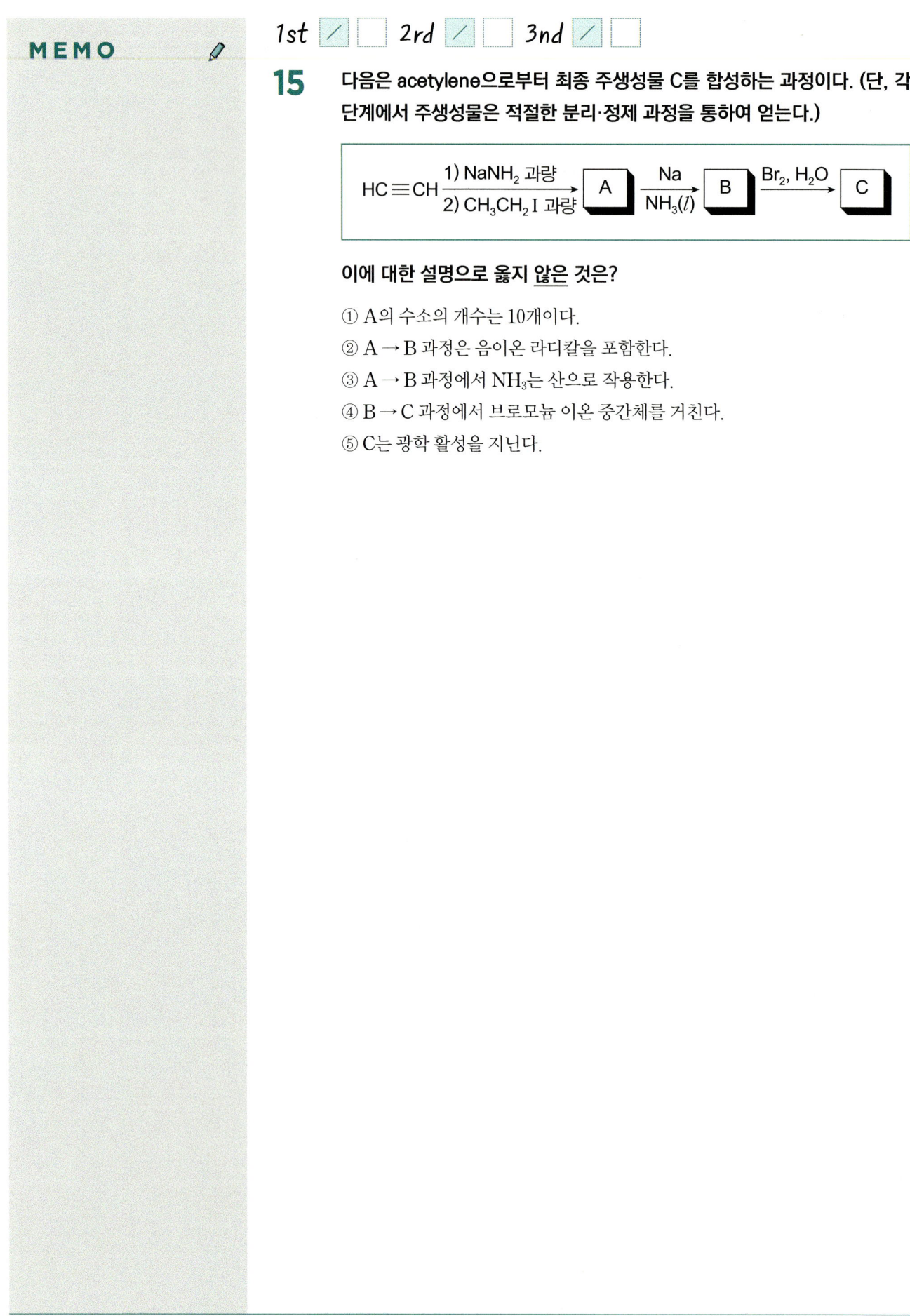

이에 대한 설명으로 옳지 <u>않은</u> 것은?

① A의 수소의 개수는 10개이다.
② A → B 과정은 음이온 라디칼을 포함한다.
③ A → B 과정에서 NH₃는 산으로 작용한다.
④ B → C 과정에서 브로모늄 이온 중간체를 거친다.
⑤ C는 광학 활성을 지닌다.

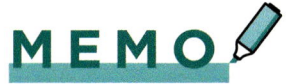

PEET 유기화학 단원별 추론 문제집

PART 06

알코올, 페놀, 에폭사이드
Set A

Set A PART 06 / 알코올, 페놀, 에폭사이드

01 다음 각 반응에서 주생성물 A와 B의 구조로 옳게 짝지어진 것은? (단, 주생성물은 적절한 분리·정제 과정을 통하여 얻는다.)

02 다음 〈보기〉의 반응들 중 생성물이 1°알코올이 생성되는 반응들의 개수는?

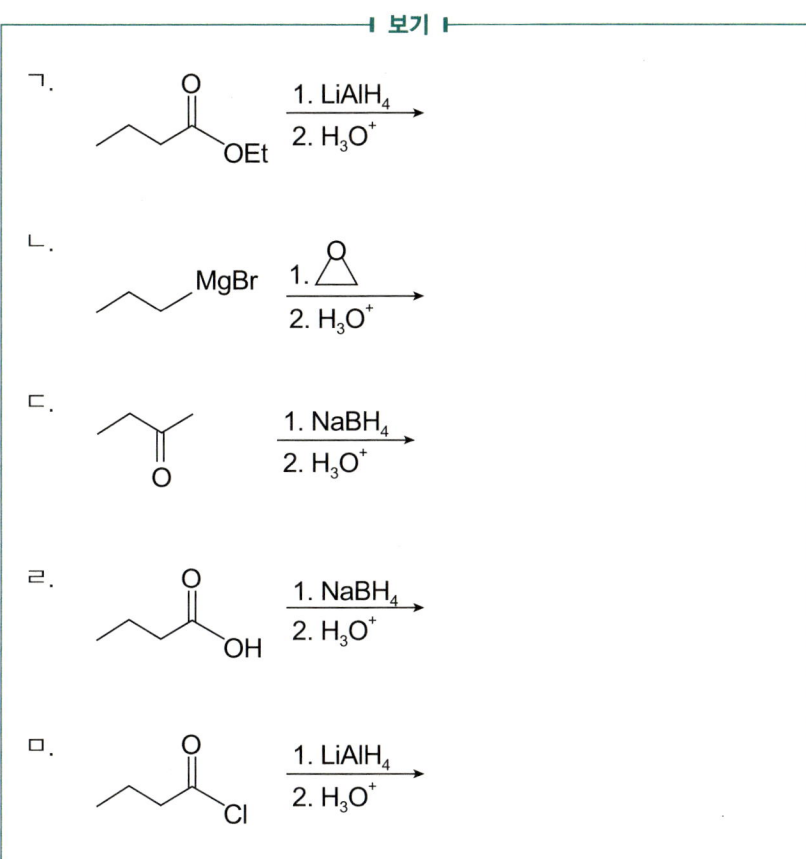

① 1개 ② 2개 ③ 3개
④ 4개 ⑤ 5개

03 다음 반응들 중 주생성물의 구조가 옳은 것만을 <보기>에서 있는 대로 고른 것은?

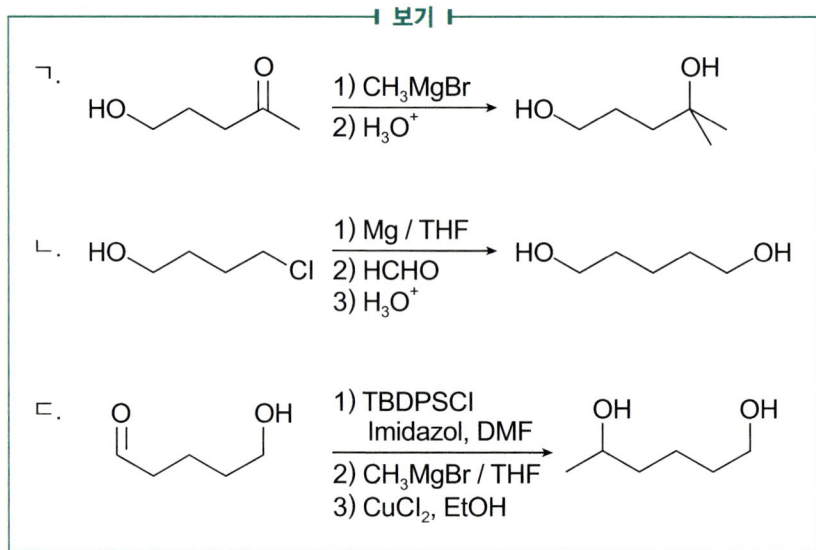

① ㄱ ② ㄴ ③ ㄷ
④ ㄱ, ㄴ ⑤ ㄱ, ㄷ ⑥ ㄴ, ㄷ
⑦ ㄱ, ㄴ, ㄷ

1st / ☐ 2rd / ☐ 3nd / ☐

04 다음의 반응 계획은 케톤으로부터, 트랜스-다이올을 만드는 데 사용될 수 있다. 각 단계에 사용되는 시약들을 아래 〈보기〉에서 맞게 고른 것은?

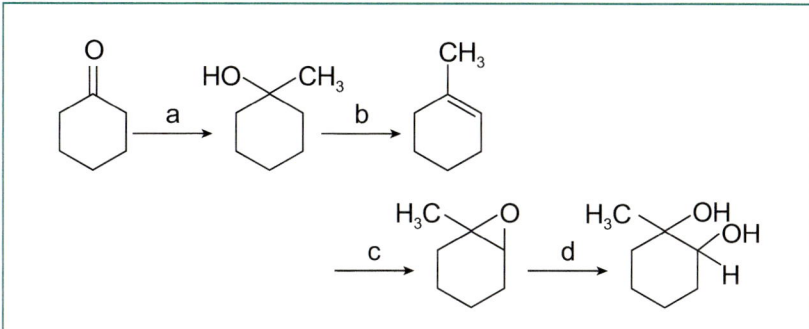

─┤ 보기 ├─

ㄱ. CH_3MgBr
ㄴ. MCPBA
ㄷ. H_3O^+
ㄹ. H_2SO_4, H_2O, 가열

	a	b	c	d
①	ㄱ	ㄴ	ㄷ	ㄹ
②	ㄴ	ㄹ	ㄱ	ㄷ
③	ㄱ	ㄹ	ㄴ	ㄷ
④	ㄴ	ㄷ	ㄱ	ㄹ
⑤	ㄷ	ㄱ	ㄹ	ㄴ

Set A PART 06 / 알코올, 페놀, 에폭사이드

05 출발물질 (A~D)가 같은 것끼리 짝지어진 것은?

ㄱ. A $\xrightarrow{PBr_3}$ $\xrightarrow{Mg}$ $\xrightarrow[2)\ H_3O^+]{1)\ HCHO}$ cyclohexyl-CH$_2$OH

ㄴ. B $\xrightarrow[\text{pyridine}]{POCl_3}$ $\xrightarrow[2)\ NaBH_4]{1)\ Hg(OAc)_2,\ H_2O}$ cyclohexanol

ㄷ. C $\xrightarrow[2)\ H_2O]{1)\ CH_3MgBr}$ $\xrightarrow[\text{가열}]{H_2SO_4}$ $\xrightarrow{MCPBA}$ 1-methyl-cyclohexene epoxide

ㄹ. D $\xrightarrow[\text{pyridine}]{SOCl_2}$ $\xrightarrow{Mg}$ $\xrightarrow{H_2O}$ cyclohexane

① ㄱ, ㄴ ② ㄱ, ㄷ ③ ㄱ, ㄴ, ㄷ
④ ㄱ, ㄴ, ㄹ ⑤ ㄴ, ㄷ, ㄹ

06 다음 반응들 중 주생성물의 구조가 옳은 것만을 〈보기〉에서 있는 대로 고른 것은?

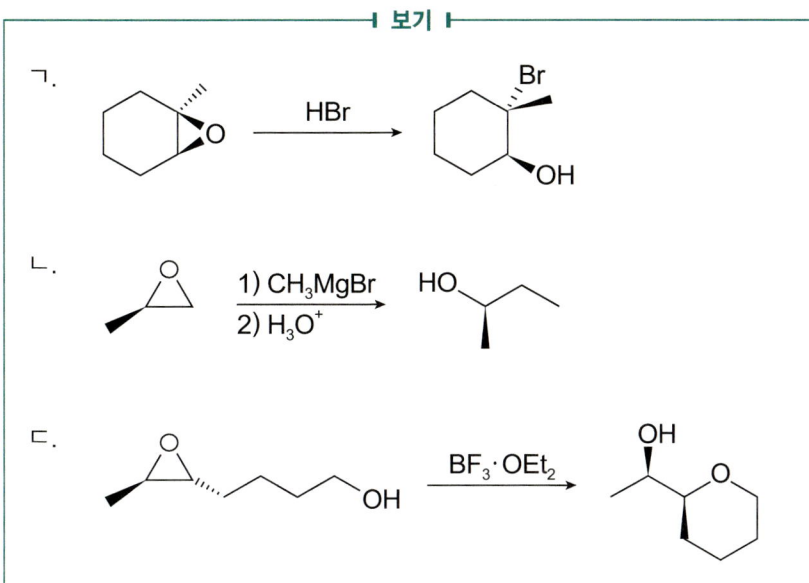

① ㄱ
② ㄴ
③ ㄷ
④ ㄱ, ㄴ
⑤ ㄱ, ㄷ
⑥ ㄴ, ㄷ
⑦ ㄱ, ㄴ, ㄷ

07 다음 〈보기〉 반응의 생성물 중에 (S)-2-뷰탄올(butanol)을 생성하는 반응은?

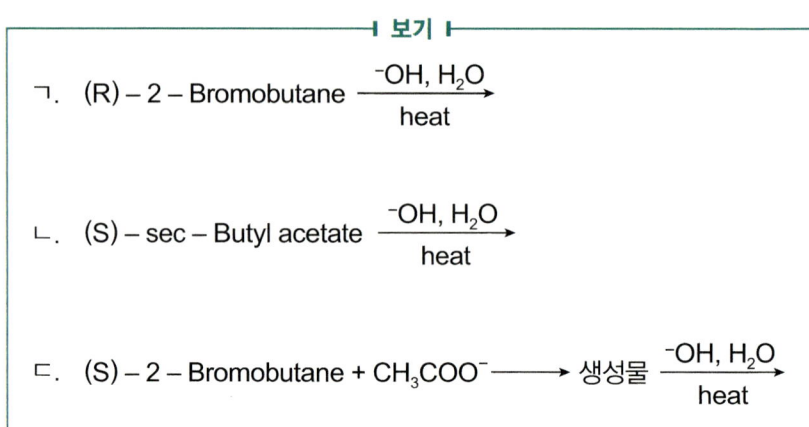

① ㄱ ② ㄴ ③ ㄷ
④ ㄱ, ㄴ ⑤ ㄱ, ㄷ ⑥ ㄴ, ㄷ
⑦ ㄱ, ㄴ, ㄷ

1st / ☐ 2rd / ☐ 3nd / ☐

08 다음 반응들 중 주생성물의 구조가 옳은 것만을 〈보기〉에서 있는 대로 고른 것은?

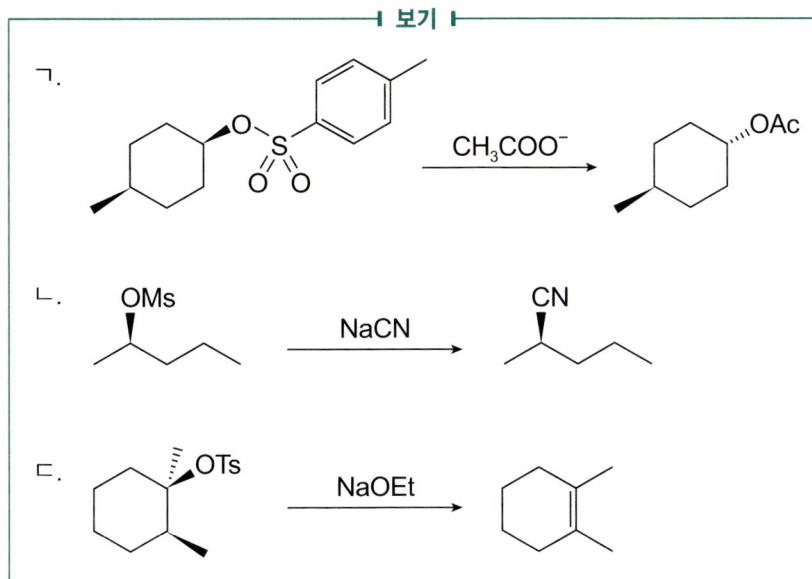

① ㄱ
② ㄴ
③ ㄷ
④ ㄱ, ㄴ
⑤ ㄱ, ㄷ
⑥ ㄴ, ㄷ
⑦ ㄱ, ㄴ, ㄷ

09 다음 반응의 주생성물 구조가 서로 같은 것만을 〈보기〉에서 있는 대로 고른 것은?

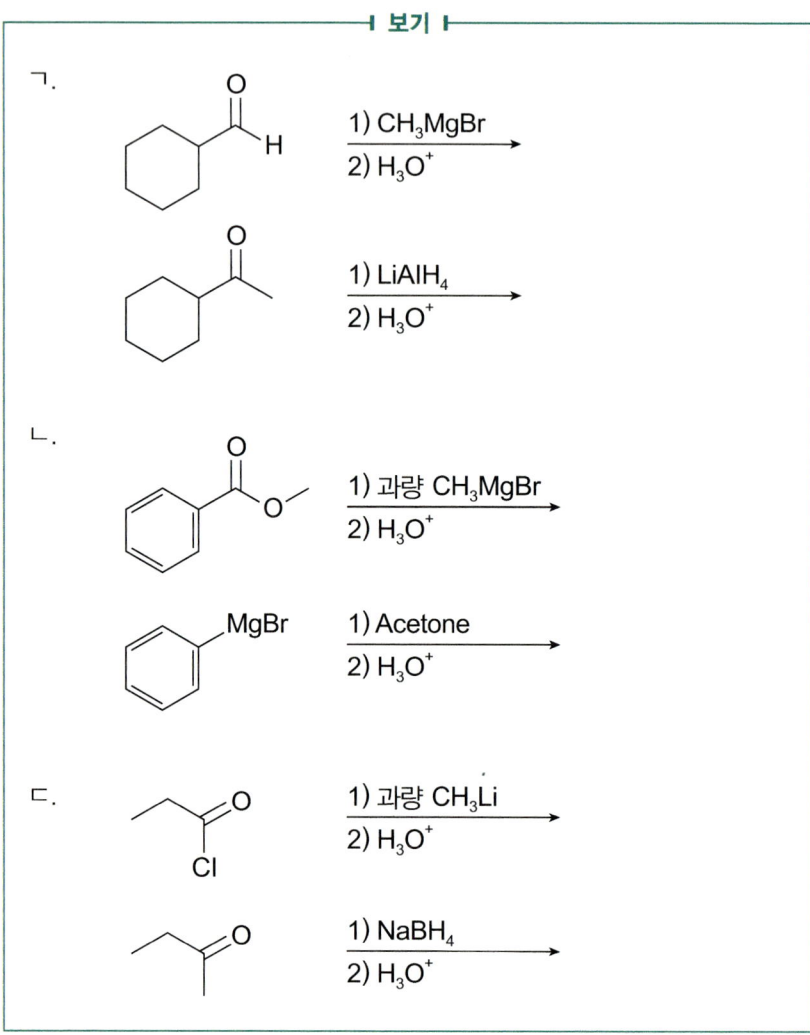

① ㄱ ② ㄴ ③ ㄷ
④ ㄱ, ㄴ ⑤ ㄱ, ㄷ ⑥ ㄴ, ㄷ
⑦ ㄱ, ㄴ, ㄷ

10 아래의 반응은 카보닐 화합물의 환원, 알코올의 치환반응 등 다양한 화학 반응을 나타낸 것이다. <보기>의 반응 중 반응에 관여하는 화학종이나, 또는 반응 중간에 관여하는 화학종이 같은 것끼리 묶은 것은?

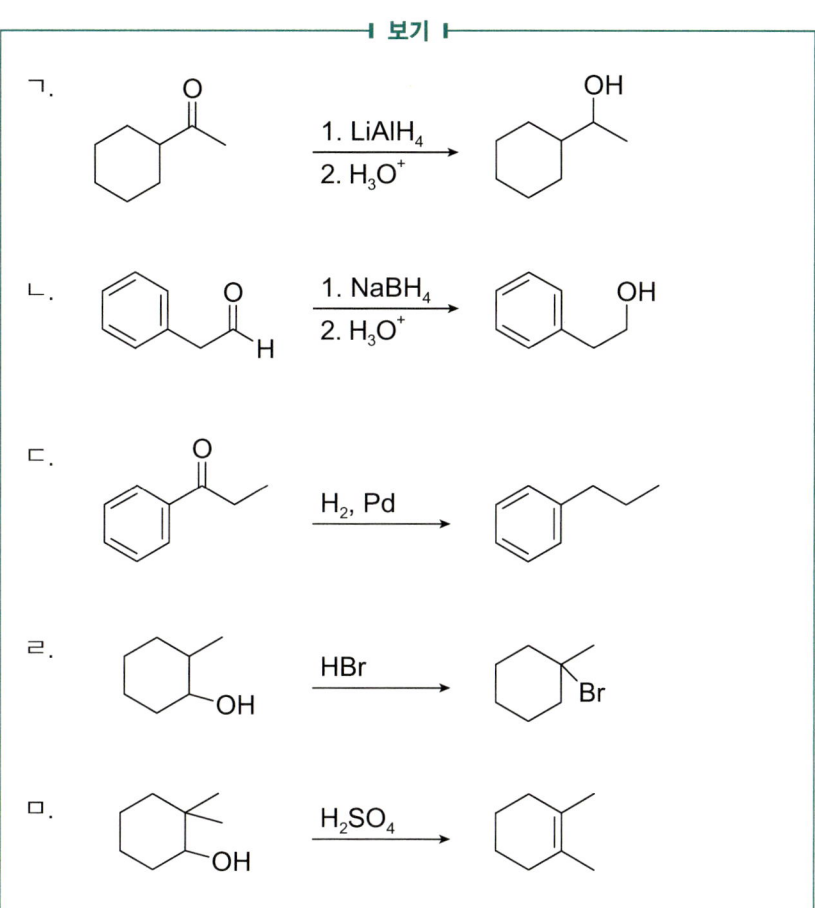

① ㄱ, ㄴ, ㄷ   ② ㄱ, ㄴ, ㄹ   ③ ㄱ, ㄴ, ㅁ   ④ ㄱ, ㄴ, ㄹ, ㅁ   ⑤ ㄱ, ㄴ, ㄷ, ㄹ, ㅁ

11 다음은 출발 물질 A와 B로부터 최종 주생성물 C와 D를 각각 합성하는 과정이다. 화합물 A와 B의 구조로 옳게 짝지어진 것은? (단, 각 단계에서 주생성물은 적절한 분리·정제 과정을 통하여 얻는다.)

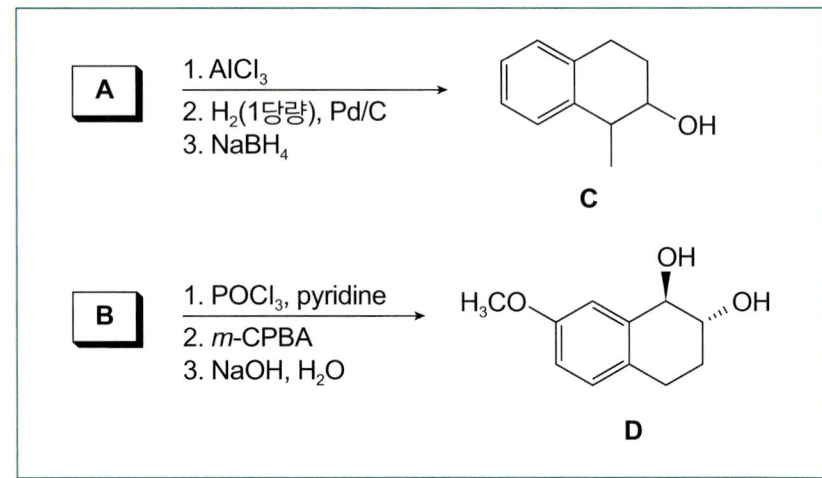

12 주생성물의 구조가 옳은 것만을 〈보기〉에서 있는 대로 고른 것은? (단, 주생성물은 적절한 분리·정제 과정을 통하여 얻는다.)

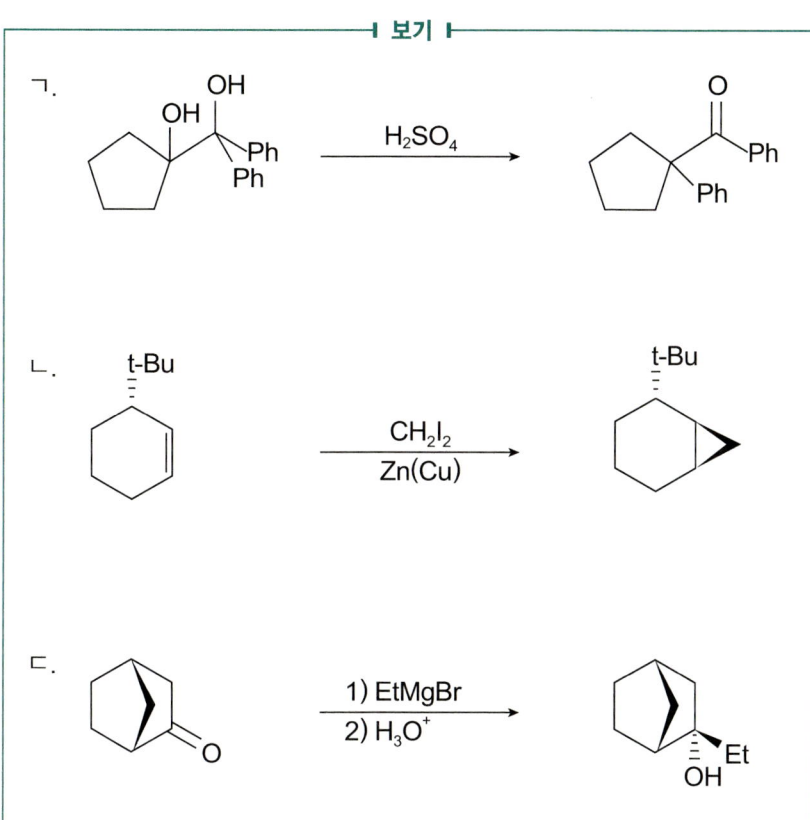

① ㄱ
② ㄴ
③ ㄷ
④ ㄱ, ㄴ
⑤ ㄱ, ㄷ
⑥ ㄴ, ㄷ
⑦ ㄱ, ㄴ, ㄷ

13 Dimethylsulfate(Me_2SO_4)는 다양한 조건에서 메틸화 반응(methylation)에 이용되는 시약이다. 각 반응에서 얻어지는 주생성물의 구조가 옳은 것을 <보기>에서 모두 고른 것은?

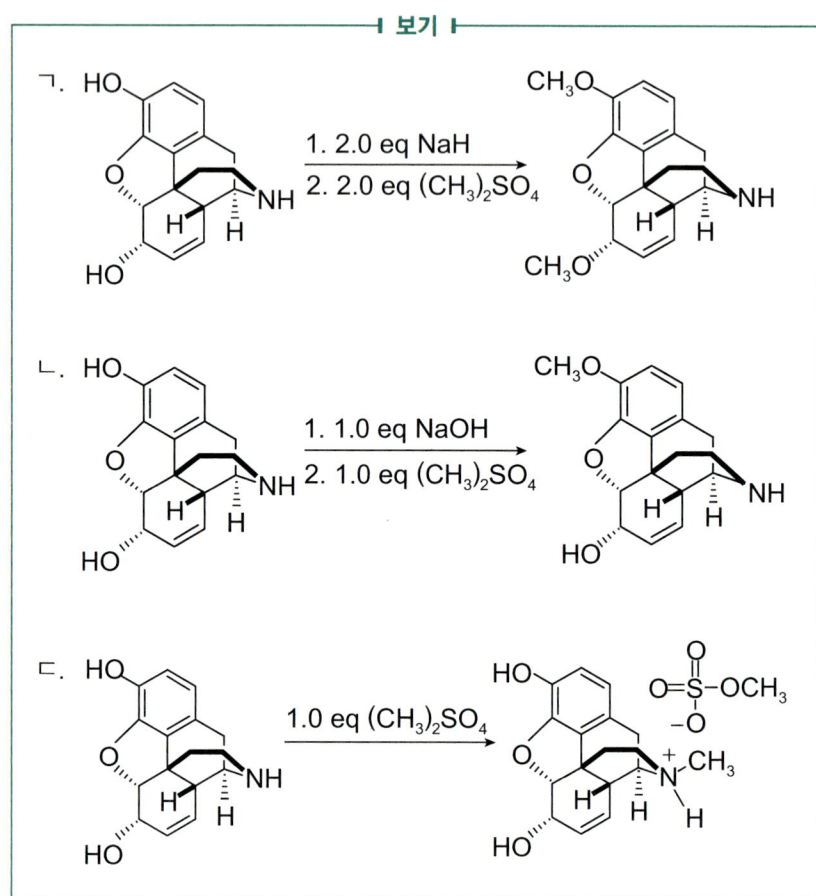

① ㄱ   ② ㄴ   ③ ㄷ
④ ㄱ, ㄴ   ⑤ ㄱ, ㄷ   ⑥ ㄴ, ㄷ
⑦ ㄱ, ㄴ, ㄷ

14 다음은 알코올에서 알켄이 합성되는 두 가지 과정이다.

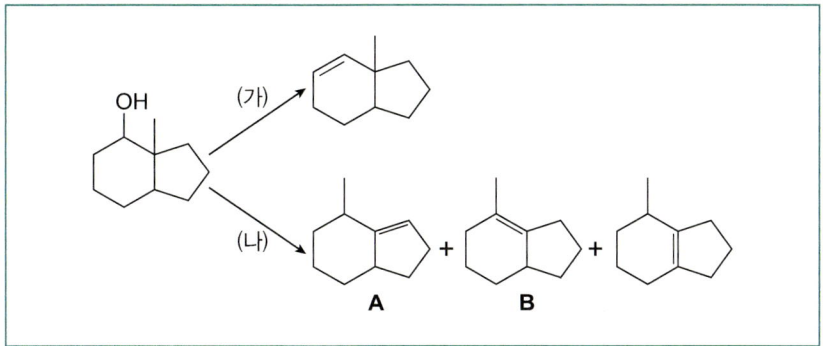

이에 대한 설명으로 옳은 것만을 〈보기〉에서 있는 대로 고른 것은? (단, 각 단계에서는 적절한 분리·정제 과정을 수행하였다.)

―| 보기 |―
ㄱ. (가)는 염기 조건, (나)는 산 조건에서 탈수반응이 일어난다.
ㄴ. 과정 (나)는 메틸기 자리옮김으로 3º-카보양이온이 생성된다.
ㄷ. A 생성물은 B 생성물보다 안정하다.

① ㄱ ② ㄴ ③ ㄷ
④ ㄱ, ㄴ ⑤ ㄱ, ㄷ ⑥ ㄴ, ㄷ
⑦ ㄱ, ㄴ, ㄷ

Set A PART 06 / 알코올, 페놀, 에폭사이드

15 출발물 A와 B로부터 여러 단계의 반응을 거쳐 항생제 methylenomycin A를 합성하는 과정의 일부이다. (단, 각 단계에서는 적절한 분리·정제 과정을 수행하였다.)

이에 대한 설명으로 옳은 것만을 〈보기〉에서 있는 대로 고른 것은?

보기

ㄱ. A+B→C 전환은 [4+2] 고리화첨가 반응이다.
ㄴ. LiAlH₄는 시약 (가)에 적절하다.
ㄷ. D→E 전환에는 분자내 S_N2 반응이 포함된다.

---

① ㄱ   ② ㄴ   ③ ㄱ, ㄷ
④ ㄴ, ㄷ   ⑤ ㄱ, ㄴ, ㄷ

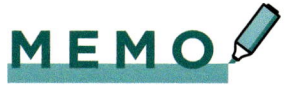

PEET 유기화학 단원별 추론 문제집

PART 06

알코올, 페놀, 에폭사이드
Set B

Set B PART 06 / 알코올, 페놀, 에폭사이드

01 다음은 출발 물질 A로부터 최종 주생성물 F, G를 합성하는 과정이다. (단, 각 단계에서 주생성물은 적절한 분리·정제 과정을 통하여 얻는다.)

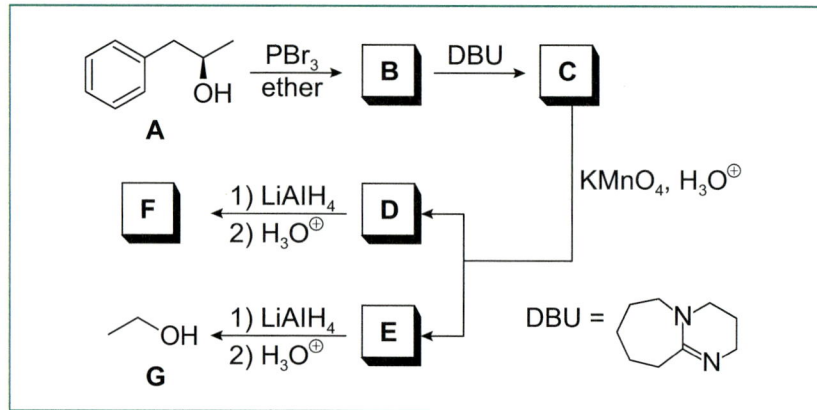

이에 대한 설명으로 옳지 <u>않은</u> 것은?

① A → B 과정은 S_N2 반응을 포함한다.
② B의 카이랄 중심 탄소의 절대 배열은 (S)이다.
③ C는 (E) 알켄이다.
④ E와 $NaBH_4$, ethanol을 반응시켜도 G를 얻을 수 있다.
⑤ F는 phenylmethanol이다.

1st / □ 2rd / □ 3nd / □

02 다음 〈보기〉의 화합물의 최종 생성물의 구조가 옳은 것만을 있는 대로 고른 것은?

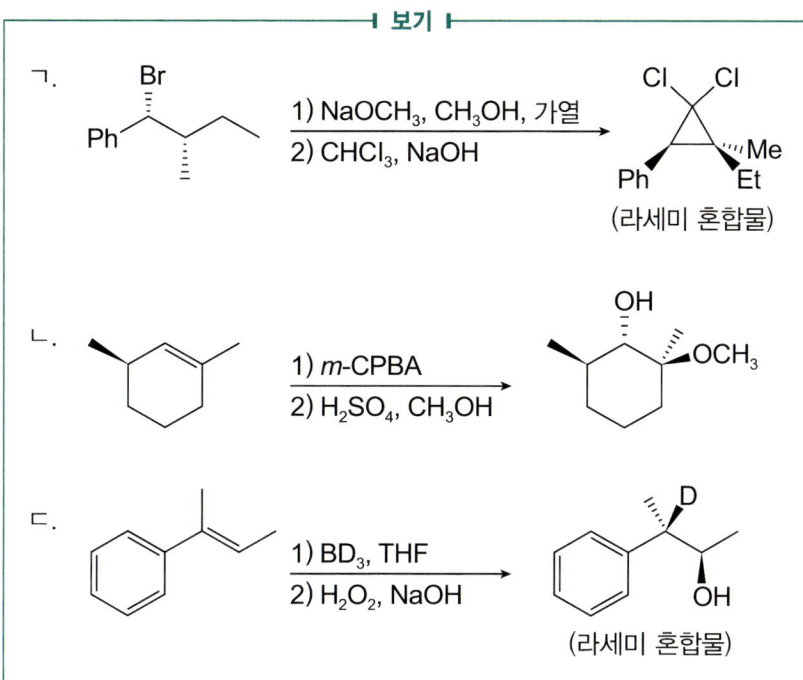

① ㄱ ② ㄴ ③ ㄷ
④ ㄱ, ㄴ ⑤ ㄱ, ㄷ ⑥ ㄴ, ㄷ
⑦ ㄱ, ㄴ, ㄷ

03 각 쌍의 반응에서 최종 주생성물이 동일한 것만을 〈보기〉에서 있는 대로 고른 것은? (단, 각 단계에서 주생성물은 적절한 분리·정제 과정을 통하여 얻는다.)

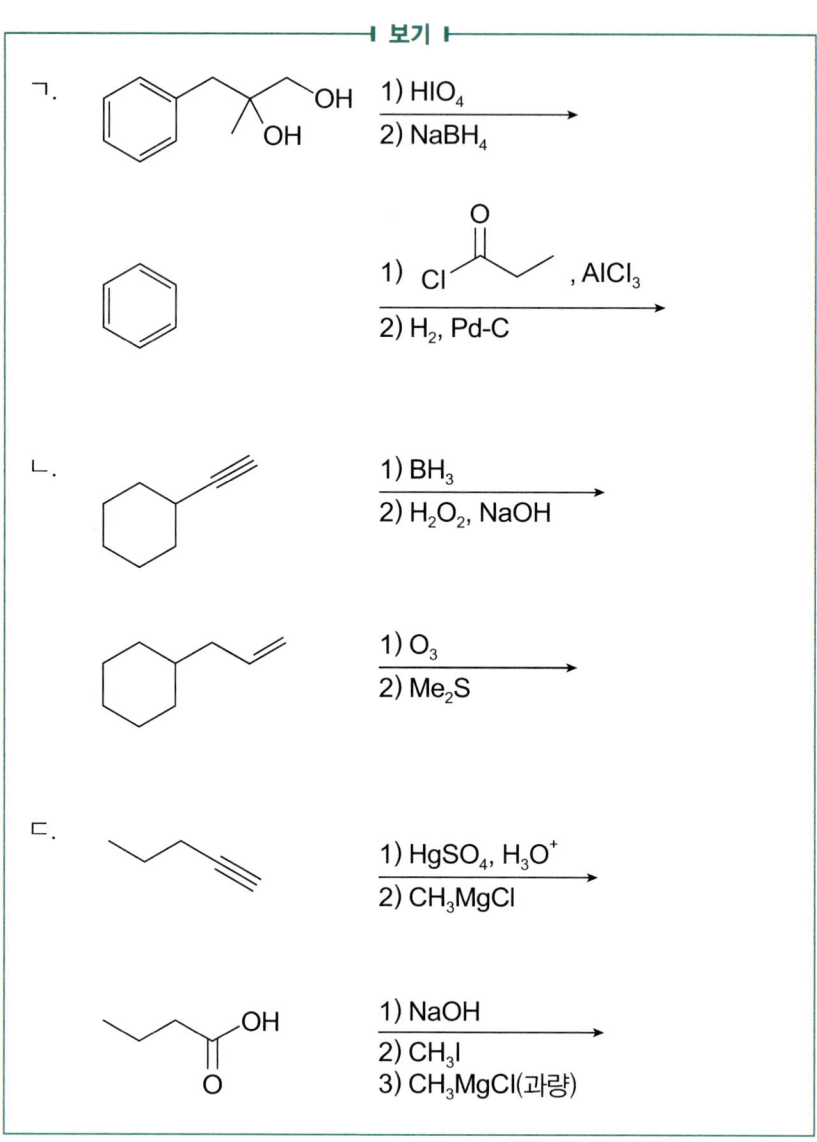

① ㄱ　　② ㄴ　　③ ㄷ
④ ㄱ, ㄴ　　⑤ ㄱ, ㄷ　　⑥ ㄴ, ㄷ
⑦ ㄱ, ㄴ, ㄷ

04 다음 반응들 중 반응 (1)의 반응 속도가 반응 (2)보다 빠른 것만을 〈보기〉에서 있는 대로 고른 것은?

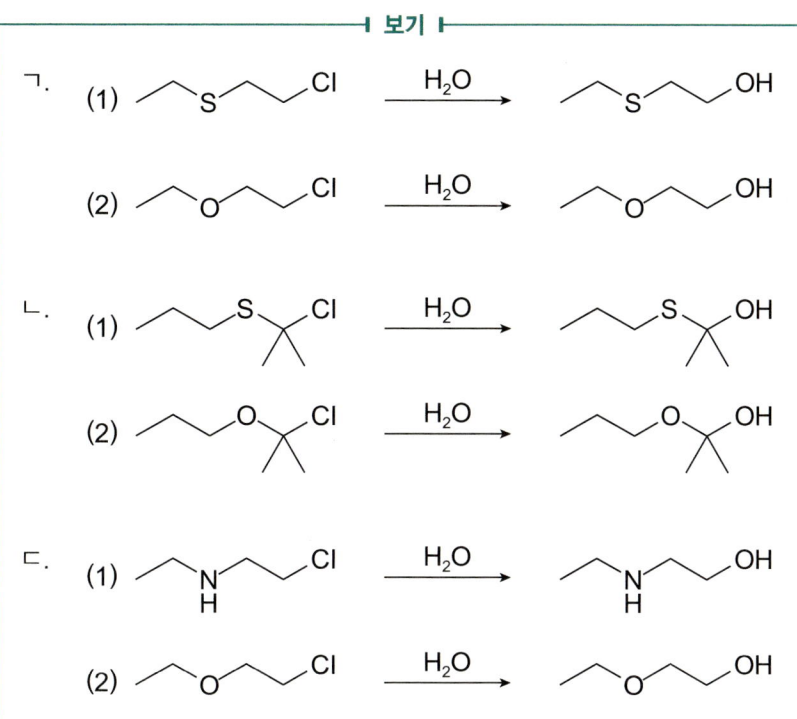

① ㄱ　　　　② ㄴ　　　　③ ㄷ
④ ㄱ, ㄴ　　⑤ ㄱ, ㄷ　　⑥ ㄴ, ㄷ
⑦ ㄱ, ㄴ, ㄷ

05 다음 〈보기〉의 반응들 중 주생성물의 구조가 옳은 것만을 있는 대로 고른 것은?

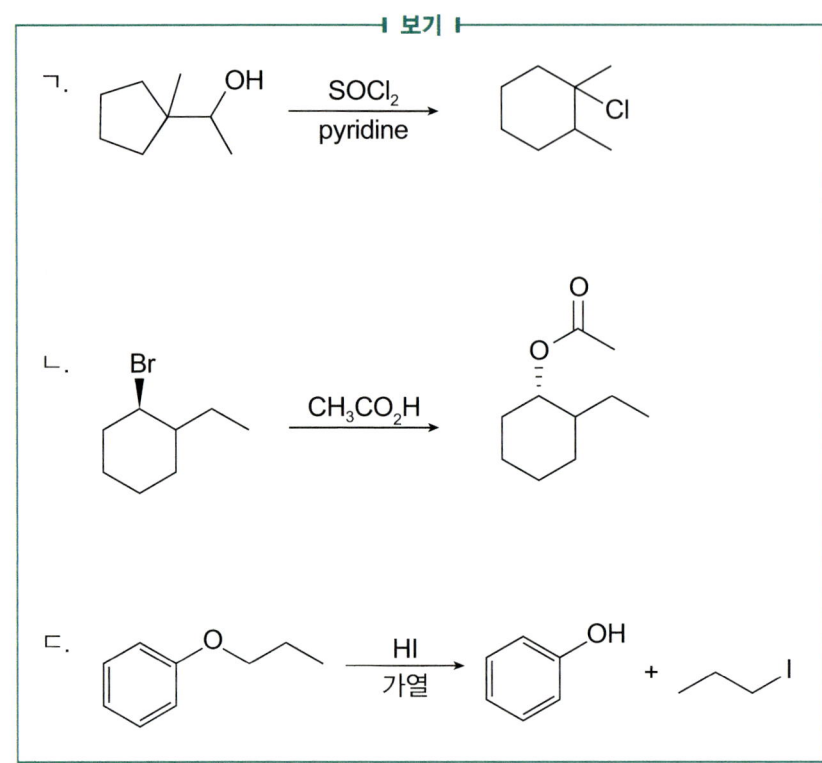

① ㄱ 　　② ㄴ 　　③ ㄷ
④ ㄱ, ㄴ　⑤ ㄱ, ㄷ　⑥ ㄴ, ㄷ
⑦ ㄱ, ㄴ, ㄷ

1st ☐ 2rd ☐ 3nd ☐

06 반응 메커니즘을 연구할 필요가 있을 때 동위원소 표지를 종종 사용한다. 동위원소 사용한 반응들의 주생성물의 구조가 옳은 것을 〈보기〉에서 모두 고른 것은? (단, * 표지가 되어 있는 원자는 각각 ^{18}O 또는 ^{14}C를 의미한다.)

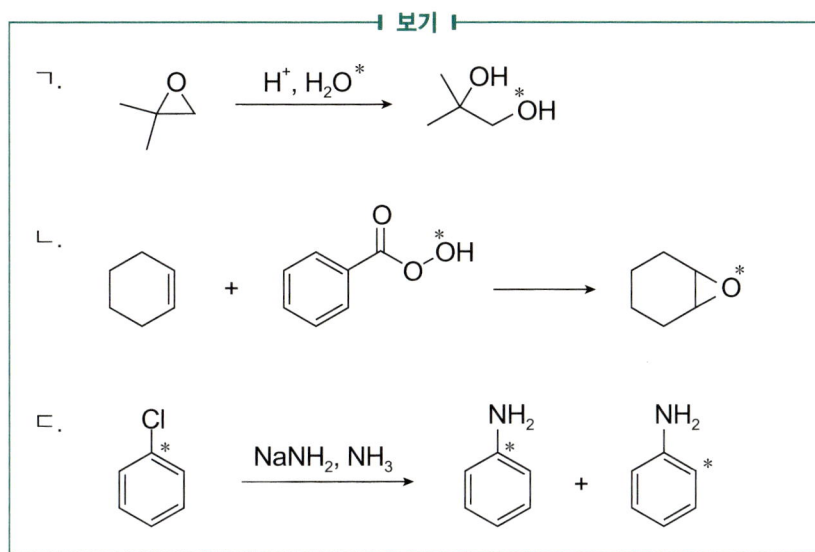

① ㄱ ② ㄴ ③ ㄷ
④ ㄱ, ㄴ ⑤ ㄱ, ㄷ ⑥ ㄴ, ㄷ
⑦ ㄱ, ㄴ, ㄷ

MEMO

Set B PART 06 / 알코올, 페놀, 에폭사이드

MEMO

1st ☑ 2rd ☑ 3nd ☑

07 출발 물질로부터 여러 단계를 거쳐 최종 주생성물 B, C를 합성하려고 한다. 생성물 B, C의 구조로 옳은 것은?

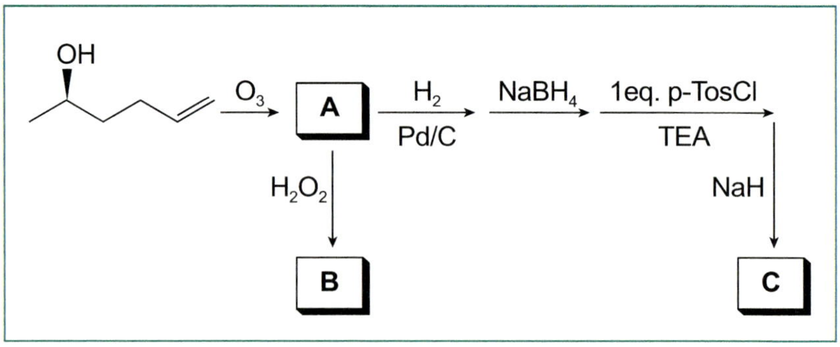

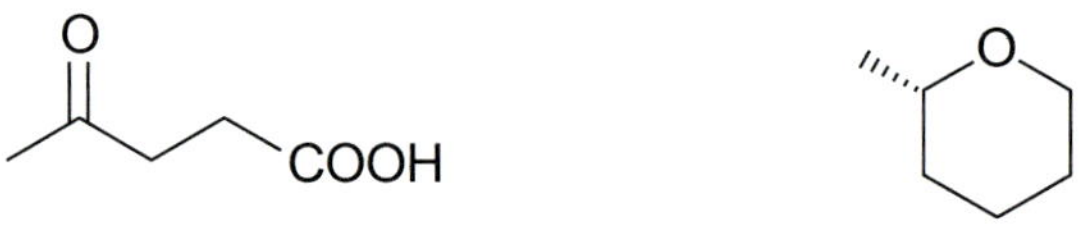

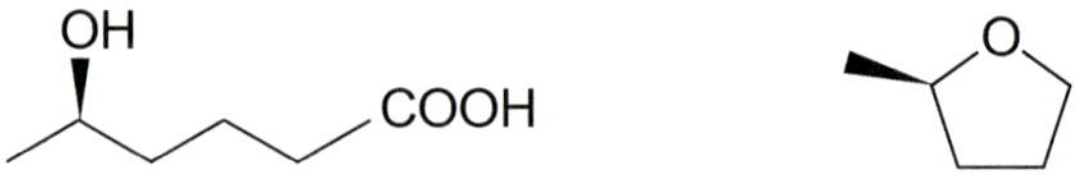

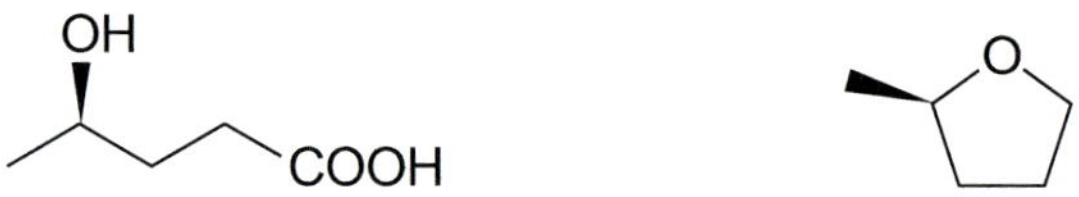

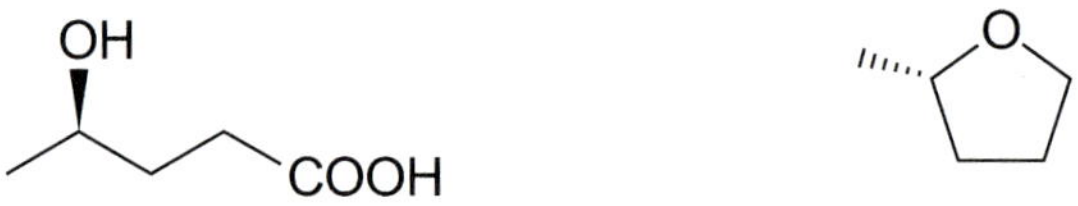

08 <보기>의 알코올을 산성조건에서 가열하면 자리옮김(rearrangement)을 동반하는 생성물을 형성한다. 생성물로서 옳은 것의 개수는?

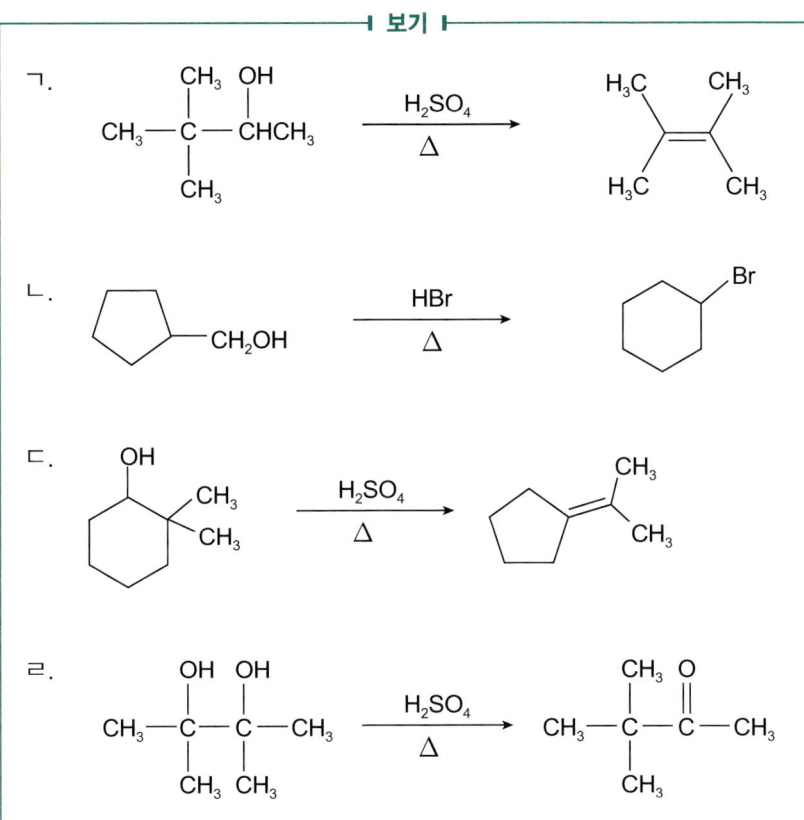

① 0개 ② 1개 ③ 2개
④ 3개 ⑤ 4개

09 다음 반응의 생성물은?

① ② ③ ④ ⑤

10 다음 반응들 중 주생성물의 구조가 옳은 것만을 〈보기〉에서 있는 대로 고른 것은?

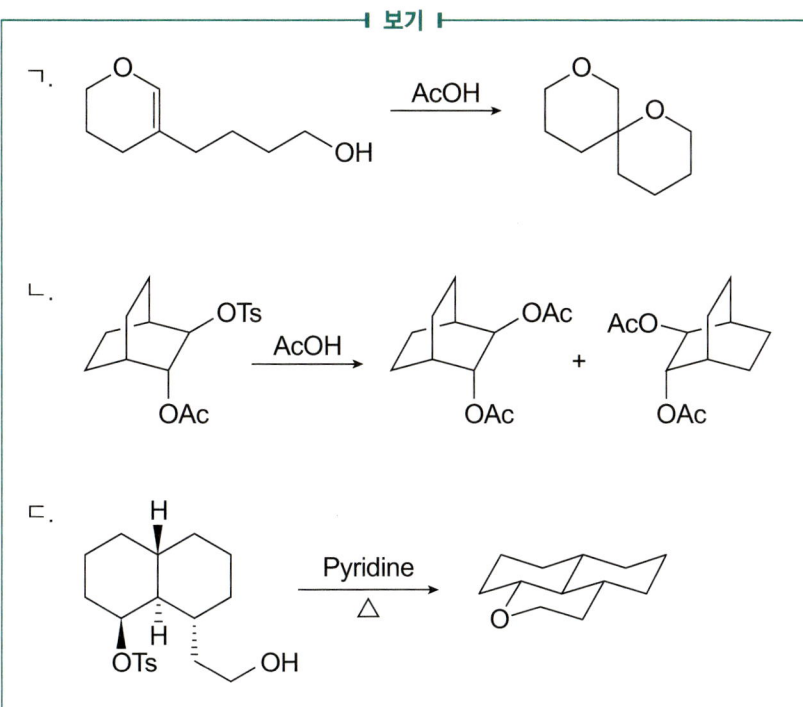

① ㄱ   ② ㄴ   ③ ㄷ
④ ㄱ, ㄴ   ⑤ ㄱ, ㄷ   ⑥ ㄴ, ㄷ
⑦ ㄱ, ㄴ, ㄷ

11 다음 반응들 중 주생성물의 구조가 옳은 것만을 〈보기〉에서 있는 대로 고른 것은?

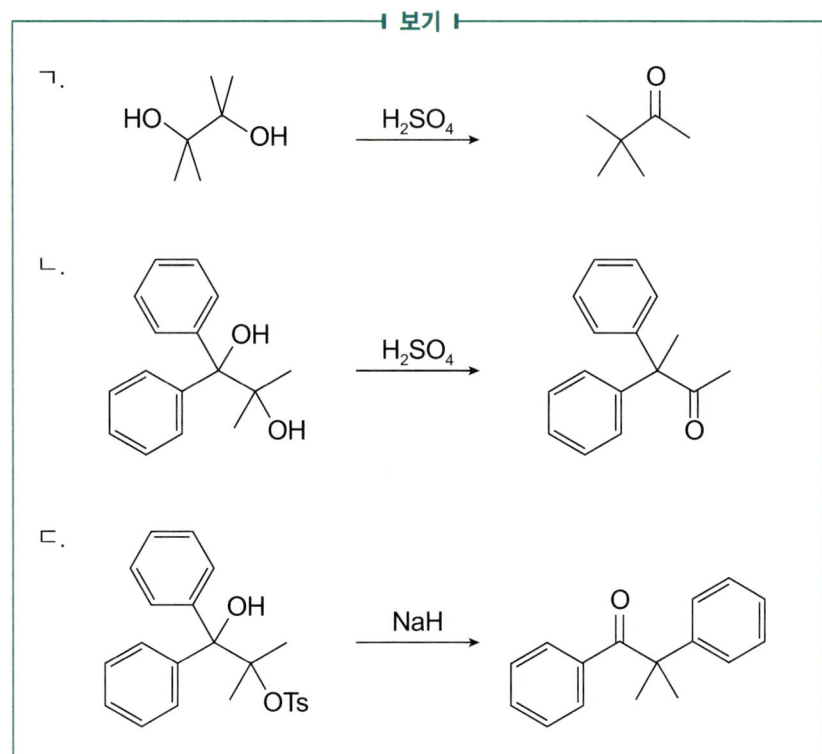

① ㄱ ② ㄴ ③ ㄷ
④ ㄱ, ㄴ ⑤ ㄱ, ㄷ ⑥ ㄴ, ㄷ
⑦ ㄱ, ㄴ, ㄷ

12 다음은 알코올을 합성하는 반응들이다. 이들 반응 중 주생성물의 구조가 옳은 것을 있는 대로 모두 고른 것은? (단, 각 단계에서 주생성물은 적절한 분리·정제 과정을 통하여 얻는다.)

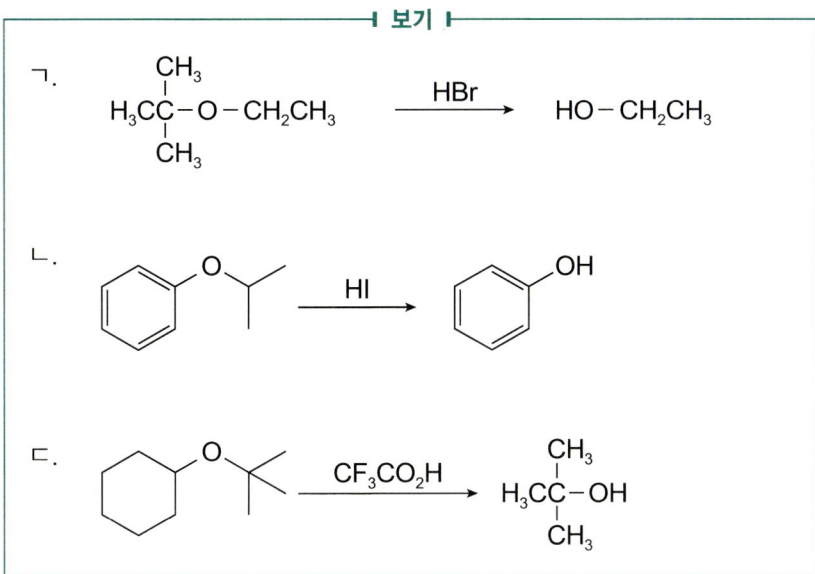

① ㄱ ② ㄴ ③ ㄷ
④ ㄱ, ㄴ ⑤ ㄱ, ㄷ ⑥ ㄴ, ㄷ
⑦ ㄱ, ㄴ, ㄷ

13

다음의 각 출발 물질로부터 최종 생성물을 얻기 위한 반응 시약 및 조건으로 올바른 것의 개수는? (단, 각 단계에서 주생성물은 적절한 분리·정제 과정을 통하여 얻는다.)

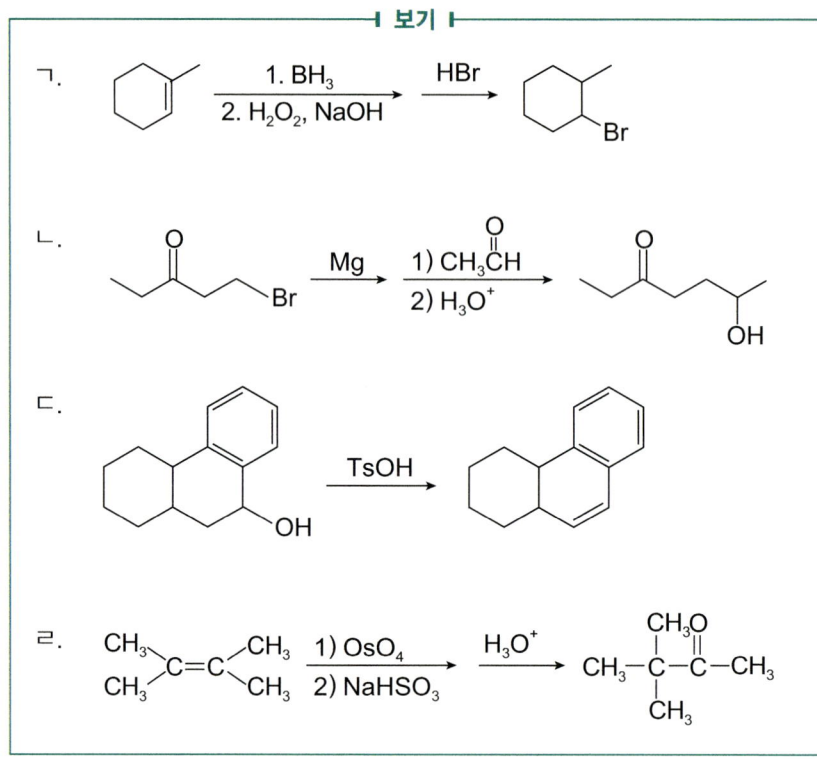

① 0개 ② 1개 ③ 2개
④ 3개 ⑤ 4개

14 주생성물의 구조가 옳은 것만을 〈보기〉에서 있는 대로 고른 것은? (단, 각 단계에서 주생성물은 적절한 분리·정제 과정을 통하여 얻는다.)

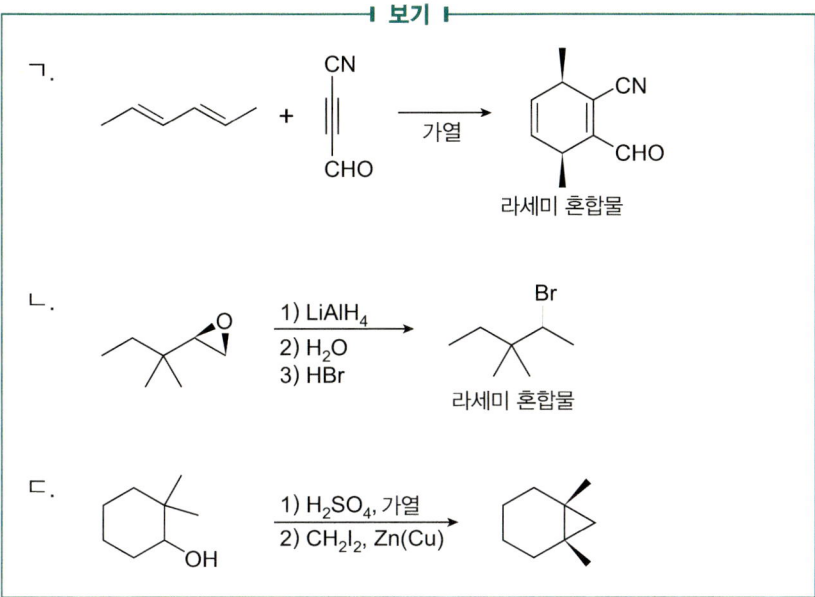

① ㄱ
② ㄴ
③ ㄷ
④ ㄱ, ㄴ
⑤ ㄱ, ㄷ
⑥ ㄴ, ㄷ
⑦ ㄱ, ㄴ, ㄷ

15 주어진 반응에 대한 설명으로 옳은 것만을 〈보기〉에서 있는 대로 고른 것은? (단, 각 반응에서는 적절한 분리·정제 과정을 수행하였다.)

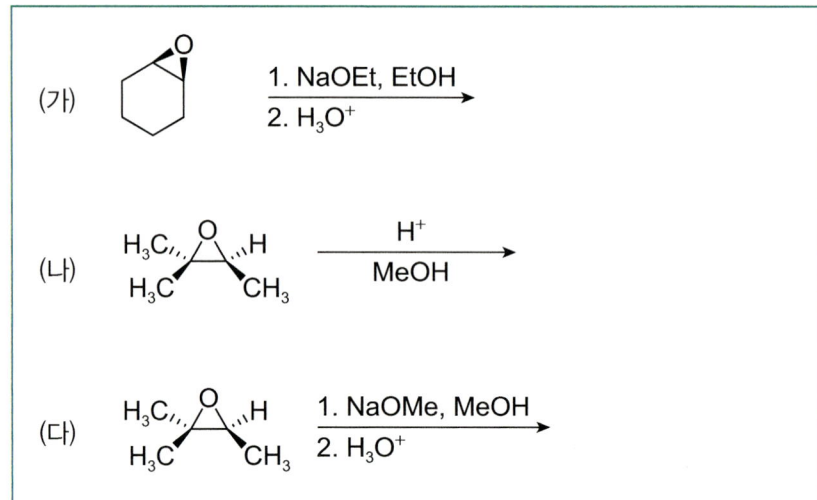

┤ 보기 ├

ㄱ. (가)에서 주생성물은 라세미 혼합물(racemic mixture)이다.
ㄴ. (나)에서 주생성물은 이차 알코올이다.
ㄷ. (다)에서 주생성물은 삼차 알코올이다.

① ㄱ   ② ㄴ   ③ ㄱ, ㄷ
④ ㄴ, ㄷ   ⑤ ㄱ, ㄴ, ㄷ

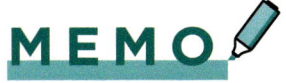

PEET 유기화학 단원별 추론 문제집

PART 07

콘쥬게이션 화합물과 방향족 화합물
Set A

Set A PART 07 / 콘쥬게이션 화합물과 방향족 화합물

01 다음 반응 중 〈보기〉의 설명이 올바른 것의 개수는?

A. <경로> + Br₂ →(FeBr₃) 브로모벤젠

B. 2-클로로니트로벤젠 →(⁻OH) 2-니트로페놀

C. 브로모벤젠 →(KNH₂ / NH₃) 아닐린

―┤ 보기 ├―

ㄱ. A 반응에는 전자를 주는 치환기가 B 반응에는 전자를 잡아당기는 치환기가 활성화 치환기이다.
ㄴ. B 반응에서 반응물 2,4,6-Trinitrochlorobenzene으로 바꾼다면 입체스트레인으로 인해 반응은 진행하지 않는다.
ㄷ. B와 C 반응에 관여하는 화학종은 친핵체이다.
ㄹ. C 반응은 반응 중간체가 너무 불안정하여 존재하지 않는다.

① 0개 ② 1개 ③ 2개
④ 3개 ⑤ 4개

1st ☑ ☐   2rd ☑ ☐   3nd ☑ ☐

02 다음은 페놀로부터 해열제인 아스피린을 합성하는 중간 과정인 콜베 반응의 반응 과정이다.

이에 대한 설명으로 옳은 것만을 〈보기〉에서 있는 대로 모두 고른 것은?

―― 보기 ――
ㄱ. 친전자성 방향족 치환 반응의 속도는 A가 B보다 빠르다.
ㄴ. 단계2의 적절한 시약은 CO_2이다.
ㄷ. 전자주개인 –OH기가 있는 살리실산은 벤조산보다 산성도가 약하다.

① ㄱ   ② ㄴ   ③ ㄷ
④ ㄱ, ㄴ ⑤ ㄱ, ㄷ ⑥ ㄴ, ㄷ
⑦ ㄱ, ㄴ, ㄷ

Set A PART 07 / 콘쥬게이션 화합물과 방향족 화합물

03 다음은 벤젠으로부터 삼치환 방향족 화합물을 만들기 위한 역합성 과정이다.

이에 대한 설명으로 옳은 것만을 〈보기〉에서 있는 대로 모두 고른 것은?

— 보기 —

ㄱ. A가 중간 생성물로 부적절한 이유는 원하는 배향으로 브롬화시킬 수 없기 때문이다.
ㄴ. 단계 1에서 1), 2) 반응의 순서를 바꿔도 같은 생성물이 합성된다.
ㄷ. C가 중간 생성물로 부적절한 이유는 배향 문제뿐이다.

① ㄱ   ② ㄴ   ③ ㄷ
④ ㄱ, ㄴ   ⑤ ㄱ, ㄷ   ⑥ ㄴ, ㄷ
⑦ ㄱ, ㄴ, ㄷ

04 방향족 고리화합물은 다양한 반응을 한다. <보기>의 반응들 중에 일어나기 어려운 반응들을 모두 고른 것은?

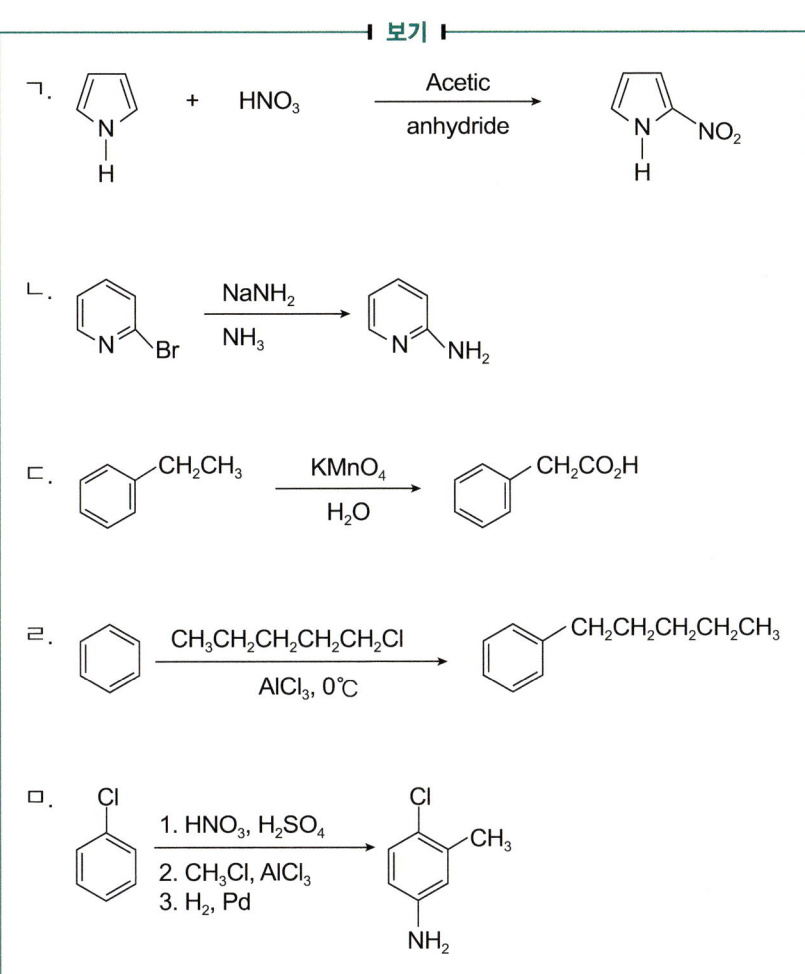

① ㄱ, ㄴ, ㄹ　　② ㄴ, ㄷ　　③ ㄱ, ㄷ, ㅁ
④ ㄷ, ㄹ　　　　⑤ ㄷ, ㄹ, ㅁ

05 다음 〈보기〉의 다단계 반응 중 주생성물을 바르게 나타낸 것의 개수는?

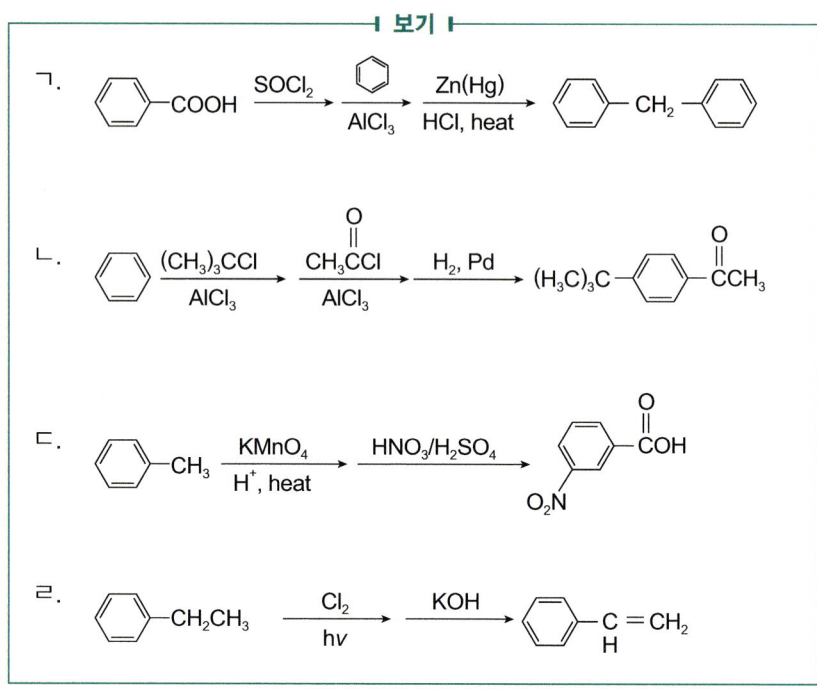

① 0개 ② 1개 ③ 2개
④ 3개 ⑤ 4개

1st / □ 2rd / □ 3nd / □

06 다음은 Diels – Alder 반응이다. 주생성물이 올바른 것을 〈보기〉에서 모두 고른 것은?

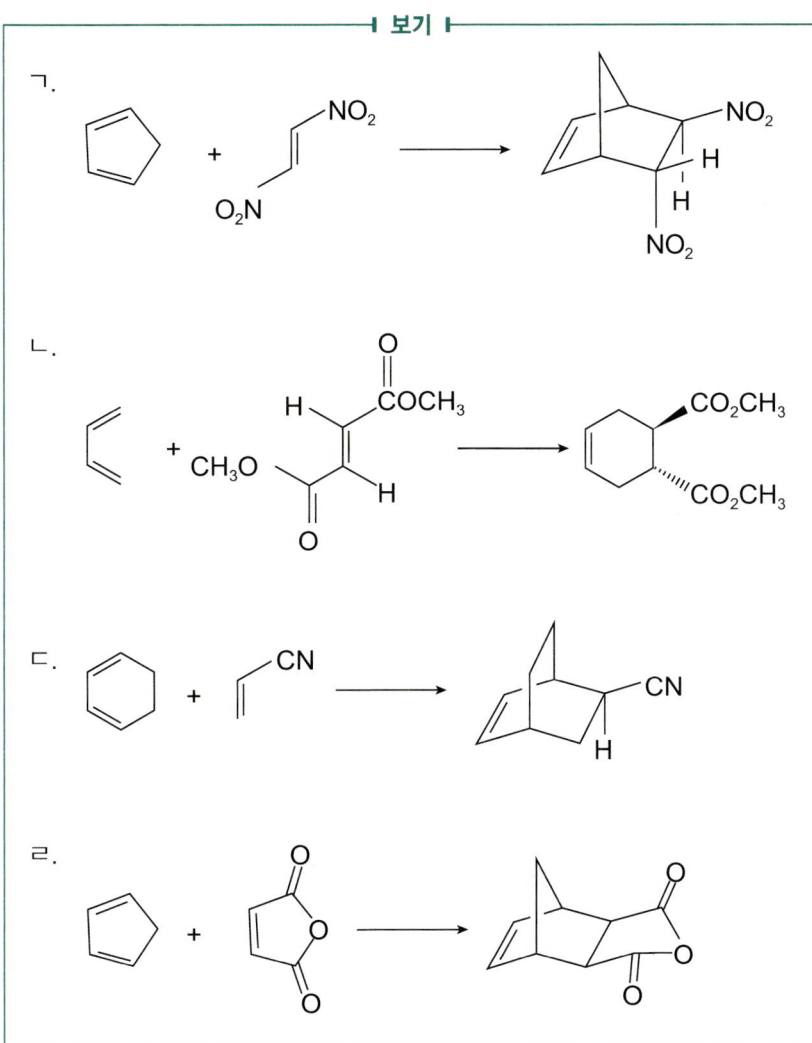

① ㄱ, ㄴ ② ㄱ, ㄷ ③ ㄱ, ㄹ
④ ㄴ, ㄷ ⑤ ㄴ, ㄹ

07 다음 반응들 중 반응 (1)의 반응 속도가 반응 (2)보다 빠른 것만을 〈보기〉에서 있는 대로 고른 것은?

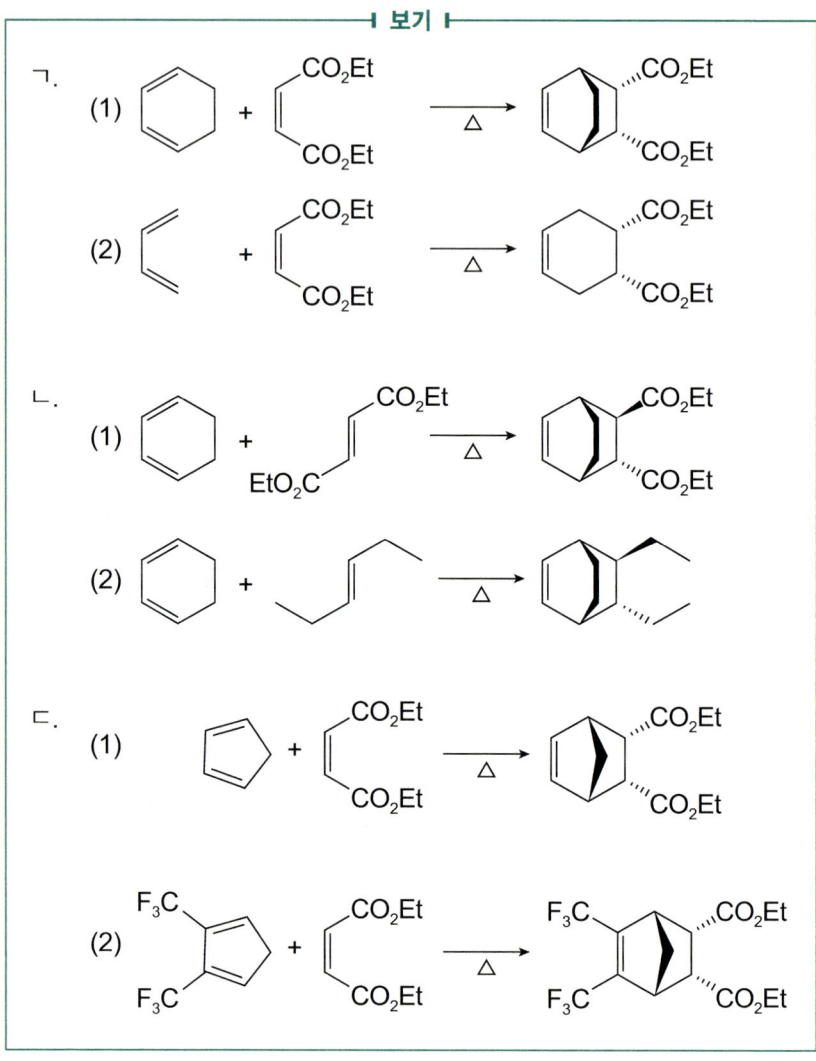

① ㄱ ② ㄴ ③ ㄷ
④ ㄱ, ㄴ ⑤ ㄱ, ㄷ ⑥ ㄴ, ㄷ
⑦ ㄱ, ㄴ, ㄷ

08 각 반응 조건에서 반응 속도가 더 빠른 것을 〈보기〉에서 골라 바르게 나열한 것은?

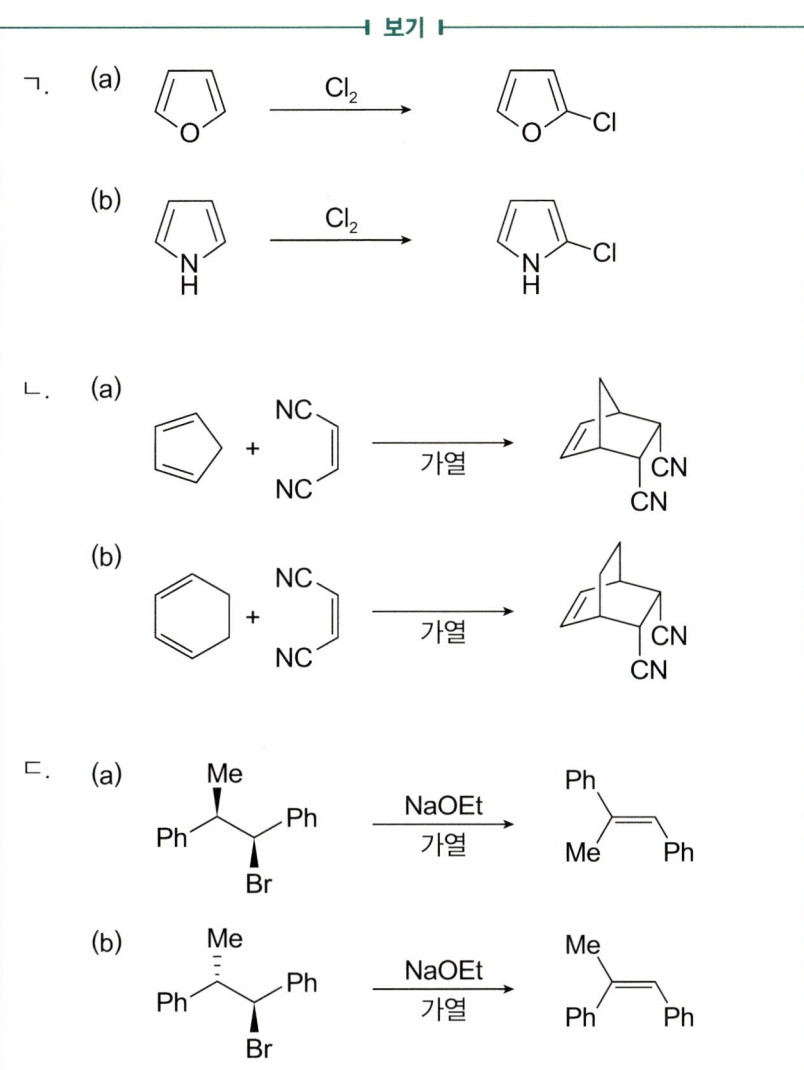

	ㄱ	ㄴ	ㄷ
①	(a)	(a)	(b)
②	(a)	(b)	(a)
③	(b)	(a)	(a)
④	(b)	(a)	(b)
⑤	(b)	(b)	(a)

Set A PART 07 / 콘쥬게이션 화합물과 방향족 화합물

09 다음 pyridine의 치환 반응에 대한 〈보기〉의 설명으로 옳은 것을 있는 대로 고른 것은?

$$\text{3,4-dibromopyridine} \xrightarrow[\text{NH}_3(l)]{\text{NaNH}_2} \text{A (4-amino-3-bromopyridine)} + \text{B (3-amino-4-bromopyridine)}$$

─ 보기 ─

ㄱ. 주생성물은 A이다.
ㄴ. 벤자인 중간체를 거친다.
ㄷ. 반응물의 두 치환기 Br을 Cl로 바꾸면 반응 속도는 빨라진다.

① ㄱ ② ㄴ ③ ㄷ
④ ㄱ, ㄴ ⑤ ㄱ, ㄷ ⑥ ㄴ, ㄷ
⑦ ㄱ, ㄴ, ㄷ

10 다음 〈보기〉의 반응들의 주생성물이 옳은 것만을 있는 대로 고른 것은? (단, 각 단계에서는 적절한 분리·정제 과정을 거쳤다.)

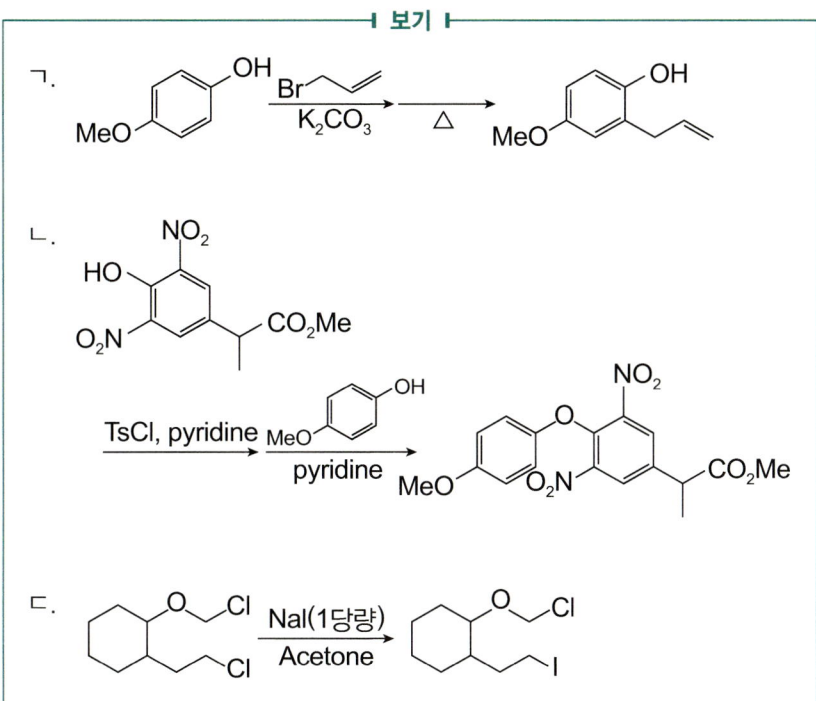

① ㄱ
② ㄴ
③ ㄷ
④ ㄱ, ㄴ
⑤ ㄱ, ㄷ
⑥ ㄴ, ㄷ
⑦ ㄱ, ㄴ, ㄷ

Set A PART 07 / 콘쥬게이션 화합물과 방향족 화합물

11 주생성물의 구조가 옳은 것만을 〈보기〉에서 있는 대로 고른 것은? (단, 주생성물은 적절한 분리·정제 과정을 통해 얻는다.)

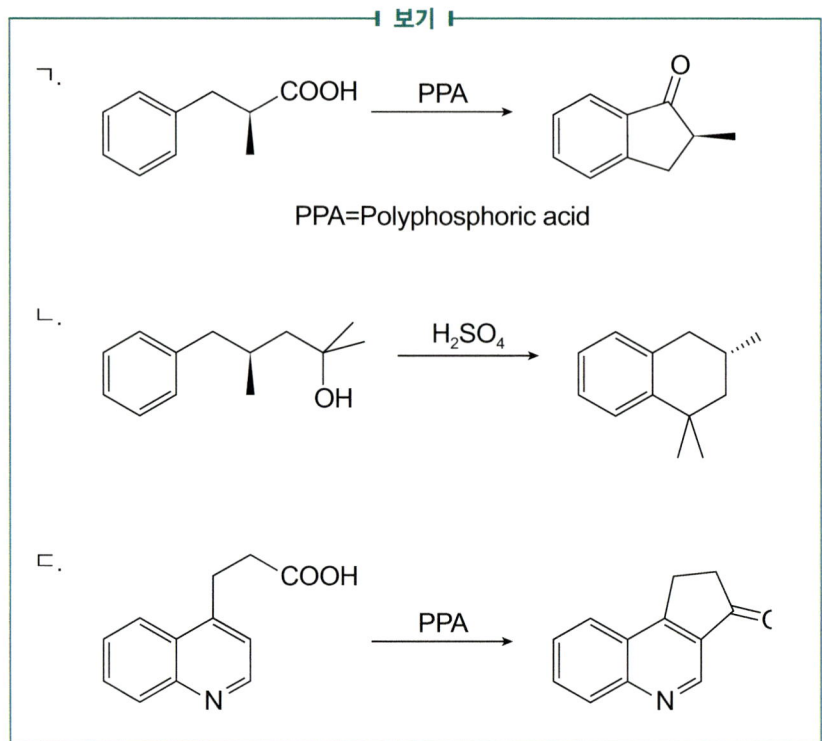

① ㄱ   ② ㄴ   ③ ㄷ
④ ㄱ, ㄴ   ⑤ ㄱ, ㄷ   ⑥ ㄴ, ㄷ
⑦ ㄱ, ㄴ, ㄷ

12 〈보기〉 중 주생성물이 올바르게 표현된 것의 개수는?

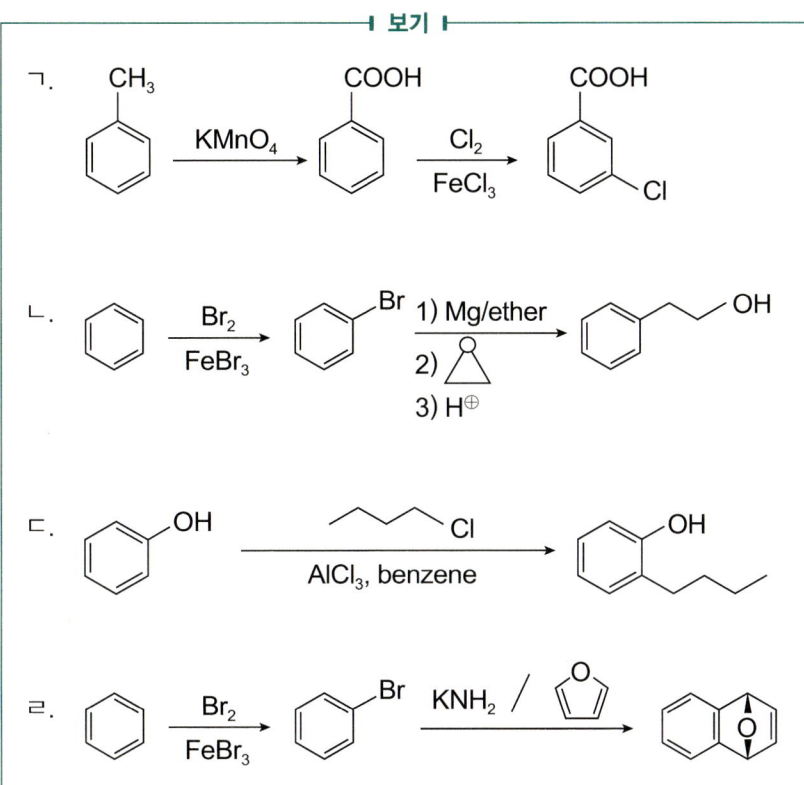

① 0개　　② 1개　　③ 2개
④ 3개　　⑤ 4개

13. 최종 생성물 4-Chloro-2-Propylbenzensulfonic acid(A)를 생성하는 합성 순서가 올바르게 나열된 것의 개수는?

ㄱ. 벤젠 $\xrightarrow[\text{AlCl}_3]{\text{CH}_3\text{CH}_2\text{CCl, O=}} \xrightarrow[\text{FeCl}_3]{\text{Cl}_2} \xrightarrow[\text{HCl} \updownarrow]{\text{Zn(Hg)}} \xrightarrow[\text{SO}_3]{\text{H}_2\text{SO}_4} \text{A}$

ㄴ. 벤젠 $\xrightarrow[\text{FeCl}_3]{\text{Cl}_2} \xrightarrow[\text{AlCl}_3]{\text{CH}_3\text{CH}_2\text{Cl}} \xrightarrow[\text{SO}_3]{\text{H}_2\text{SO}_4} \xrightarrow[\text{HCl} \updownarrow]{\text{Zn(Hg)}} \text{A}$

ㄷ. 벤젠 $\xrightarrow[\text{SO}_3]{\text{H}_2\text{SO}_4} \xrightarrow[\text{AlCl}_3]{\text{CH}_3\text{CH}_2\text{CCl, O=}} \xrightarrow[\text{FeCl}_3]{\text{Cl}_2} \xrightarrow{\text{H}_2, \text{Pd/C}} \text{A}$

ㄹ. 벤젠 $\xrightarrow[\text{AlCl}_3]{\text{CH}_3\text{CH}_2\text{Cl}} \xrightarrow{\text{H}_2, \text{Pd/C}} \xrightarrow[\text{FeCl}_3]{\text{Cl}_2} \xrightarrow[\text{SO}_3]{\text{H}_2\text{SO}_4} \text{A}$

① 0개 ② 1개 ③ 2개
④ 3개 ⑤ 4개

14 다음은 화합물 (가)와 (나)로부터 최종 주생성물 A와 B를 각각 합성하는 과정이다. 화합물 A와 B의 구조로 옳게 짝지어진 것은? (단, 각 단계에서 주생성물은 적절한 분리·정제 과정을 통하여 얻는다.)

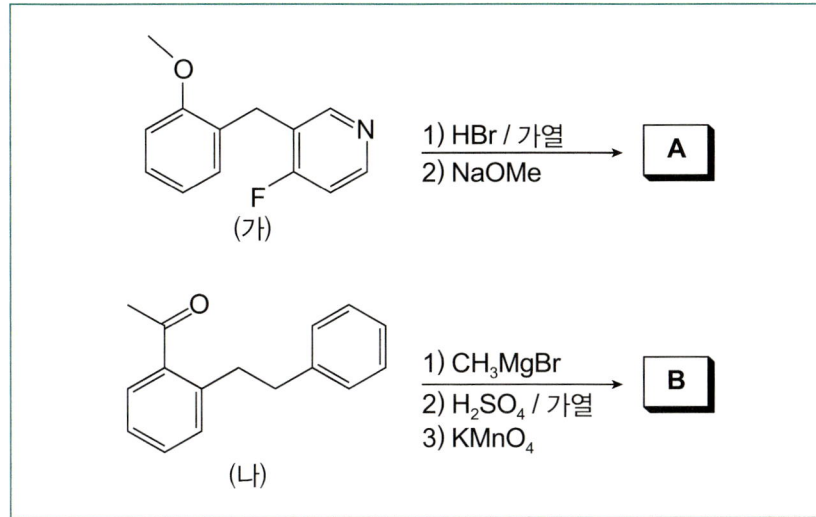

15. 각 반응에서 얻어지는 주생성물의 구조가 옳은 것은?

① PhCH₂CH₂CH₃ + Br₂, FeBr₃ → PhCHBrCH₂CH₃

② anisole + 1. CH₃CH₂CH₂CH₂Cl, AlCl₃; 2. HNO₃, H₂SO₄ → 2-methoxy-3-nitro-5-butyl 치환 벤젠 (OCH₃, NO₂ ortho; butyl para to OCH₃)

③ PhCH₂CH₂CH=C(CH₃)₂ + H₂SO₄ → 4,4-dimethyl-1,2,3,4-tetrahydronaphthalene

④ PhSO₃H + 1. CH₃COCl, AlCl₃; 2. Cl₂, FeCl₃ → 1-SO₃H, 3-COCH₃, 4-Cl 치환 벤젠

⑤ 1,2,3,4-tetrahydronaphthalene + KMnO₄ → 1,2-benzenediacetic acid (o-C₆H₄(CH₂CO₂H)₂)

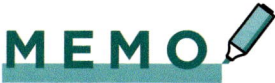

PEET 유기화학 단원별 추론 문제집

PART 07

콘쥬게이션 화합물과 방향족 화합물
Set B

Set B　PART 07 / 콘쥬게이션 화합물과 방향족 화합물

01 다음은 친핵성 방향족 치환 반응의 두 가지 메커니즘이다.

이에 대한 설명으로 옳은 것만을 〈보기〉에서 있는 대로 모두 고른 것은?

---- 보기 ----
ㄱ. 반응 (1)에서 R_1이 강력한 EWG일수록 반응 속도는 증가한다.
ㄴ. 반응 (2)에서 벤젠의 모든 수소를 중수소로 치환하면 반응 속도는 감소한다.
ㄷ. 반응 (2)에서 아마이드 이온(NH_2^-)은 단계 1/2에서 모두 친핵체로 작용한다.

① ㄱ　　② ㄴ　　③ ㄷ
④ ㄱ, ㄴ　　⑤ ㄱ, ㄷ　　⑥ ㄴ, ㄷ
⑦ ㄱ, ㄴ, ㄷ

02

아래 에너지 도표는 오쏘, 메타, 파라 위치에서 친전자성 방향족 치환반응(electrophilic aromatic substitution)을 하는 벤젠과 나이트로벤젠의 전이상태와 중간체의 에너지를 나타낸 것이다.

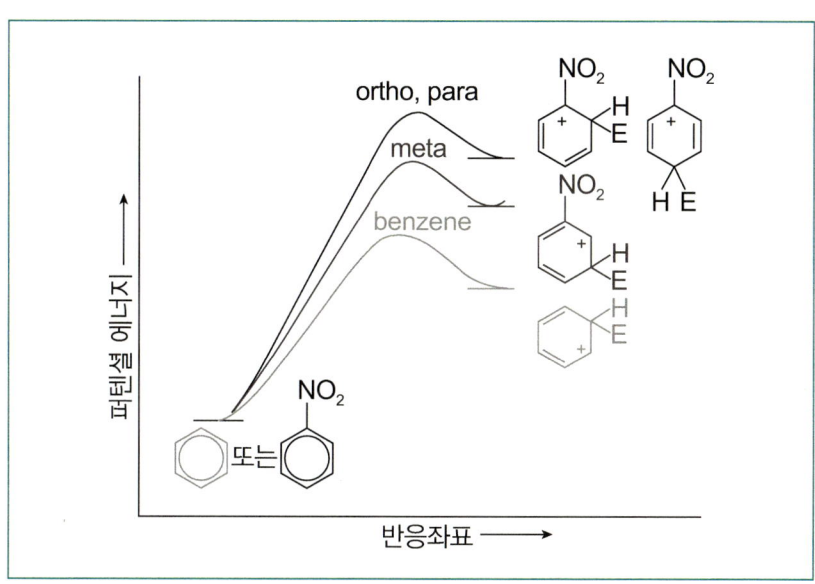

이 반응에 대한 설명 중 옳은 것을 〈보기〉에서 모두 고른 것은?

보기

ㄱ. 나이트로벤젠은 어떤 위치든지 벤젠보다 반응성이 떨어진다.
ㄴ. NO_2를 전자주개 작용기인 CH_3로 치환시키면 벤젠보다 활성화 에너지가 더 낮아진다.
ㄷ. 전자끌개 작용기는 인접한 + 전하를 더욱 안정화시킨다.

① ㄱ   ② ㄴ   ③ ㄷ
④ ㄱ, ㄴ   ⑤ ㄱ, ㄷ   ⑥ ㄴ, ㄷ
⑦ ㄱ, ㄴ, ㄷ

03 다음은 Bromobenzene의 친핵성 치환 반응의 결과이다.

Y = NO_2, NH_2, CN

상대속도: 3-Br-benzonitrile < 4-Br-benzonitrile

이에 대한 설명으로 옳은 것만을 〈보기〉에서 있는 대로 고른 것은?

─────┤ 보기 ├─────

ㄱ. 치환기 Y에 따른 반응 속도는 NO_2 > CN > NH_2이다.
ㄴ. 치환기 CN의 *meta* 자리보다 *para* 자리일 때 반응 속도가 큰 이유는 유발 효과(inductive effect)보다 공명 효과(resonance effect)가 더 크게 작용하기 때문이다.
ㄷ. 친핵체 NaOMe 대신 CH_3COOK를 사용하면 반응 속도가 더 느려진다.

① ㄱ ② ㄴ ③ ㄷ
④ ㄱ, ㄴ ⑤ ㄱ, ㄷ ⑥ ㄴ, ㄷ
⑦ ㄱ, ㄴ, ㄷ

04 다음 반응은 아세토페논(Acetophenone)으로부터 각 생성물을 만드는 과정이다.

각 과정에 가장 적절한 시약으로 짝지어진 것은?

	A	B	C
①	Fe(s), H_3O^+	H_2, Pd/C	$LiAlH_4$
②	Fe(s), H_3O^+	H_2, Pd/C	$NaBH_4$
③	$SnCl_2$, H_3O^+	$NaBH_4$	H_2, Pd/C
④	$Fe^{3+}(aq)$, H_3O^+	H_2, Pd/C	$LiAlH_4$
⑤	$Fe^{3+}(aq)$, H_3O^+	$NaBH_4$	H_2, Pd/C

MEMO

1st 2nd 3nd

05 **다음 반응의 생성물(가~아) 중 카이랄 탄소를 가지고 있는 화합물의 개수는?**

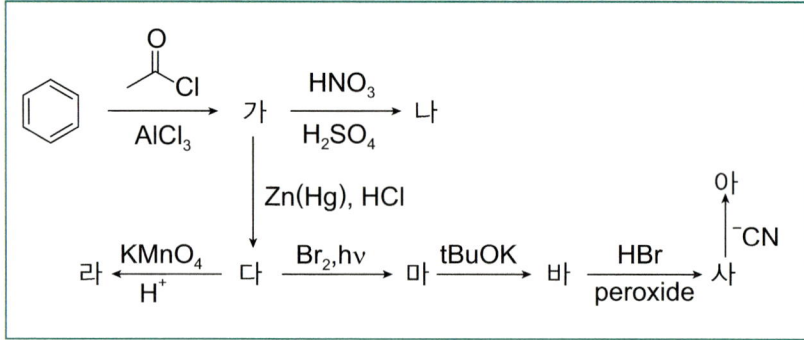

① 0개 ② 1개 ③ 2개
④ 3개 ⑤ 4개

06 주생성물의 구조가 옳은 것만을 〈보기〉에서 모두 고른 개수는?

― 보기 ―

ㄱ. [아세틸-2-니트로벤젠] + H₂, Pd/C → [2-에틸아닐린]

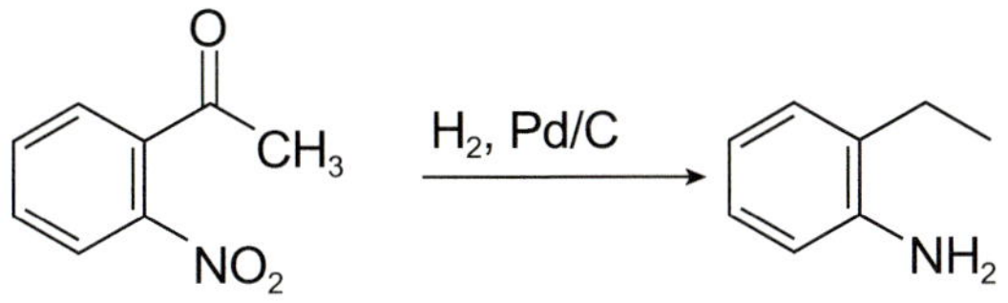

ㄴ. [테트라하이드로나프탈렌] + KMnO₄ / H₃O⁺ → [벤조산]

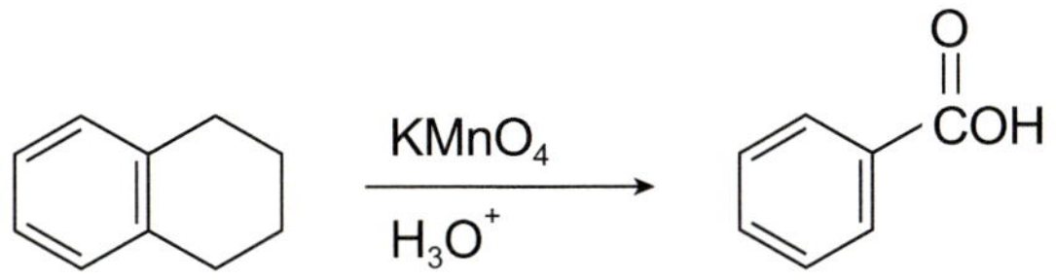

ㄷ. [4-클로로아니솔] + CH₃CH₂CH₂Cl / AlCl₃ → [5-클로로-2-메톡시-이소프로필벤젠]

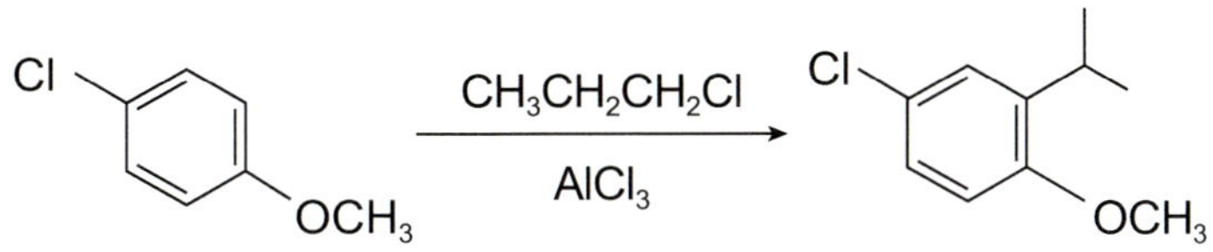

ㄹ. [신남니트릴] + Br₂ / FeBr₃ → [3-브로모신남니트릴]

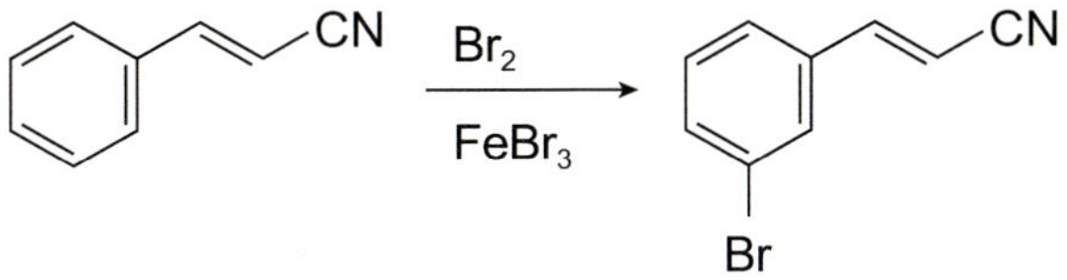

① 0개　　② 1개　　③ 2개
④ 3개　　⑤ 4개

07 유기 합성을 진행하는 데 있어서, 진행 가능한 방법인지 또는 진행 불가능한 방법인지를 아는 것은, 합성을 공부하는 데 많은 도움을 준다. 다음 다단계 반응 중 주생성물이 옳은 것의 개수는? (단, 각 단계에서 주생성물은 적절한 분리·정제 과정을 통하여 얻는다)

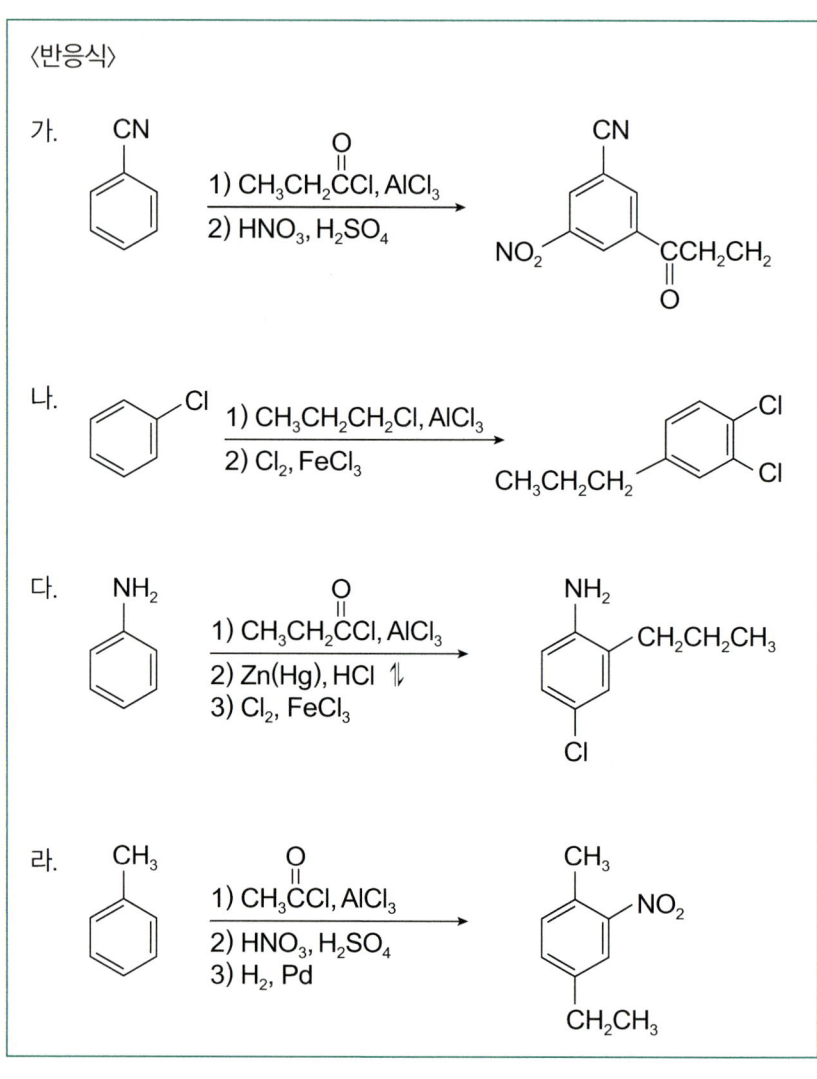

① 0개 ② 1개 ③ 2개
④ 3개 ⑤ 4개

08 다음 각 반응의 최종 주생성물의 구조로 가장 적절한 것은? (단, 각 단계에서 주생성물은 적절한 분리·정제 과정을 통하여 얻는다.)

① 나이트로벤젠 + EtCl, AlCl₃ → 3-에틸나이트로벤젠 (meta-에틸 치환체)

② 2-페닐-3,4,5,6-테트라하이드로피리딘 + Cl₂, AlCl₃ → 4-클로로 치환된 2-아릴-3,4,5,6-테트라하이드로피리딘

③ 브로모벤젠 + n-PrCl / AlCl₃ → 1-브로모-4-프로필벤젠

④ 톨루엔
   1) excess NBS, Heat
   2) H₂SO₄, HNO₃
→ 4-나이트로(트라이브로모메틸)벤젠 (CBr₃, NO₂가 para)

⑤ α-메틸스타이렌
   1) O₃, CH₃SCH₃
   2) Na, NH₃, CH₃OH
→ 1-(사이클로헥사-2,5-다이엔-1-일)에탄-1-온 (Birch 환원 생성물)

09 다음 반응에서 중간 생성물 A와 최종 주생성물 B의 구조로 옳은 것은? (단, 각 단계에서 주생성물은 적절한 분리·정제 과정을 통해 얻는다.)

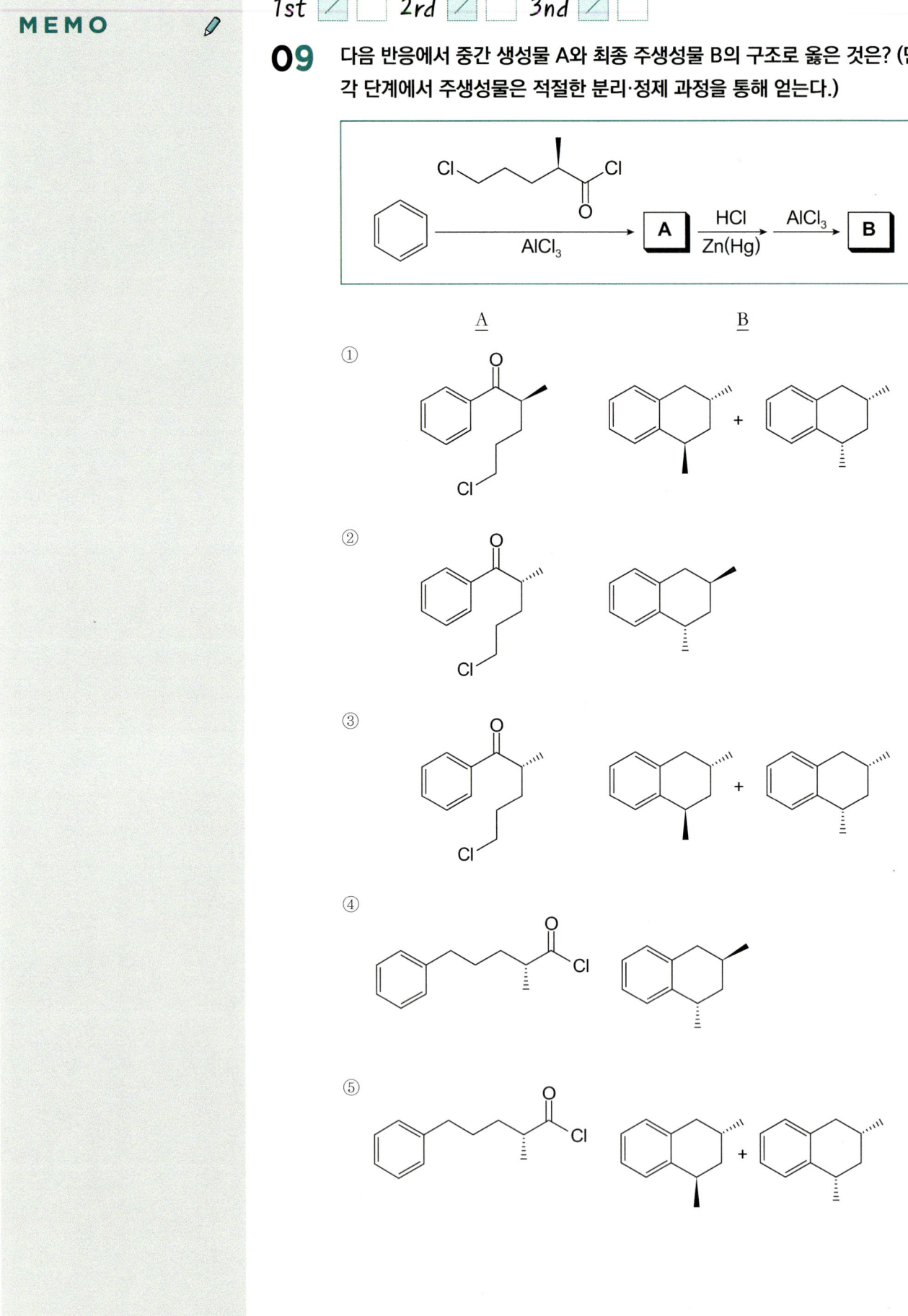

10 최종 주생성물의 구조가 옳은 것만을 〈보기〉에서 있는 대로 고른 것은?
(단, 각 단계에서 주생성물은 적절한 분리·정제 과정을 통하여 얻는다.)

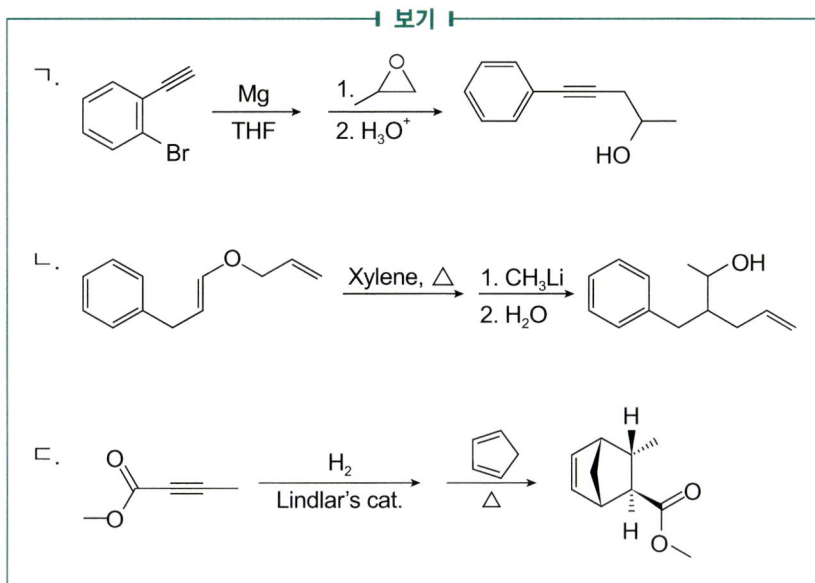

① ㄱ
② ㄴ
③ ㄷ
④ ㄱ, ㄴ
⑤ ㄱ, ㄷ
⑥ ㄴ, ㄷ
⑦ ㄱ, ㄴ, ㄷ

11 4-Bromo-2-nitrotoluene(A)을 합성하려 한다. 합성 순서가 올바르게 된 것을 모두 고른 것은?

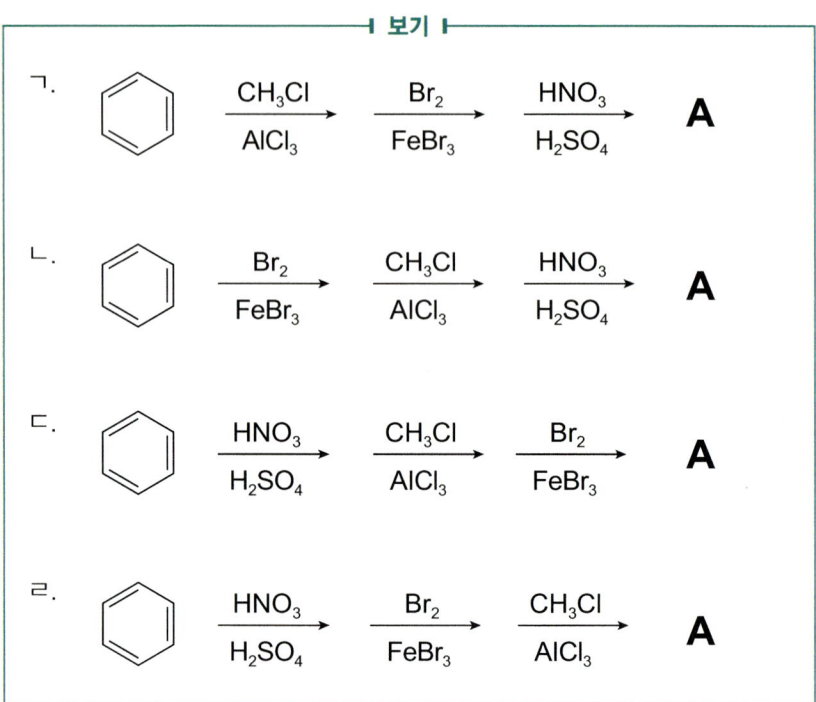

① ㄱ, ㄴ ② ㄱ, ㄴ, ㄷ ③ ㄱ, ㄷ, ㄹ
④ ㄷ, ㄹ ⑤ ㄱ, ㄴ, ㄷ, ㄹ

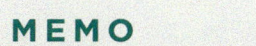

12 주생성물의 구조가 옳은 것만을 〈보기〉에서 있는 대로 고른 것은? (단, 주생성물은 적절한 분리·정제 과정을 통하여 얻는다.)

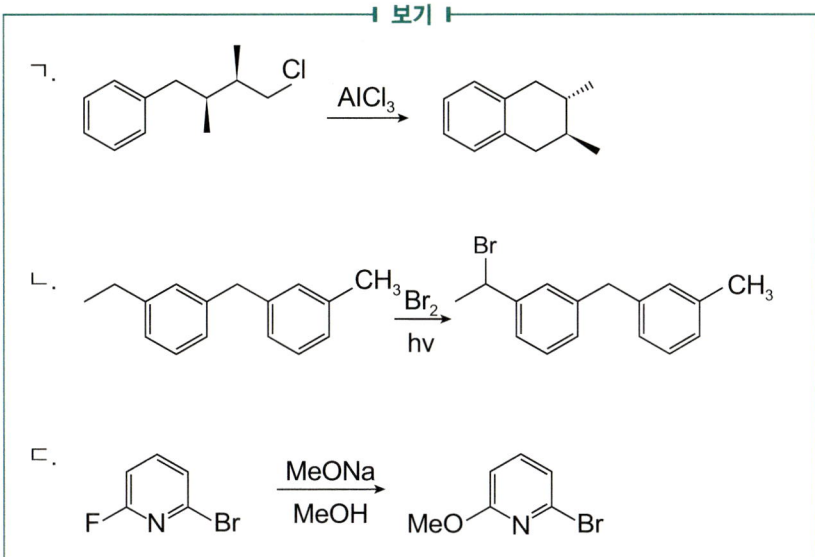

① ㄱ
② ㄴ
③ ㄷ
④ ㄱ, ㄴ
⑤ ㄱ, ㄷ
⑥ ㄴ, ㄷ
⑦ ㄱ, ㄴ, ㄷ

13 다음 〈보기〉의 반응에서 주생성물의 구조가 옳은 것만을 있는 대로 고른 것은? (단, 주생성물은 적절한 분리·정제 과정을 통해 얻는다.)

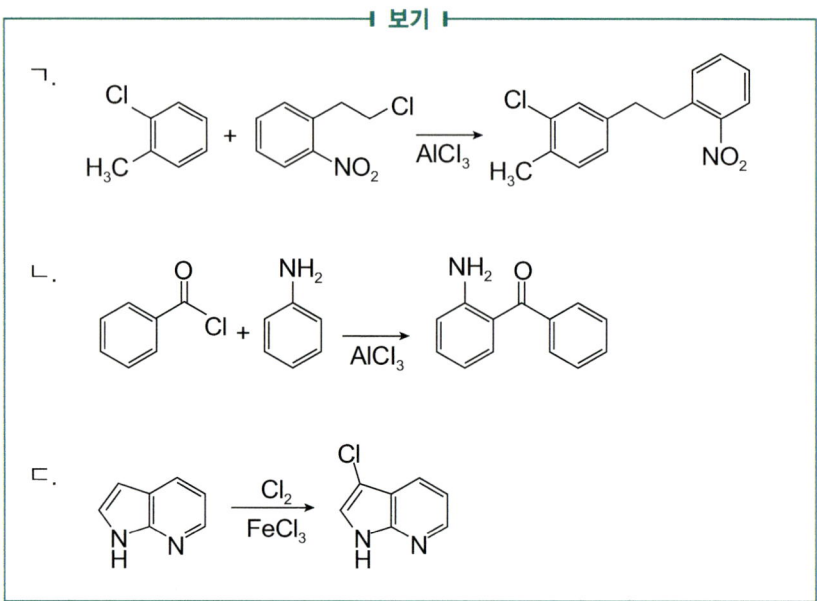

① ㄱ　　　　　② ㄴ　　　　　③ ㄷ
④ ㄱ, ㄴ　　　⑤ ㄱ, ㄷ　　　⑥ ㄴ, ㄷ
⑦ ㄱ, ㄴ, ㄷ

14 주생성물의 구조가 옳은 것만을 〈보기〉에서 있는 대로 고른 것은? (단, 주생성물은 적절한 분리·정제 과정을 통하여 얻는다.)

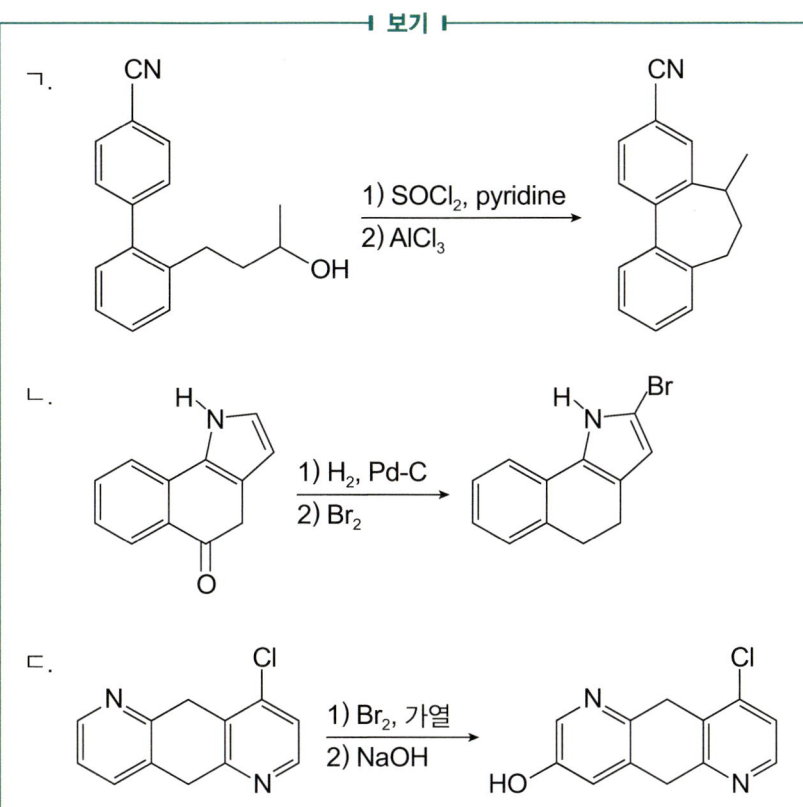

① ㄱ ② ㄴ ③ ㄷ
④ ㄱ, ㄴ ⑤ ㄱ, ㄷ ⑥ ㄴ, ㄷ
⑦ ㄱ, ㄴ, ㄷ

15 다음 〈보기〉의 반응에서 주생성물의 구조가 옳은 것만을 있는 대로 고른 것은? (단, 주생성물은 적절한 분리·정제 과정을 통해 얻는다.)

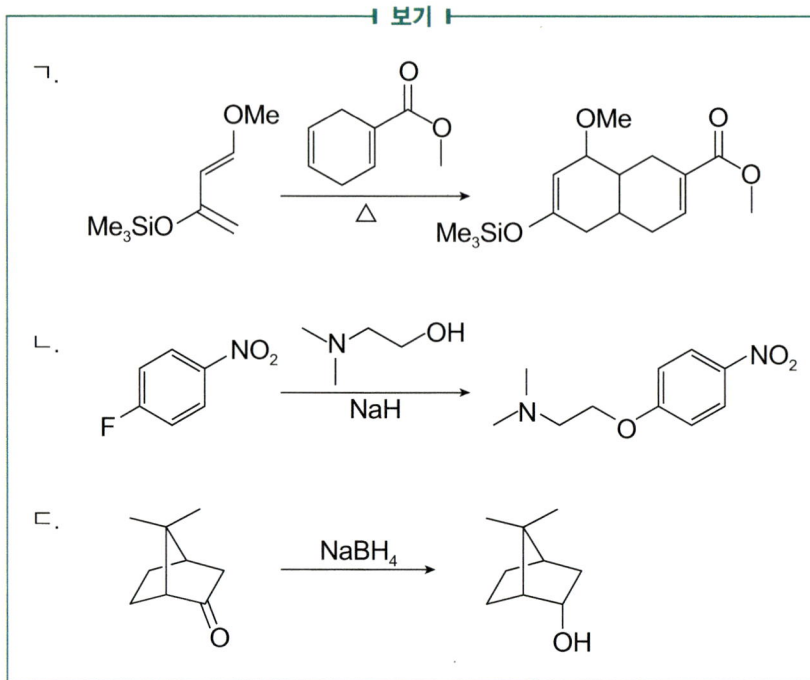

① ㄱ
② ㄴ
③ ㄷ
④ ㄱ, ㄴ
⑤ ㄱ, ㄷ
⑥ ㄴ, ㄷ
⑦ ㄱ, ㄴ, ㄷ

MEMO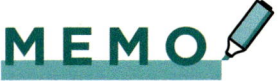

PEET 유기화학 단원별 추론 문제집

PART 08

유기화학 실험
Set A

Set A PART 08 / 유기화학 실험

01 다음은 (E)-4-methylpent-2-ene의 에폭시화 반응의 〈반응식〉과 〈실험 과정〉이다.

〈반응식〉

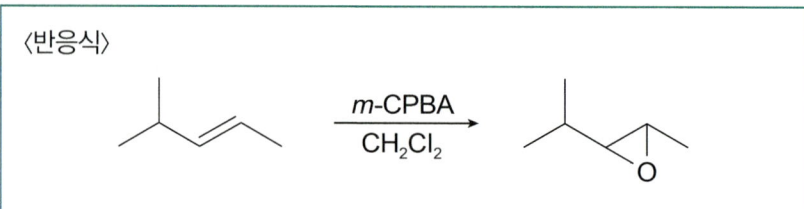

〈실험 과정〉
(가) 50mL 플라스크에 (E)-4-methylpent-2-ene(504 mg, 2mmol)과 CH_2Cl_2(5mL)을 넣고 교반하여 녹인다.
(나) 여기에 m-CPBA(386mg, 2.2mmol)를 넣는다.
(다) 상온에서 교반하며 반응의 진행을 정상 실리카젤 TLC(Thin layer chromatography)로 확인하여 반응이 종결되면, 10% $NaHCO_3$ 수용액(4mL)을 가하여 10분 동안 교반한다.
(라) 반응 혼합물을 분별 깔때기(separatory funnel)를 이용하여 dichloromethane (10mL)으로 2회 추출한다.
(마) 추출한 유기층을 무수 $MgSO_4$로 처리하고, 여과하여 고체를 제거한다.
(바) 여과액을 회전 증발기(rotary evaporator)로 감압 농축하여 생성물인 2-Isopropyl-3-methyl-oxirane을 얻는다.

이 실험에 대한 설명으로 옳지 않은 것은?

① 반응물을 NBS수용액과 반응시킨 후 $NaBH_4$로 처리해도 동일한 생성물을 얻을 수 있다.
② 반응물((E)-4-methylpent-2-ene)은 TLC상에서 생성물(2-Isopropyl-3-methyl-oxirane)보다 더 큰 R_f값을 갖는다.
③ 과정(다)에서 $NaHCO_3$는 반응에서 생성된 산을 중화시키기 위함이다.
④ 과정 (라)에서 유기층은 물보다 아래에 위치한다.
⑤ 생성물은 광학활성을 가지지 않는다.

02 다음은 유기 화합물의 가장 대표적 분리방법인 정상 크로마토그래피를 이용해 벤즈알데하이드를 산화시킨 벤조산을 분리하는 과정이다.

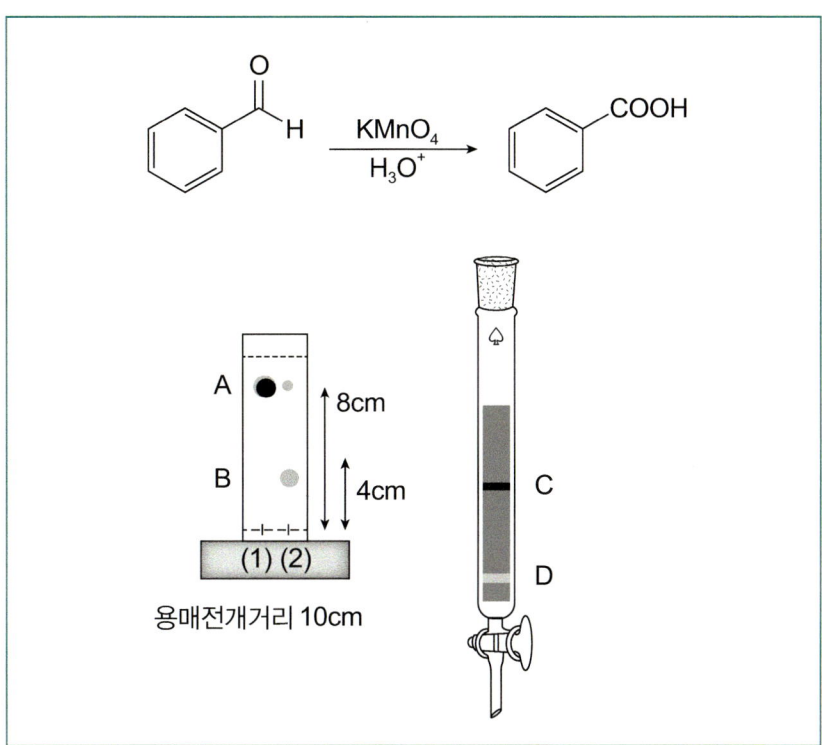

이에 대한 설명으로 옳은 것만을 〈보기〉에서 있는 대로 모두 고른 것은?

── 보기 ──

ㄱ. A와 C는 벤즈알데하이드(Benzaldehyde)이고 B와 D는 벤조산(Benzoicacid)이다.
ㄴ. (1)은 출발 물질이고 (2)는 반응 중인 혼합물이다.
ㄷ. 그림에서 화합물 B의 R_f값은 0.5이다.

① ㄱ   ② ㄴ   ③ ㄷ
④ ㄱ, ㄴ   ⑤ ㄱ, ㄷ   ⑥ ㄴ, ㄷ
⑦ ㄱ, ㄴ, ㄷ

03 유기화학 실험실 안전수칙에 관한 설명으로 옳은 것만을 〈보기〉에서 있는 대로 모두 고른 것은?

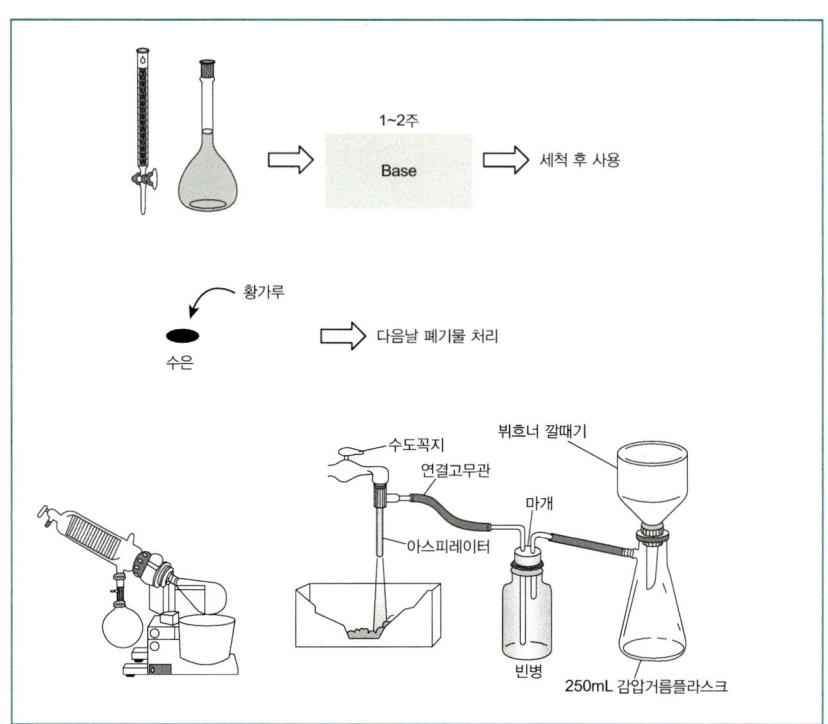

┤ 보기 ├

ㄱ. 뷰렛과 부피플라스크는 재활용하기 위해 염기용액에 1~2주 담궈 세척 후 사용한다.
ㄴ. 수은이 유출될 경우 황가루를 뿌리고 대피한 후 다음날 폐기물처리한다.
ㄷ. 음압을 걸어주는 감압장치는 반드시 스위치를 내리거나 수도꼭지를 잠근 후 진공라인을 뽑는다.

① ㄱ ② ㄴ ③ ㄷ
④ ㄱ, ㄴ ⑤ ㄱ, ㄷ ⑥ ㄴ, ㄷ
⑦ ㄱ, ㄴ, ㄷ

04

〈보기1〉은 윌리암슨 에터 합성과정을 나타낸 것이다. 이에 대한 설명 중 옳지 **않은** 것을 〈보기2〉에서 고른 것은?

―| 보기1 |―

PhOH + CH₂=CHCH₂Br →(K₂CO₃ / Acetone)→ PhOCH₂CH=CH₂

(가) 소량의 탄산칼륨을 함유한 아세톤 용매에 페놀과 브롬화알릴을 같은 당량씩 넣은 후 수시간 동안 환류한다.
(나) 대부분의 페놀이 없어진 것을 확인한 후 물을 첨가한다.
(다) 수용액층을 유기용매로 추출한다.
(라) 유기층을 1M NaOH로 세척한 후 유기층을 농축시켜서 생성물을 얻는다.

―| 보기2 |―

ㄱ. 단계 (가)에서 탄산칼륨을 첨가하는 이유는 친핵체의 반응성을 증가시키기 위함이다.
ㄴ. 단계 (가)에서 수산화나트륨을 사용하지 않는 이유는 브롬화알릴과의 부반응을 방지하기 위함이다.
ㄷ. 단계 (라)에서 세척 후의 NaOH(aq)층에는 미량의 PhONa 또는 HOCH$_2$CH=CH$_2$ 등이 존재할 수 있다.
ㄹ. 〈보기3〉과 같은 합성계획도 [보기1]의 에터 생성물과 동일한 생성물을 얻을 수 있다.

―| 보기3 |―

PhBr + CH₂=CHCH₂OH →(K₂CO₃ / Acetone)→ PhOCH₂CH=CH₂

① ㄱ　　② ㄴ　　③ ㄷ
④ ㄹ　　⑤ 모두 옳음

05 실험실 선반에 무색 액체가 들어있는 시약병 3개가 있었다. 라벨이 모두 시약병으로부터 떨어져 나가 있었고 거기에는 다음과 같은 내용이 적혀 있다.

⟨표1⟩

라벨 1	라벨 2	라벨 3
n-부탄올	n-펜탄	다이에틸에터
분자량 74.12	분자량 72.15	분자량 74.12

시약병 각각에 '가, 나, 다'라는 표를 붙이고 그 안의 액체가 무엇인가를 확인하기 위해서 아래와 같은 분석결과를 얻었다.

⟨표2⟩

구분	녹는점 (℃)	끓는점 (℃)	밀도 (g/mL)	증발열 (cal/g)	물에 대한 용해도 (g/100mL)
시약 가	−131.5	36.2	0.63	85	0.036
시약 나	−116	34.6	0.71	89.3	7.5
시약 다	−89.2	117.7	0.81	141	7.9

시약병 가, 나, 다와 라벨을 바르게 짝지은 것은?

	가	나	다
①	1	2	3
②	1	3	2
③	2	1	3
④	2	3	1
⑤	3	2	1

1st ✓ ☐ 2rd ✓ ☐ 3nd ✓ ☐

06 다음은 Bromobenzene으로부터 Triphenylcarbinol을 합성하는 〈반응식〉과 〈실험 과정〉이다.

〈반응식〉

$$PhBr \xrightarrow[\text{2) PhCOPh}]{\text{1) Mg}} Ph_3COH$$

〈실험 과정〉
(가) 두 개의 입구가 달린 둥근바닥 플라스크에 <u>환류 냉각기(Reflux condenser)</u>, 적하 깔대기(Dropping funnel) 그리고 <u>건조관(Drying tube)</u>을 장착한다.
(나) 둥근바닥 플라스크에 마그네슘 조각(0.9g, 34mmol)을 넣고 무수 에터(30mL)를 넣는다.
(다) 무수 에터가 환류할 정도로 가열 온도를 유지하면서 Bromobenzene(5.2g, 33mmol)을 <u>적하 깔때기</u>를 이용하여 천천히 넣는다.
(라) 20분 후 Benzophenone(5.5g, 31mmol)을 적하 깔때기를 이용하여 천천히 넣고 <u>환류 냉각기</u>를 이용하여 20분 동안 환류시킨다.
(마) 반응 혼합물에 얼음물(10mL)과 진한 HCl(3mL)을 넣고 <u>분별 깔때기(Separatory funnel)</u>에 옮긴 후 잘 흔들어 준다.
(바) 유기층을 분리하고 회전 증발기(Rotary evaporator)에서 에터를 제거한다.
(사) 얻어진 고체 침전물을 <u>감압 여과장치</u>로 재결정한다.

주어진 각 과정에서 밑줄 친 실험 장치에 필요한 유리기구로 적합하지 않은 것은?

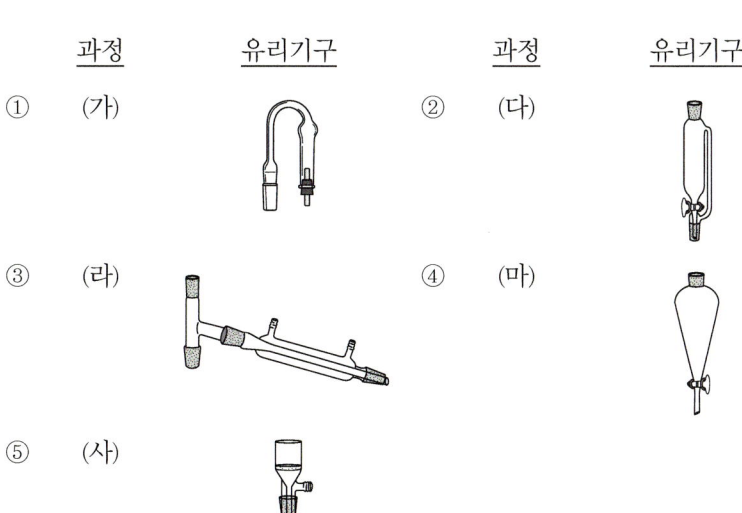

① (가)
② (다)
③ (라)
④ (마)
⑤ (사)

07 다음은 Benzyl자리 carbonyl기를 환원하는 Clemmensen환원 반응에 대한 〈반응식〉과 〈실험 과정〉이다.

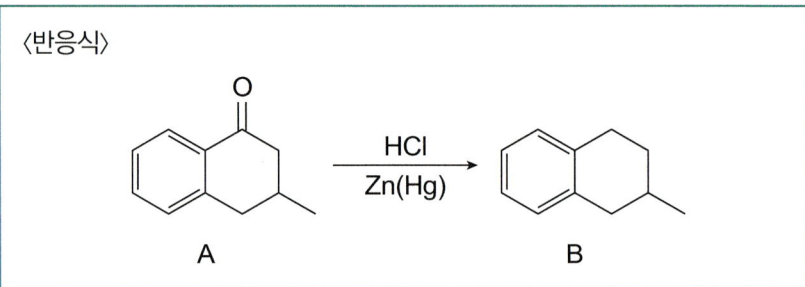

〈실험 과정〉
- (가) 100mL 플라스크에 반응물질 A(1.6g, 10.0mmol)과 Ethanol(30mL)을 넣고 교반하여 녹인다.
- (나) 여기에 증류수에 녹인 아연분말(30mmol)을 가하고, 진한 HCl 수용액 5mL를 천천히 가한다.
- (다) 가열환류 장치를 이용하여 2시간 동안 가열하며 교반한 후, TLC (Thin Layer Chromatography)로 반응 진행 정도를 확인하고, 상온으로 냉각한 후 포화 NaCl 수용액(15mL)을 가한다.
- (라) 반응 혼합물을 분별 깔때기(separatory funnel)를 이용하여 Diethyl ether(50mL)로 추출한다.
- (마) 추출한 유기층을 무수 $MgSO_4$로 처리하고, 여과하여 고체를 제거한다.
- (바) 여과액을 회전 증발기(rotary evaporator)로 감압 농축하고 Benzene과 dichloromethane 용매에서 재결정하여 생성물 B를 얻는다.

위 실험 과정에서 사용하는 시약 또는 장치를 다른 것으로 대체하여 실험할 경우 적절한 것만을 〈보기〉에서 있는 대로 고른 것은?

┤ 보기 ├
ㄱ. HCl + Zn(Hg) → H_2 + RH/C
ㄴ. Diethyl ether → Dimethyl formamide
ㄷ. 회전 증발기 → 단순 증류장치

① ㄱ ② ㄴ ③ ㄷ
④ ㄱ, ㄴ ⑤ ㄱ, ㄷ ⑥ ㄴ, ㄷ
⑦ ㄱ, ㄴ, ㄷ

08 다음은 에틸아민($C_2H_5NH_2$)과 헥산(C_6H_{14})의 혼합물을 분리하기 위한 방법을 간단히 나타낸 것이다.

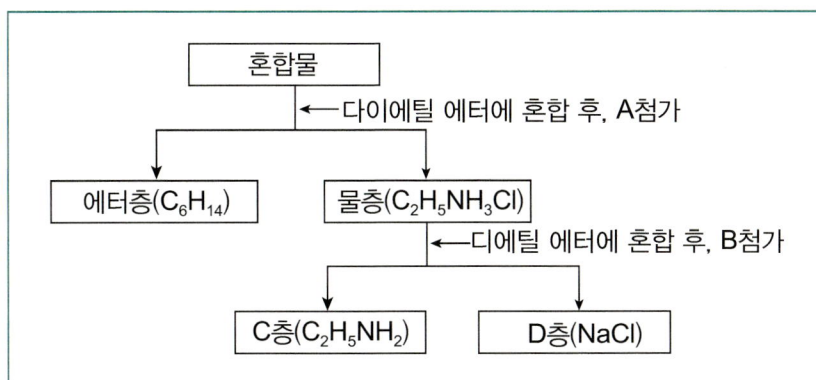

위 자료에 대한 설명으로 옳은 것을 〈보기〉에서 모두 고르면?

― 보기 ―
- C층은 D층보다 위에 존재한다.
- 첫 단계에서 첨가한 A는 HCl(aq)이다.
- 두 번째 단계에서 첨가한 B는 H_2SO_4(aq)이다.
- 다이에틸 에터 대신 $CHCl_3$를 사용할 수 있다.

① 0개　　　② 1개　　　③ 2개
④ 3개　　　⑤ 4개

09 다음은 친전자성 방향족 치환 반응의 한 예로 메틸 벤조에이트(methyl benzoate)에 질산화 반응을 시키는 실험 과정을 나타내었다.

> 〈실험 방법〉
> 단계 1. 100mL의 2구 둥근바닥 플라스크에 메틸 벤조에이트(methyl benzoate) 3.53g을 넣는다.
> 단계 2. 진한 질산 2.08mL와 진한 황산 2.80mL를 섞어 차게 한 뒤 조심스럽게 취하여 단계 1의 용액에 넣어 교반한다.
> 단계 3. Ice-bath 위에 장치된 플라스크 안의 용액의 온도가 15℃를 넘지 않도록 주의하면서 약 20분간 반응시킨다.
> 단계 4. 반응이 모두 끝나면 pasteur pippet을 이용해 약간의 반응물을 취해 Ethyl acetate로 묽힌 후 TLC를 찍는다.
> 단계 5. 비커에 차가운 얼음물을 담고, 여기에 반응물을 붓고 여액은 물로 닦아낸다.
> 단계 6. 결정이 생기면 결정을 잘 모아 감압 필터한다.
> 단계 7. 얼음물과 메탄올을 약 3:1의 비율로 섞어 반응물을 닦는다.
> 단계 8. 재결정에 들어가기 전에 생성물의 무게를 잰다. 생성물을 메탄올을 사용하여 재결정을 한다.
> 단계 9. 생성물을 건조한 후 무게를 재서 수득률을 구하고 녹는점을 측정한다.

이 실험에 대한 설명 중 옳지 않은 것은?

① 단계 2의 과정에서 황산을 사용하는 이유는 나이트로늄 이온(nitronium ion)의 생성이 원활히 진행되게 하기 위해서이다.
② 단계 3에서 ice-bath를 사용하는 것은 이 질산화 반응이 발열 반응임을 의미한다.
③ 단계 4에서 TLC는 메틸 벤조에이트를 기준물질로 사용하는 것이 바람직하고, TLC상에서 메틸 벤조에이트가 보이지 않을 때 반응 끝내기(work-up) 작업을 실시한다.
④ 재결정을 할 때는 뜨거운 메탄올에 생성물을 녹인 후 차가운 얼음물로 급격히 식혀 신속히 결정을 얻어야 한다.
⑤ 메틸 벤조에이트의 질산화 반응의 주 생성물은 메틸 메타-나이트로벤조에이트(methyl m-nitrobenzoate)이다.

10 다음은 Benzyl chloride로부터 Benzyl acetate를 합성하는 〈반응식〉과 〈실험 과정〉이다.

〈반응식〉

PhCH$_2$Cl + CH$_3$COOK →(ethanol) PhCH$_2$OC(=O)CH$_3$

〈실험 과정〉
(가) 100mL 둥근바닥 플라스크에 Potassium acetate (5.1g, 52mmol)과 Benzyl chloride(3mL, 26mmol), Ethanol(20mL)를 넣고 3시간 동안 환류시킨다.
(나) 단순 증류장치를 설치하고 가열하여 Ethanol (15mL 정도)을 증류하여 제거한다.
(다) 혼합물을 얼음 중탕에서 식히고 물 15mL를 넣고 잘 흔든다.
(라) 물층을 제거하고 남은 유기층에 포화 소금물 5mL를 넣고 흔든 후, 물층을 제거한다.
(마) 무수 MgSO$_4$ 0.2g 정도를 넣고 잘 흔들어준 후 증류한다.

이 실험에 관한 설명 중 가장 적절하지 않은 것은?

① 과정 (가)에서의 반응은 2차 속도식이다.
② 과정 (가)에서 potassium acetate 대신 acetic acid를 사용하면 반응 속도는 1차이다.
③ 과정 (나)는 용매를 제거하는 과정이다.
④ 과정 (라)에서 포화 소금물은 음이온의 유기층으로의 이동을 촉진시킨다.
⑤ 과정 (마)에서 무수 MgSO$_4$는 남아 있는 수분을 제거하기 위한 것이다.

11 다음은 1차 알코올인 A와 Jones 시약과의 반응을 통해 카복실산인 B를 합성하는 〈반응식〉과 〈실험 과정〉이다.

〈반응식〉

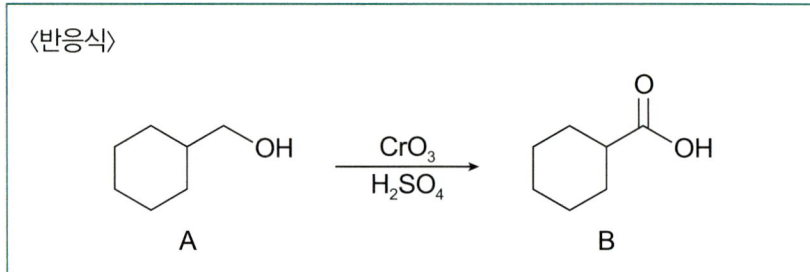

〈실험 과정〉
(가) 250mL. 플라스크에 반응물 A(0.57g, 5.00mmol) 와 용매 ㄱ (50mL) 을(를) 넣고 교반하여 녹였다.
(나) 용액을 0℃로 냉각시킨 후 교반하면서 8N의 Jones 시약 (CrO_3, H_2SO_4/H_2O : 오렌지색)을 첨가하였다.
(다) 온도를 유지하며 TLC로 반응의 종결을 확인한다.
(라) 10분 동안 더 교반한 후, 물(40mL)을 첨가하였다.
(마) 반응 혼합물을 분별 깔때기(Separatory funnel)를 이용하여 Hexane (30mL)으로 4회 추출하였다.
(바) 유기층을 모아 포화 소금물(50mL)로 씻은 후, 무수 $MgSO_4$로 처리하고 여과하였다.
(사) 여과액을 감압 농축하여 생성물 B(0.90g)를 얻었다.

이 실험에 대한 설명으로 옳은 것은?

① 과정 (가)에서 에탄올은 용매 ㄱ 으로 적절하다.
② 과정 (마)에서 Hexane 대신 EtOH을 사용해도 된다.
③ A가 B보다 정상 실리카 젤에 대한 친화력이 좋다.
④ 과정 (바)에서 사용한 무수 $MgSO_4$는 유기층에 남은 수분을 제거하기 위함이다.
⑤ CrO_3, H_2SO_4 대신에 PCC를 사용해도 동일한 결과를 얻을 수 있다.

12 다음은 methylcyclohexene과 NBS, H_2O를 이용하여 2-bromo-1-methyl cyclohexanol이 생성되는 반응의 반응식과 실험 과정을 요약한 것이다.

〈반응식〉

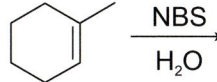 $\xrightarrow[H_2O]{NBS}$ 2-bromo-1-methylcyclohexanol

〈실험 과정〉
(가) 20mL 플라스크에 N-bromosuccinimide(NBS) 350mg, 물 1mL와 THF 1mL를 넣고 교반하면서 1-methylcyclohexene 0.240mL를 첨가한다.
(나) 혼합된 반응 용액을 실온에서 NBS가 관찰되지 않을 때까지 10분 정도 교반한 후 물 2mL로 묽히고, 정상 TLC에 반응물이 보이지 않으면, 교반을 멈춰 유기층과 물층이 분리될 때까지 기다린다.
(다) 생성물(2-bromo-1-methylcyclohexanol)이 포함된 유기층을 삼각 플라스크에 옮겨 무수 $MgSO_4$로 건조시킨 후 감압 여과한다.
(라) 여과된 유기층을 감압 증류하여 유기 용매를 제거하고 남은 잔여물을 분별 증류하여 80℃ 근처에서 증류되어 나오는 액체를 모은다.

이 실험에 대한 설명 중 가장 적절하지 않은 것은?

① 과정 (가)에서 사용되는 H_2O는 반응물이면서 동시에 용매 역할을 한다.
② 과정 (나)에서 정상 TLC에서 2-bromo-1-methylcyclo hexanol의 R_f값이 반응물보다 작다.
③ 생성된 2-bromo-1-methylcyclohexanol은 광학 활성이 없다.
④ 과정 (라)에서 분별 증류 장치 대신에 회전 증발기로 대체할 수 있다.
⑤ 이 실험에서 NBS는 Br_2용액으로 대체될 수 있다.

13 다음은 A와 B를 출발 물질로 하여 주생성물 C를 합성하는 반응식과 실험 과정이다.

<반응식>

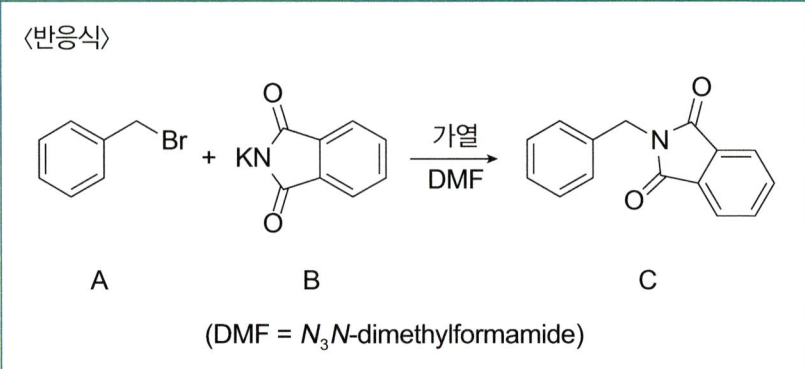

(DMF = N_3N-dimethylformamide)

<실험 과정>
(가) 100mL 둥근 바닥 플라스크에 용매 DMF(36mL)와 반응물 A(4.9g), B(6.4g)를 넣어 교반한다.
(나) 반응 혼합물을 가열하면서 반응의 진행 정도를 확인한다.
(다) 반응이 완결되면 반응 용액을 상온으로 식힌 후, 얼음물을 첨가한다.
(라) 반응 혼합물을 감압 여과하여 고체를 얻는다.
(마) 얻어진 고체는 순수한 생성물 C를 얻기 위해 재결정한다.

이 실험에 대한 설명으로 적절하지 않은 것은?

① 과정 (1)에서 CH3CN을 DMF 대신 사용할 수 있다.
② 과정 (2)에서 박막 크로마토그래피(TLC)를 사용한다.
③ 과정 (3)에서 주생성물이 고체로 석출된다.
④ 과정 (4)에서 뷔흐너 깔때기(Bu··chner funnel)를 사용한다.
⑤ 과정 (5)에서 녹는점 차이를 이용한다.

14 아래의 화합물이 유기용매에 녹아있을 시 NaOH, NaHCO₃, HCl 수용액을 사용하여 이들을 각각 분리하고자 한다. 다음 〈보기〉 중 각 화합물을 분리하는 데 적합한 산, 염기의 처리 순서를 모두 고르면 그 개수는 몇 개인가?

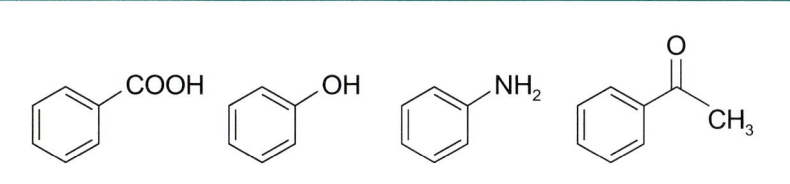

―| 보기 |―

- NaOH → NaHCO₃ → HCl
- NaOH → HCl → NaHCO₃
- NaHCO₃ → NaOH → HCl
- HCl → NaOH → NaHCO₃
- HCl → NaHCO₃ → NaOH

① 1개 ② 2개 ③ 3개
④ 4개 ⑤ 5개

15 다음은 acetanilide로부터 나이트로화 반응을 시켜 p-nitroacetanilide를 합성하는 〈반응식〉과 〈실험 과정〉이다.

〈반응식〉

$$\text{PhNH-COCH}_3 \xrightarrow[\text{H}_2\text{SO}_4]{\text{HNO}_3} \text{O}_2\text{N-C}_6\text{H}_4\text{-NH-COCH}_3$$

〈실험 과정〉

(가) 25mL 둥근 바닥 플라스크에 acetanilide(1.0g, 7.4mmol)를 넣고 얼음 중탕으로 냉각하면서 진한 황산(2.5mL)을 조금씩 넣는다.
(나) 비커에 질산(70%, 0.53mL, 8.3mmol)과 진한 황산(0.53mL)을 얼음 중탕으로 냉각하면서 천천히 혼합한다.
(다) (가)의 플라스크를 얼음 중탕으로 냉각하면서 (나)의 용액을 pipet으로 3분 간격으로 4번에 걸쳐 넣고 10분 동안 더 교반한다.
(라) 용액에 얼음물 20mL를 넣고 노란색 고체가 생성되면 여과하고 얼음물 10mL로 2번 씻어낸다.
(마) 얻어진 고체에 묽은 10% sodium carbonate (Na_2CO_3) 용액을 붓는다. 이때 기체가 발생할 수 있다.
(바) 차가운 물로 한 번 더 씻고 건조시킨다.

이 실험에 관한 설명으로 옳은 것만을 〈보기〉에서 있는 대로 고른 것은?

┤ 보기 ├

ㄱ. (가), (나)에서 사용한 진한 황산 대신 아세트산을 사용할 수 있다.
ㄴ. (라)에서 노란색 고체는 p-nitroacetanilide이다.
ㄷ. (마)에서 Na_2CO_3 대신 $MgSO_4$를 동일한 목적으로 사용할 수 있다.

① ㄱ   ② ㄴ   ③ ㄷ
④ ㄱ, ㄴ   ⑤ ㄱ, ㄷ   ⑥ ㄴ, ㄷ
⑦ ㄱ, ㄴ, ㄷ

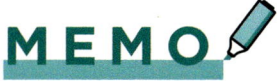

PEET 유기화학 단원별 추론 문제집

PART 08

유기화학 실험
Set B

PART 08 / 유기화학 실험

01 다음은 benzoic acid와 methanol의 에스터화(esterification)를 통해 methyl benzoate를 합성하는 〈반응식〉, 〈실험 과정〉, 〈실험 기구〉이다.

〈반응식〉

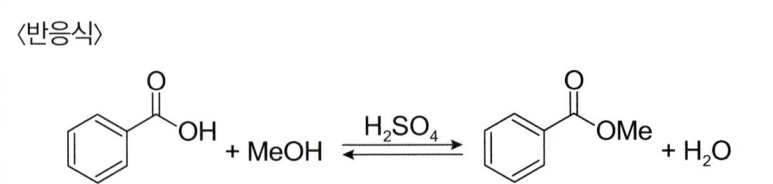

〈실험 과정〉
(가) 100mL 이구 둥근바닥 플라스크에 benzoic acid(4.88g, 40mmol)과 methanol(40.0mL, 986.0mmol)를 넣는다.
(나) 진한 황산 1.1mL를 천천히 가한 후 20분간 환류한다.
(다) 정상 실리카 젤 TLC로 benzoic acid가 없어진 것이 확인되면 실온으로 식힌다.
(라) 플라스크에 물 30.0mL와 diethyl ether 35.0mL를 가하고 고체 염화 소듐(NaCl)으로 용액을 포화시킨 후 교반한다.
(마) 용액을 분별 깔때기에 옮긴 후 유기층을 100mL 플라스크에 받아낸다.
(바) 과정 (마)의 플라스크에 포화 $NaHCO_3$ 30mL를 넣고 <u>기체</u>를 완전히 제거한다.
(사) 용액을 분별 깔때기에 옮긴 후 유기층을 받아낸다.
(아) 무수 $MgSO_4$로 미량의 물을 제거한 후 <u>감압 필터하고, 감압 증류</u>한다.
(자) TLC를 이용하여 생성물의 순도를 확인하고, 수득률을 계산한다.

〈실험 과정〉

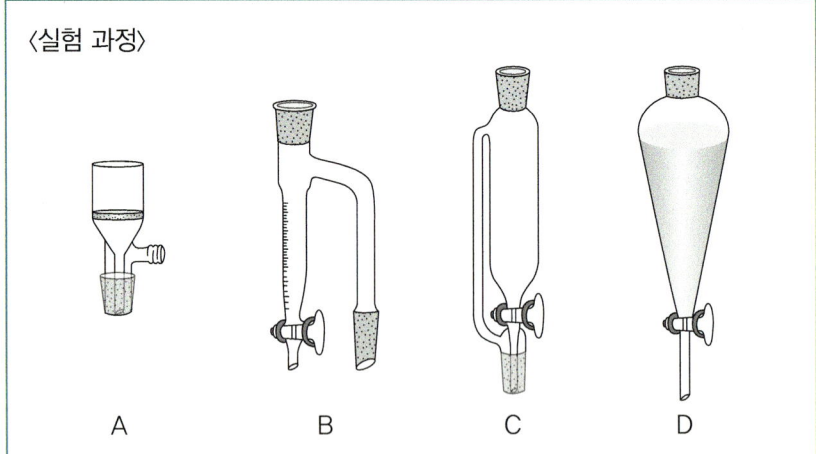

A B C D

이 실험에 관한 설명 중 가장 적절하지 <u>않은</u> 것은?

① 과정 (나)에서 황산은 산 촉매로 작용한다.
② 과정 (다)에서 benzoic acid의 R_f값이 methyl benzoate보다 작다.
③ 과정 (바)의 밑줄 친 기체는 $CO_2(g)$이다.
④ 과정 (아)의 밑줄 친 과정과 관련 있는 〈실험 기구〉는 C이다.
⑤ methyl benzoate(분자량=136.15g/mol)가 3.5g 생성되었다면 반응의 수득률은 약 65%이다.

02 벤즈알데하이드(C_6H_5CHO)를 환원제를 사용하여 벤질알코올($C_6H_5CH_2OH$)로 환원시키는 반응을 실시하였다. 반응의 진행-유무를 확인하기 위하여 얇은 층 크로마토그래피(TLC)를 사용하였는데, 다음 TLC의 전개 그림 중에서 반응이 진행되고 있는 반응 중간 과정의 TLC는?

①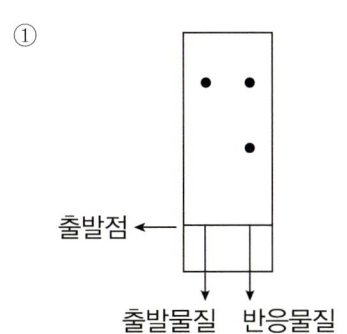

②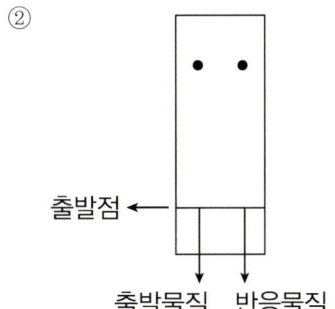

③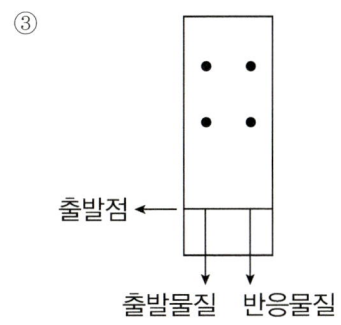

④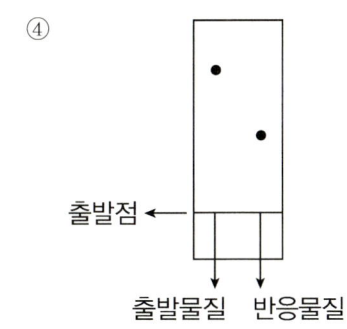

⑤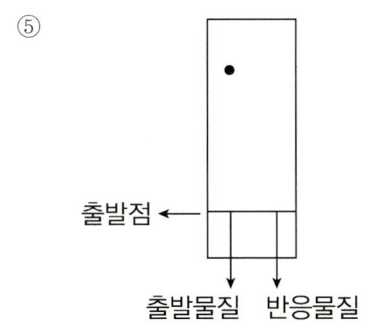

03 다음은 유기화학 실험실에서 쓰이는 몇 가지 초자이다

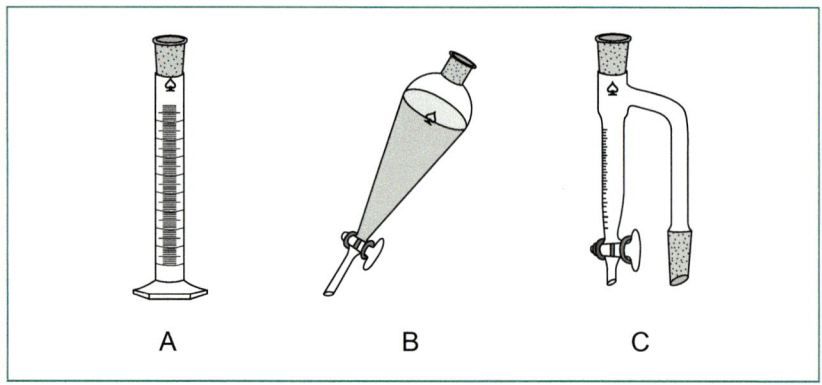

이에 대한 설명으로 옳은 것만을 보기〉에서 있는 대로 모두 고른 것은?

― 보기 ―
ㄱ. A는 부피를 정밀하게 측정하는 데 쓰인다.
ㄴ. B는 콕을 이용해 시약을 천천히 점적해야 할 때 쓰이는 초자다.
ㄷ. C는 딘스탁관으로 증류과정으로 물을 제거하기 위해 쓰인다.

① ㄱ　　　　② ㄴ　　　　③ ㄷ
④ ㄱ, ㄴ　　　⑤ ㄱ, ㄷ　　 ⑥ ㄴ, ㄷ
⑦ ㄱ, ㄴ, ㄷ

1st / ☐ 2rd / ☐ 3nd / ☐

04 다음은 벤조산과 페놀의 혼합물을 분리하는 과정이다.

〈실험 과정〉
(1) 벤조산과 페놀이 섞여있는 혼합물을 에터 100mL에 녹이고 분별 깔때기에 담는다.
(2) 염기 A를 녹인 수용액을 300mL 준비한다.
(3) 염기를 녹인 수용액(B mL)을 분별 깔때기에 첨가하고 충분히 흔든 후 층이 분리될 때까지 방치하고 수층을 분리해 비커에 담는다.
(4) (3)의 과정을 염기 수용액을 다 쓸 때까지 반복한다.
(5) 남은 유기층과 에멀전층을 비커에 담은 후 무수 $MgSO_4$를 첨가한다.
(6) 감압 증류로 무수 $MgSO_4$ 덩어리를 제거하고 회전 증발기로 에터를 증발시켜 화합물 C를 얻는다.

이에 대한 설명으로 옳은 것만을 〈보기〉에서 있는 대로 모두 고른 것은?

─┤ 보기 ├─
ㄱ. 염기 A로 적절한 시약은 NaOH이다.
ㄴ. 과정 (3)에서 B를 300mL로 하여 한 번에 추출하는 것이 100mL로 하여 3번 추출하는 것보다 순도가 높아진다.
ㄷ. 분리된 화합물 C는 페놀이다.

① ㄱ　　　　② ㄴ　　　　③ ㄷ
④ ㄱ, ㄴ　　　⑤ ㄱ, ㄷ　　　⑥ ㄴ, ㄷ
⑦ ㄱ, ㄴ, ㄷ

05 다음은 *m*-Fluorotoluene으로부터 *m*-Fluorobenzyl bromide를 합성하는 〈반응식〉과 〈실험 과정〉이다.

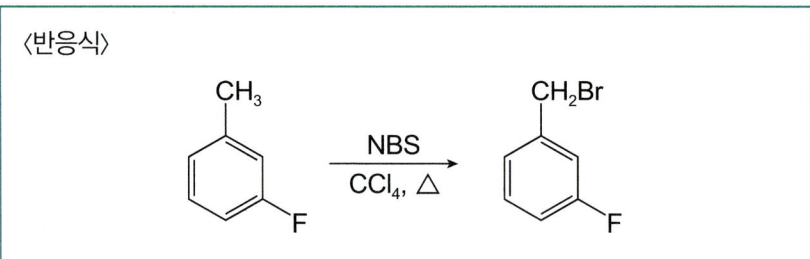

〈실험 과정〉
(1) 50mL 둥근바닥 플라스크에 *m*-Fluorotoluene (1.9g, 10mmol)을 넣고 CCl$_4$(20mL)로 녹인 후, NBS(*N*-Bromosu ccinimide, 1.8g, 10mmol)를 첨가하여 잘 저어 주면서 환류시킨다.
(2) 정상 TLC에 반응물 및 Succinimide 이외의 점(spot)이 두 개 이상 나타나기 시작하면 반응을 멈춘다.
(3) 반응 혼합물을 얼음 수조에서 냉각시킨 후, 침전물을 여과하여 제거한다.
(4) 혼합물을 분별 깔때기에 옮기고 포화 NaCl 수용액을 가하고 두 번에 걸쳐 추출한 뒤, 무수 MgSO$_4$를 이용하여 수분 제거 후 감압 여과하여 고체를 걸러낸다.
(5) 여과액을 감압 증류하여 용매를 제거한 후, 관 크로마토그래피로 생성물을 분리한다.

이 실험에 대한 설명으로 적절하지 않은 것은?

① 이 실험은 라디칼 반응으로 진행된다.
② 과정 (2)에서 반응물 및 Succinimide 이외의 점(spot)들은 주생성물과 벤질 자리에 브롬이 하나 이상 치환된 생성물이다.
③ TLC 전개 용매의 극성이 증가하면 모든 혼합물들의 *Rf* 값도 증가한다.
④ 과정 (4)의 분별 깔때기 내부의 혼합물에서 층 분리가 일어나면 주생성물은 유기층인 위층에 주로 존재한다.
⑤ 과정 (5)에서 용매를 제거할 때 감압 증류하는 이유는 증류 시 높은 온도에서 부반응이 일어나는 것을 막기 위함이다.

06 다음은 카보닐화합물에 NaBH₄를 이용한 환원 반응이다.

⟨반응식⟩

$$\text{PhCHO} \xrightarrow{\text{NaBH}_4} \text{PhCH}_2\text{OH}$$

⟨실험 과정⟩
- (가) 둥근바닥 플라스크에 벤즈알데히드 3.0mL(29.5 mmol)과 메탄올 30.0mL를 넣고 교반한다.
- (나) 얼음 중탕을 설치하여 용액을 식힌 후 NaBH₄ 946.0mg(25.0mmol)을 소량씩 나누어 첨가한다. 15분 교반 후 TLC를 관찰한다.
- (다) 반응이 종료되면 물 10.0mL를 첨가한 후, 얼음 중탕을 제거하고 실온에서 10분간 교반한 후 용액을 실온으로 식힌다.
- (라) 메틸렌 클로라이드(methylene chloride) 30.0mL를 넣고 충분히 교반한 후 분별 깔때기에 옮기고 층 분리가 되면 유기층을 옮긴다.
- (마) 받아놓은 유기층 용액에 포화 탄산수소나트륨 용액(NaHCO₃) 30.0mL를 넣는다. 유기층에 포화 염화소듐 용액 30.0mL를 가한 후 유기층을 분리한다.
- (바) 받아놓은 유기층에 무수 Na₂SO₄를 넣고 침전물을 여과 후 둥근바닥 플라스크를 이용해 감압 증류한다. TLC를 이용해 생성물의 순도를 확인하고 수율을 계산한다.

이 실험에 관한 설명 중 가장 적절한 것은?

① (나)의 TLC에서 생성물의 Rf 값이 더 크다.
② (라)의 분별 깔때기 내의 위층은 유기층이고 아래층이 수용액 층이다.
③ (마)의 포화 탄산수소나트륨과 포화 염화소듐은 같은 용도로 쓰인다.
④ 무수 Na2SO4 대신에 무수 MgSO4를 이용할 수 있다.
⑤ 이 반응의 한계 반응물은 NaBH4이다.

07 다음은 출발 물질 A로부터 주생성물 B를 합성하는 〈반응식〉과 〈실험 과정〉이다.

〈반응식〉

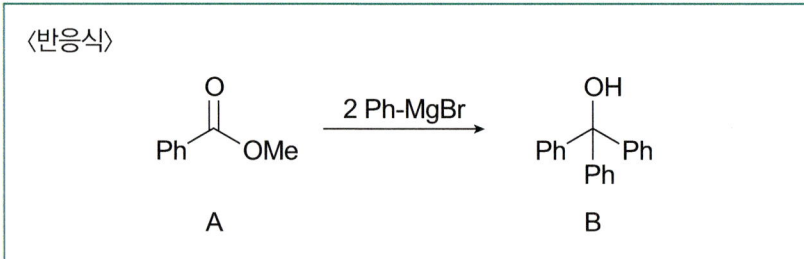

〈실험 과정〉
(가) 100mL 둥근바닥 플라스크에 bromobenzene (9mL, 86mmol)과 마그네슘 터닝(2g)을 넣고 diethyl ether 용매 하에서 Grignard 시약을 만들었다.
(나) Methyl benzoate(4.6mL, 37mmol)을 diethyl ether에 희석시켜 얼음 bath의 (가)용액에 천천히 첨가하였다.
(다) 반응 플라스크를 실온으로 옮긴 후, 끓는 증기로 천천히 가열하면서 30분간 저어 주었다.
(라) 반응 혼합물을 1M 황산을 포함한 얼음물과 섞은 후, 분별 깔때기를 이용하여 상층액을 분리하고 무수 sodium sulfate로 처리하고 걸러내었다.
(마) 걸러낸 용액을 천천히 가열하면서 농축시키면서 재결정된 고체 생성물을 얻어내었고, 얼음물에서 충분히 기다린 후 필터를 통해 생성물 B를 얻어 내었다(7.8g, 30mmol).

이 실험에 관한 설명 중 옳은 것만을 〈보기〉에서 있는 대로 고른 것은?

| 보기 |
ㄱ. 이 반응의 중간체로 케톤(ketone)이 생성된다.
ㄴ. 이 실험에 의한 주생성물 B의 수득률은 70%이다.
ㄷ. (라)에서 황산 대신 HBr을 써도 같은 생성물이 생성된다.

① ㄱ ② ㄴ ③ ㄷ
④ ㄱ, ㄴ ⑤ ㄱ, ㄷ ⑥ ㄴ, ㄷ
⑦ ㄱ, ㄴ, ㄷ

08 다음은 출발물 cyclohexanol로부터 cyclohexanone을 주생성물로 합성하는 〈반응식〉과 〈실험 과정〉이다.

〈반응식〉

〈실험 과정〉
(가) 50mL 삼각 플라스크에 Na₂Cr₂O₇ · 2H₂O 15.8g을 넣고 15mL의 물에 녹인다.
(나) 250mL 비커에 25.0g 얼음 슬러리(slurry)를 넣고 진한 황산 10.0mL를 천천히 넣은 다음 hexane 20.0mL와 cyclohexanol 10mL(91.6mmol)를 넣고 교반한다.
(다) (가)에서 만든 dichoromate 용액 10mL(35.3mmol)를 천천히 넣어 준다. 이때 얼음 중탕으로 45~50℃ 를 유지하도록 한다.
(라) TLC로 반응의 종결을 확인한 후 상온으로 유지하면서 반응 혼합물에 30mL의 diethyl ether를 넣은 후 oxalic acid 1.0g을 넣는다.
(마) 유기층을 분리하고 수층을 30mL의 diethyl ether로 추출한다.
(바) 유기층을 포화 NaCl 수용액(brine) 30mL로 씻어내고, 유기층을 분리하여 무수 MgSO₄를 넣은 다음 감압 여과한다.

이 실험에 관한 설명 중 가장 적절하지 않은 것은?

① Na₂Cr₂O₇ 대신 PCC를 사용할 수 있다.
② (나)에서 hexane은 cyclohexanol을 용해시키기 위한 용매이다.
③ (다)에서 산화 반응은 발열 반응이다.
④ (라)에서 TLC로 확인한 결과 생성물의 *Rf* 값이 출발물보다 작다.
⑤ (라)에서 oxalic acid는 과량으로 존재하는 dichromate를 분해한다.

Set B PART 08 / 유기화학 실험

09 다음은 살리실산을 합성하여 추출한 후 재결정법으로 정제하는 실험 과정이다.

페놀 (Mw = 94.11, 141.17g) → 살리실산 → 재결정 → 살리실산 (Mw = 138.12, 124.31g)

⟨실험 과정⟩
(1) 페놀 141.17g(1.5mol)을 에터에 녹이고 반응을 수행한다.
(2) 살리실산을 추출한 후 용매를 증발시키고 뜨거운 물에 녹여 비커에 담고 온도를 냉각시킨다.
(3) 결정이 잘 생기지 않으면 유리막대로 비커의 벽을 긁어준다.
(3) 생성된 결정을 감압 여과장치로 거르고 증류수 1mL 정도를 뿌려준다.
(5) 결정을 건조시키고 질량을 측정한다.

⟨실험 결과⟩
살리실산의 질량 = 124.31g

이에 대한 설명으로 옳은 것만을 ⟨보기⟩에서 있는 대로 모두 고른 것은?

보기
ㄱ. 재결정 후 살리실산의 수득률은 60%이다.
ㄴ. 과정 (2)에서 최대한 많은 양의 뜨거운 물로 녹여야 모든 살리실산을 재결정할 수 있다.
ㄷ. 과정 (3)에서 유리벽을 긁어주는 이유는 결정의 씨드를 제공하기 위함이다.

① ㄱ ② ㄴ ③ ㄷ
④ ㄱ, ㄴ ⑤ ㄱ, ㄷ ⑥ ㄴ, ㄷ
⑦ ㄱ, ㄴ, ㄷ

10 다음은 1-Methylcyclohexanol로부터 1-Methyl cyclohexene을 합성하는 〈반응식〉과 〈실험 과정〉이다.

〈반응식〉

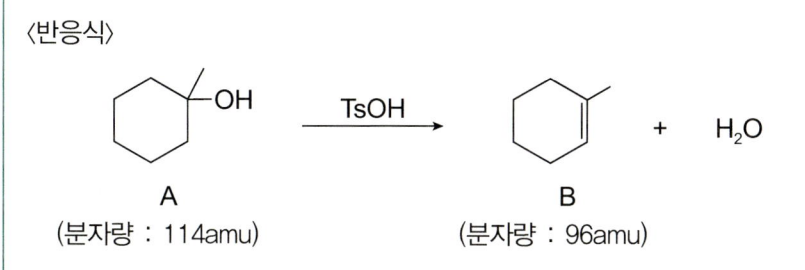

A (분자량 : 114amu) B (분자량 : 96amu)

〈실험 과정〉
(가) 둥근바닥 플라스크에 반응물 A(570mg, 5.00mmol)을 넣은 후, 65% TsOH 수용액 15mL를 적하 깔때기(Dropping funnel)를 이용하여 천천히 넣는다.
(나) 딘-스탁(Dean-stark trap)의 환류 냉각기 부분이 완전히 맑아질 때까지 충분히 증류한다.
(다) 반응 혼합물을 분별 깔때기(Separatory funnel)를 이용하여 Hexane(30mL)으로 4회 추출하였다.
(라) 유기층을 모아 포화 소금물(50mL)로 씻은 후, 무수 $MgSO_4$로 처리하고 감압 여과(Suction filtration) 장치로 여과한다.
(마) 여과액을 회전 증발기를 이용하여 감압 농축하여 생성물 B(384mg)를 얻는다.

이 실험에 관한 설명으로 적절하지 않은 것은?

① 과정 (가)에서 TsOH 수용액을 H_3PO_4로 대체 가능하다.
② 과정 (나)는 수분을 제거하기 위한 과정이다.
③ 과정 (다)에서 분별 깔때기 내의 위층은 유기층이고, 아래층은 수용액 층이다.
④ 과정 (라)에서 포화 소금물로 세척하는 이유는 유기층에 섞여 있는 물을 분리하기 위해서이다.
⑤ 이 실험에 의한 생성물 B의 수득률 75%이다.

11

녹차(Green tea) 잎은 아래 〈보기〉의 화합물을 가장 많이 함유한다. 단, R은 부피가 큰 알킬기이다.

Caffeine   Tannin   Carboxylic acid

다음 문장의 설명 중 올바른 것의 개수는?

─┤ 보기 ├─

- 녹차 수용액에 NaOH를 첨가한 후 이염화메탄(Dichloromethane)으로 추출하면 유기층에는 카페인만 남는다.
- 녹차 수용액을 이염화메탄으로 직접 추출하면 유기층에는 탄닌과 카복실산이 남는다.
- 녹차 수용액에 $NaHCO_3$를 첨가한 후 이염화메탄으로 추출하면 유기층에는 카페인과 탄닌이 남는다.
- 위의 화합물 중 유기 용매로 직접 추출 가능한 화합물은 2종류이다.

① 0개   ② 1개   ③ 2개
④ 3개   ⑤ 4개

12 〈보기〉는 유기 화학 실험에서 자주 사용하는 실험 방법들에 대한 설명이다. 다음 중 설명이 올바른 것의 개수는?

보기

- 추출 시에 유기 용매의 섞여 있는 미량의 물을 제거하는 방법 중의 하나는 $MgSO_4$를 사용하는 것이다.
- Colulmn Chromatography는 유기 반응의 진행 사항을 모니터하기에 적당한 방법이다.
-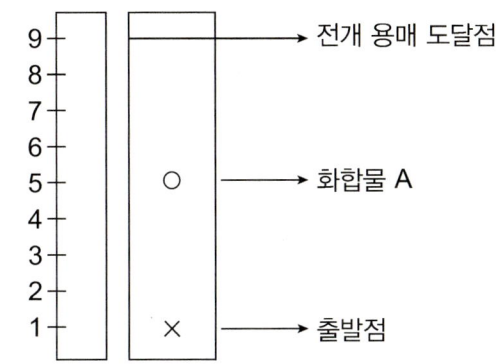

  화합물 A의 R_f값은 4/8=0.50이다.
- 증류(distillation)은 액체 화합물을 순수화시키는 방법이다.
- 재결정은 고체들의 용매에 대한 용해도 차이를 이용하는 방법도 포함된다.

---

① 1개 ② 2개 ③ 3개
④ 4개 ⑤ 5개

13 다음은 반응물 A와 B로부터 생성물 C를 합성하는 〈반응식〉과 〈실험 과정〉이다.

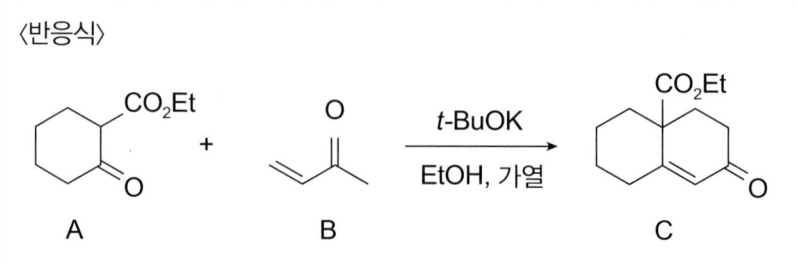

〈실험 과정〉
(1) (가)에 t–BuOK 0.30g과 EtOH 25mL를 넣고 0℃로 냉각하여 20분간 교반한다.
(2) 반응 용액에 A 8.0mL를 첨가하고 0℃에서 15분간 교반한 후, (나)를 사용하여 B 4.2mL를 천천히 첨가한다.
(3) 반응 용액을 6시간 동안 환류한 후 상온으로 식히고 다시 18시간 동안 교반한다. 이 용액을 포화 NH_4Cl 수용액 30mL에 부은 후에 (다)를 사용하여 Et_2O로 추출한다.
(4) 추출한 Et_2O 층에 (라)를 첨가하여 수분을 제거한다.
(5) 이 용액을 여과한 후, (마)를 사용하여 용매를 제거하고, 관 크로마토그래피로 분리하여 C를 얻는다.

위 실험 과정에서 (가) ~ (마)로 적절하지 않은 것은?

① (가) 둥근 바닥 플라스크(round bottom flask)
② (나) 적하 깔때기 (dropping funnel)
③ (다) 뷔흐너 깔때기(Bü·chner funnel)
④ (라) 무수 황산마그네슘(MgSO4)
⑤ (마) 회전 증발기(rotary evaporator)

14 유기화합물 트리페닐 카비놀(Triphenyl carbinol)과 바이페닐(Biphenyl)은 상온에서 둘 다 고체로 존재하며, 이들의 용해도 테스트 결과는 다음 〈보기〉와 같다. 바이페닐로부터 트리페닐 카비놀을 분리하기 위해서 재결정(Recrystallization)법을 사용하려 한다. 어떤 용매 또는 용매 혼합물을 사용 해야 최적의 결과를 얻을 수 있는가?

	불용성	가용성
트리페닐 카비놀	물, 헥세인	에터, 벤젠
바이페닐	물	에터

Triphenyl carbinol   Biphenyl

① 에터와 벤젠
② 물과 헥세인
③ 에터와 헥세인
④ 물
⑤ 에터

15
아래 반응의 실험 과정에 관한 설명 중 옳은 것만을 〈보기〉에서 있는 대로 고른 것은?

〈실험 과정〉

(가) 50mL 둥근 바닥 플라스크에 출발물질 A(2.56g, 10mmol)와 Et$_2$O(10mL)를 넣고 0℃에서 교반하였다.

(나) Et$_2$O에 녹아 있는 아세틸라이드(TMS-≡-Li) 용액(2.0M, 5.5mL)을 0℃에서 과정 (가)의 용액에 천천히 첨가한 후, 온도를 서서히 상온으로 올리면서 12시간 동안 교반하였다.

(다) 반응 혼합물을 0℃로 냉각하고 포화 NH$_4$Cl 수용액(20mL)을 천천히 첨가하였다.

(라) 분별 깔때기를 사용하여 Et$_2$O(40mL×3)로 반응 혼합물을 추출하고 유기층을 포화 소금물 (20mL)로 세척한 후, 무수 MgSO$_4$로 건조하고 여과하였다.

(마) 여과액을 감압 압축하고, 관 크로마토그래피를 사용하여 주생성물 B(1.1g, 6.0mmol)를 얻었다.

┤ 보기 ├

ㄱ. 과정 (다)에서 포화 NH$_4$Cl 수용액을 첨가한 이유는 반응 후에 남은 아세틸라이드를 제거하기 위함이다.

ㄴ. A에서 B가 되는 과정은 이분자 친핵성 치환반응(S$_N$2)의 메커니즘을 따른다.

ㄷ. 이 실험에서 주생성물 B의 수득률은 60%이다.

① ㄱ　　② ㄴ　　③ ㄷ
④ ㄱ, ㄴ　　⑤ ㄱ, ㄷ　　⑥ ㄴ, ㄷ
⑦ ㄱ, ㄴ, ㄷ

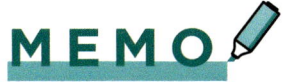

PEET 유기화학 단원별 추론 문제집

PART 09

Final Set

PART 09 / Final Set

01 다음 〈보기〉의 반응에서 주생성물의 구조가 옳은 것만을 있는 대로 고른 것은? (단, 주생성물은 적절한 분리·정제 과정을 통해 얻는다.)

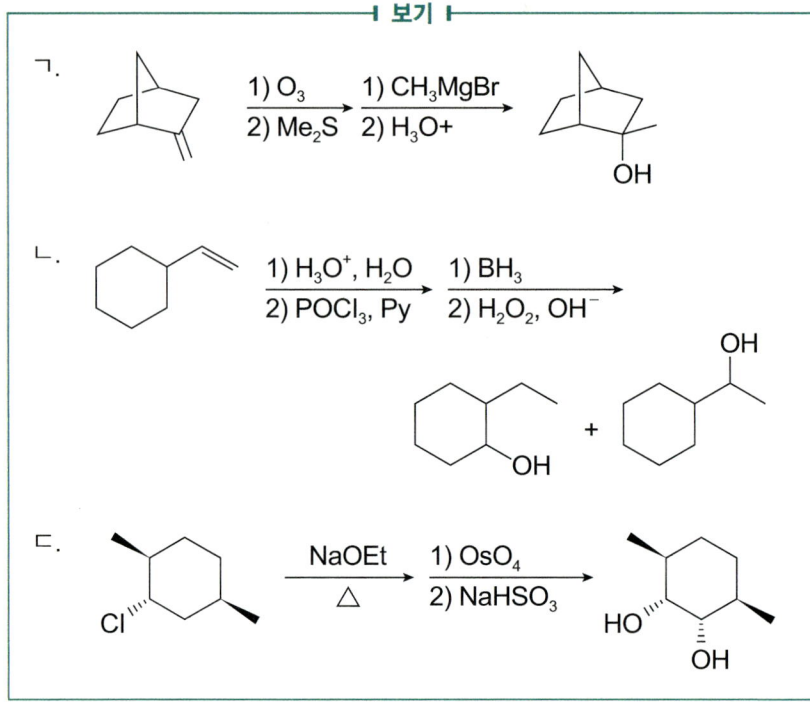

① ㄱ　　　　② ㄴ　　　　③ ㄷ
④ ㄱ, ㄴ　　　⑤ ㄱ, ㄷ　　⑥ ㄴ, ㄷ
⑦ ㄱ, ㄴ, ㄷ

02
주생성물이 광학 활성(Optical acitivity)을 가지는 것만을 〈보기〉에서 있는 대로 고른 것은? (단, 출발 물질은 순수한 거울상이성질체이다.)

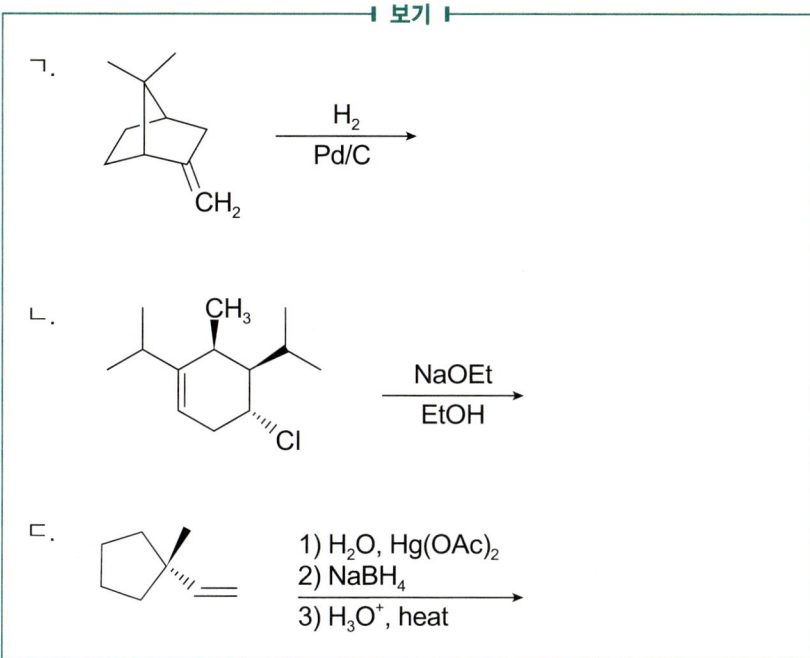

① ㄱ ② ㄴ ③ ㄷ
④ ㄱ, ㄴ ⑤ ㄱ, ㄷ ⑥ ㄴ, ㄷ
⑦ ㄱ, ㄴ, ㄷ

PART 09 / Final Set

1st ☐ 2rd ☐ 3nd ☐

03 다음 〈보기〉의 반응에서 주생성물의 구조가 옳은 것만을 있는 대로 고른 것은? (단, 주생성물은 적절한 분리·정제 과정을 통해 얻는다.)

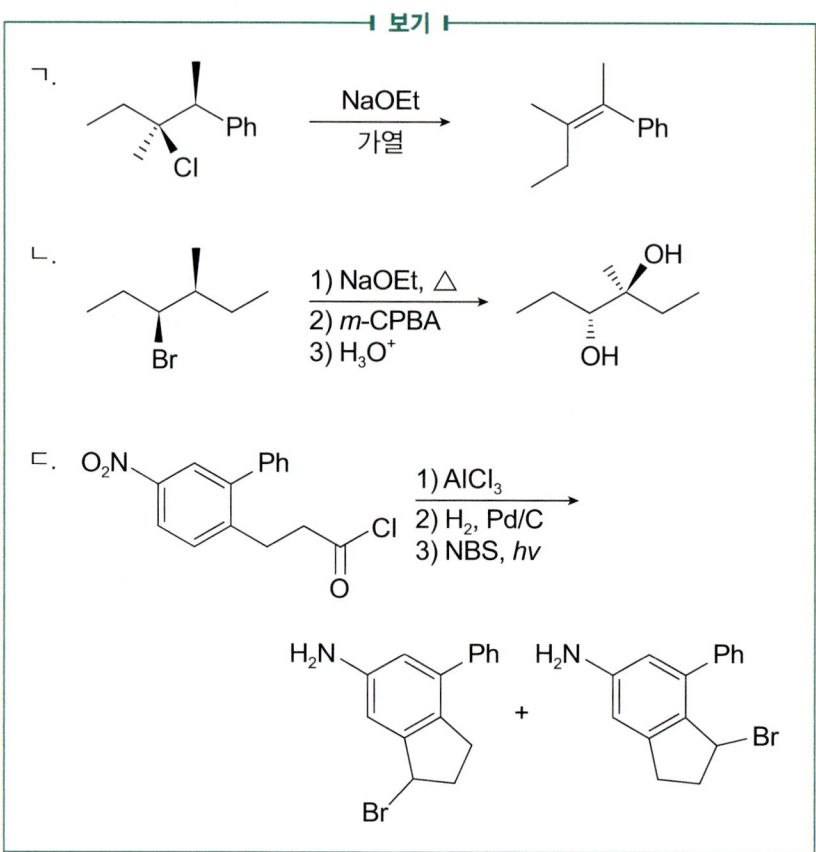

① ㄱ ② ㄴ ③ ㄷ
④ ㄱ, ㄴ ⑤ ㄱ, ㄷ ⑥ ㄴ, ㄷ
⑦ ㄱ, ㄴ, ㄷ

04 다음 각 반응의 최종 주생성물의 구조로 가장 적절한 것은? (단, 각 단계에서 주생성물은 적절한 분리·정제 과정을 통하여 얻는다.)

PART 09 / Final Set

05 다음 각 반응의 최종 주생성물 구조로 가장 적절한 것은? (단, 각 단계에서 주생성물은 적절한 분리·정제 과정을 통하여 얻는다.)

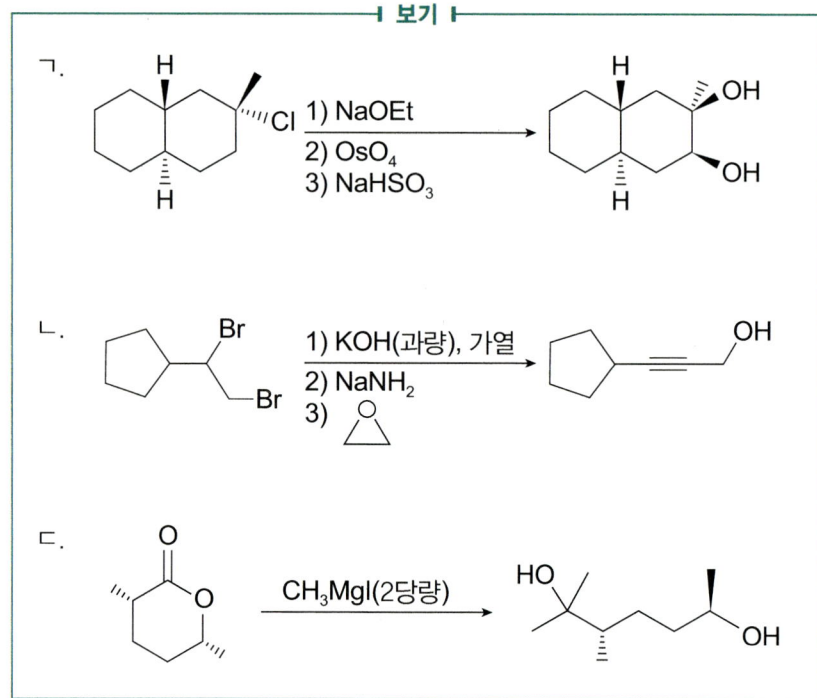

① ㄱ ② ㄴ ③ ㄷ
④ ㄱ, ㄴ ⑤ ㄱ, ㄷ ⑥ ㄴ, ㄷ
⑦ ㄱ, ㄴ, ㄷ

06 주생성물의 구조가 옳은 것만을 〈보기〉에서 있는 대로 고른 것은?

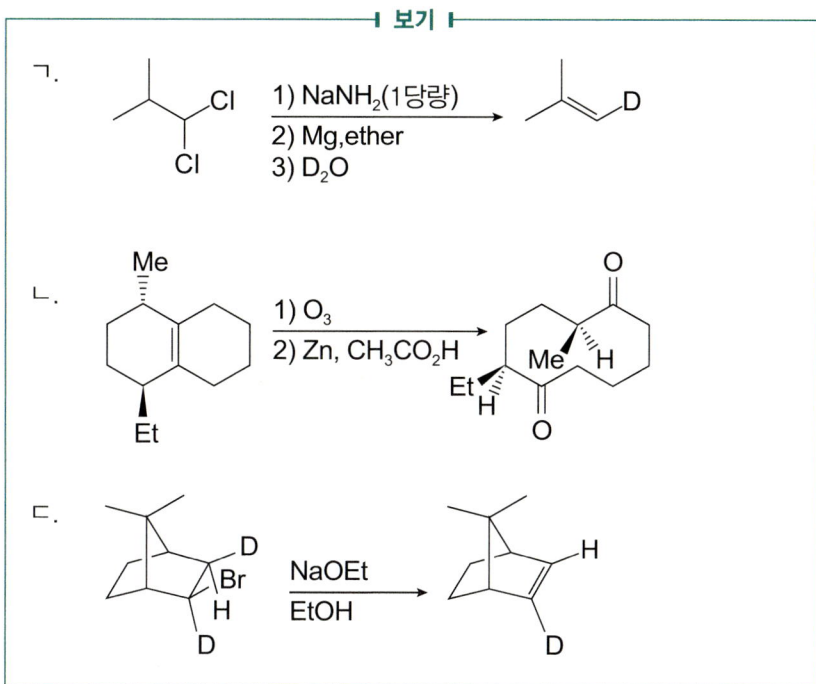

① ㄱ　　　　② ㄴ　　　　③ ㄷ
④ ㄱ, ㄴ　　　⑤ ㄱ, ㄷ　　⑥ ㄴ, ㄷ
⑦ ㄱ, ㄴ, ㄷ

PART 09 / Final Set

07 다음 반응에서 중간 생성물 A와 최종 주생성물 B의 구조로 옳은 것은? (단, 주생성물은 적절한 분리·정제 과정을 통하여 얻는다.)

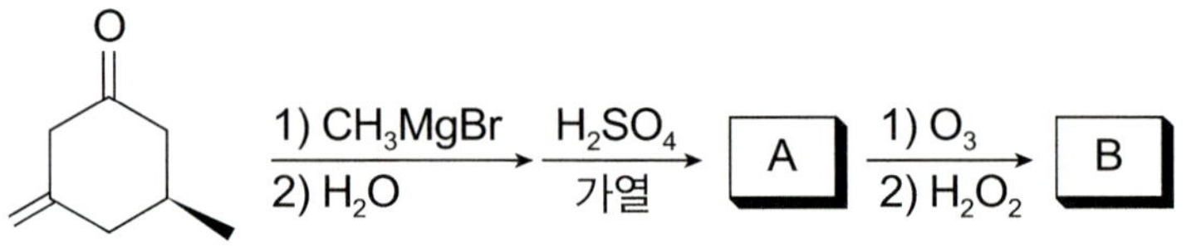

① ② 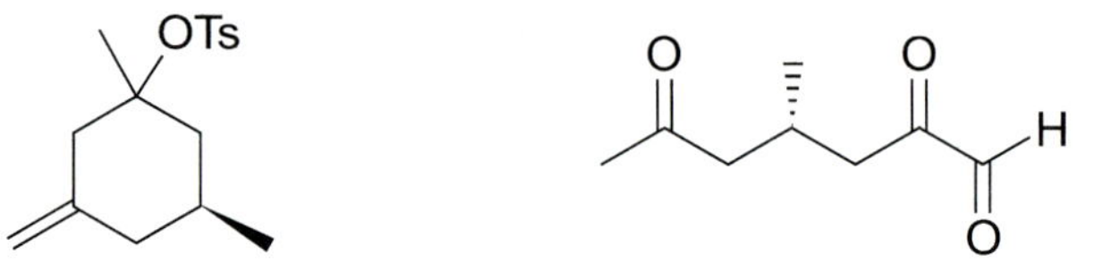 ③ 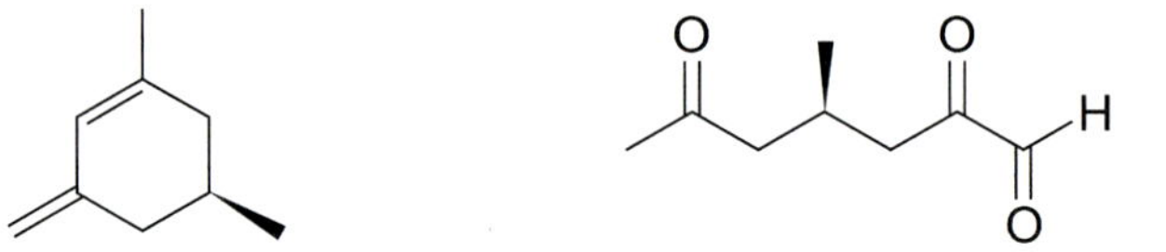 ④ 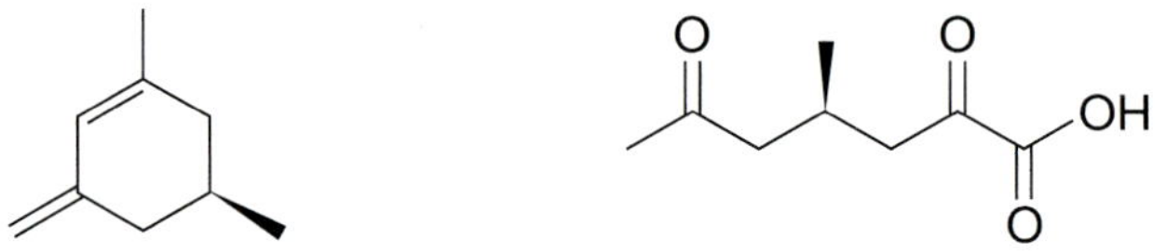 ⑤

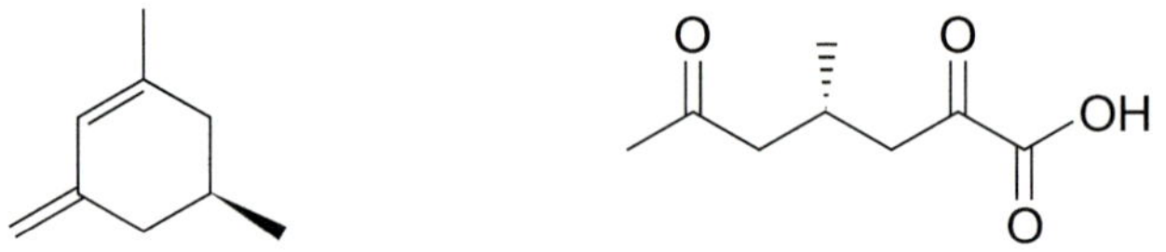

08 주생성물의 구조가 옳은 것만을 〈보기〉에서 있는 대로 고른 것은? (단, 주생성물은 적절한 분리·정제 과정을 통하여 얻는다.)

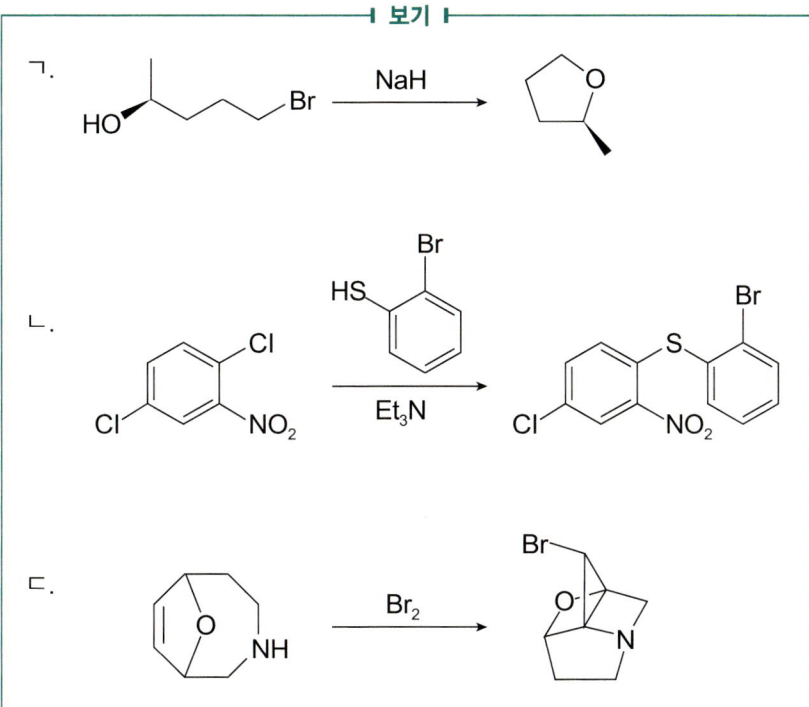

① ㄱ　　　　② ㄴ　　　　③ ㄷ
④ ㄱ, ㄴ　　　⑤ ㄱ, ㄷ　　⑥ ㄴ, ㄷ
⑦ ㄱ, ㄴ, ㄷ

09 다음은 Wagner-Meerwein 자리옮김 반응이다.

위 반응과 유사한 자리옮김을 포함하는 반응으로 적절한 것은?

① 사이클로펜타디엔 + 말레산 무수물 → 노보넨 무수물 (Δ)

② 톨루엔 + 3-메틸-1-뷰텐 → p-(tert-펜틸)톨루엔 (H⁺)

③ 알릴 바이닐 에터 → γ,δ-불포화 케톤 (Δ)

④ 1-(1-메틸사이클로뷰틸)에탄올 → 1,2-다이메틸사이클로펜텐 (H⁺)

⑤ 2,3-다이메틸-1,3-뷰타다이엔 + HBr → 1-브로모-2,3-다이메틸-2-뷰텐

10 다음 각 반응의 최종 주생성물의 구조로 가장 적절한 것은? (단, 각 단계에서 주생성물은 적절한 분리·정제 과정을 통하여 얻는다.)

① 다이케톤 → 1. CH₃MgBr(2당량) 2. H₂SO₄ 3. LiAlH₄ 4. POCl₃, pyridine → 2,3-다이메틸-2-뷰텐

② 페놀 → 1. CH₃Cl, AlCl₃ 2. NaH, 알릴브로마이드 3. 가열 → 2-(1-프로페닐)-6-메틸페놀

③ trans-1-메틸-2-에톡시사이클로헥세인 → 1. HBr, 가열 2. POCl₃, pyridine 3. CH₂N₂, 가열 → 메틸바이사이클로[4.1.0]헵테인

④ 나프탈렌 → 1. Br₂, FeBr₃ 2. Mg, THF 3. PhCHO 4. H₃O⁺ → 나프틸페닐카비놀

⑤ 3,5-다이메틸사이클로헥센 → 1. OsO₄ 2. NaHSO₃ 3. HIO₄ → 3,5-다이메틸헥세인다이알

11 다음은 화합물 A와 B로부터 최종 주생성물 C와 D를 각각 합성하는 과정이다. 화합물 A와 B의 구조로 옳게 짝지어진 것은? (단, 각 단계에서 주생성물은 적절한 분리·정제 과정을 통하여 얻는다.)

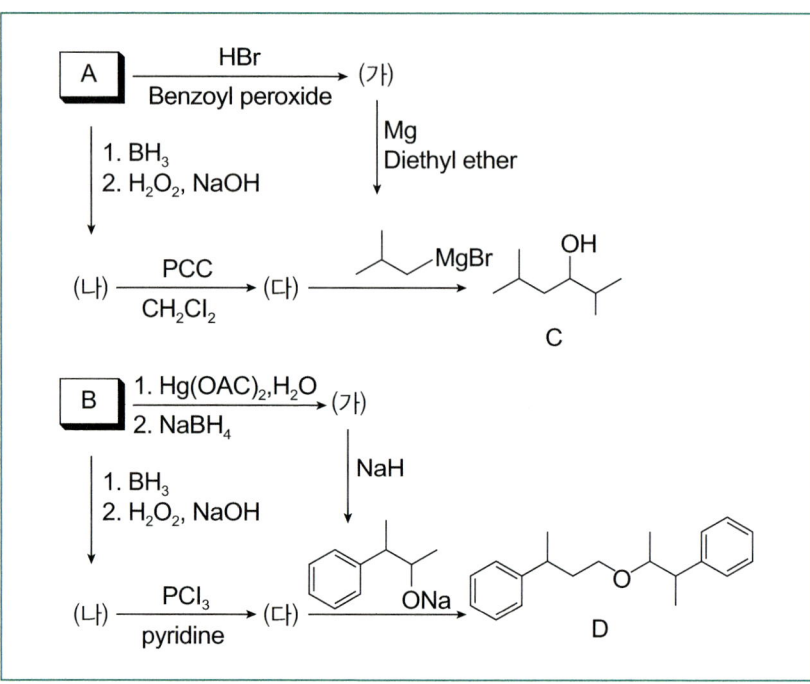

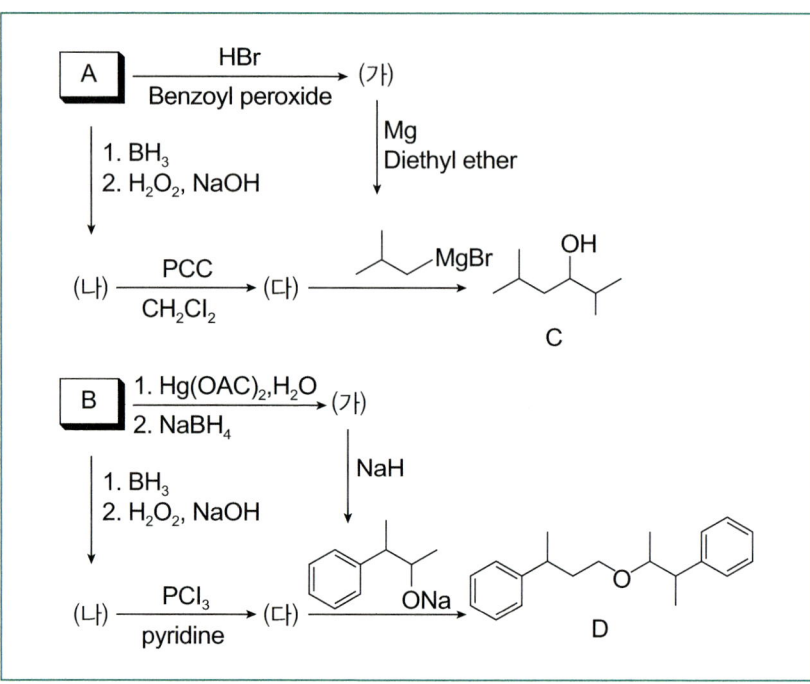

12 최종 주생성물의 구조가 옳은 것만을 〈보기〉에서 있는 대로 고른 것은?
(단, 각 단계에서 주생성물은 적절한 분리·정제 과정을 통하여 얻는다.)

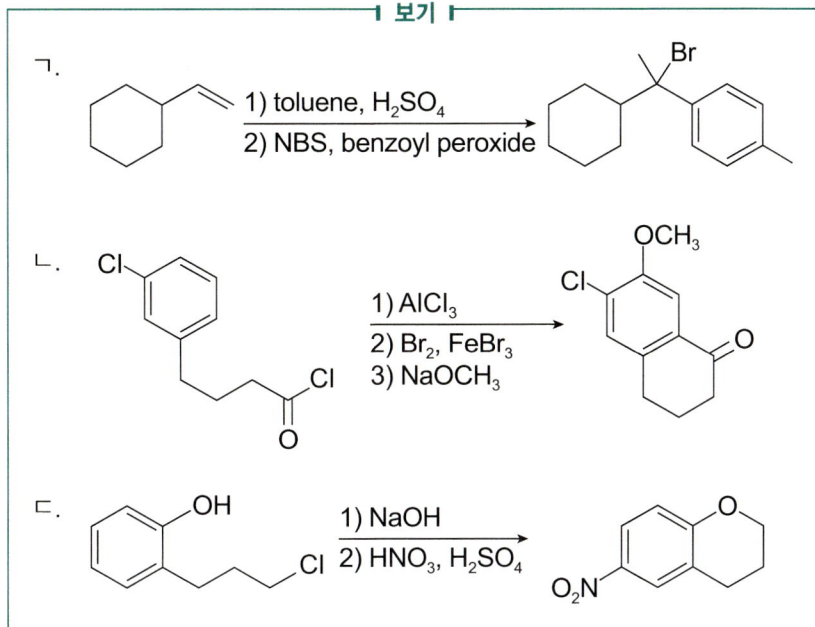

① ㄱ
② ㄴ
③ ㄷ
④ ㄱ, ㄴ
⑤ ㄱ, ㄷ
⑥ ㄴ, ㄷ
⑦ ㄱ, ㄴ, ㄷ

13 다음은 출발물질 A와 B로부터 최종 주생성물 C와 D를 각각 합성하는 과정이다. 화합물 A와 B의 구조로 가장 적절하게 짝지어진 것은? (단, 각 단계에서 주생성물은 적절한 분리·정제 과정을 통하여 얻는다.)

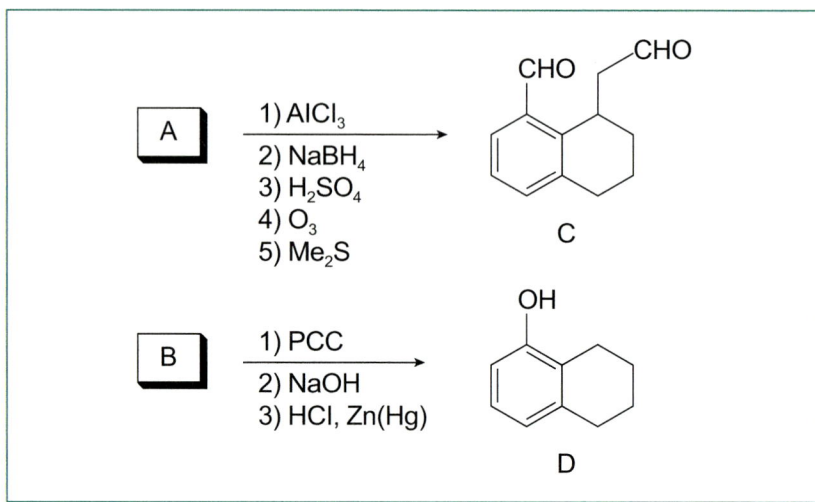

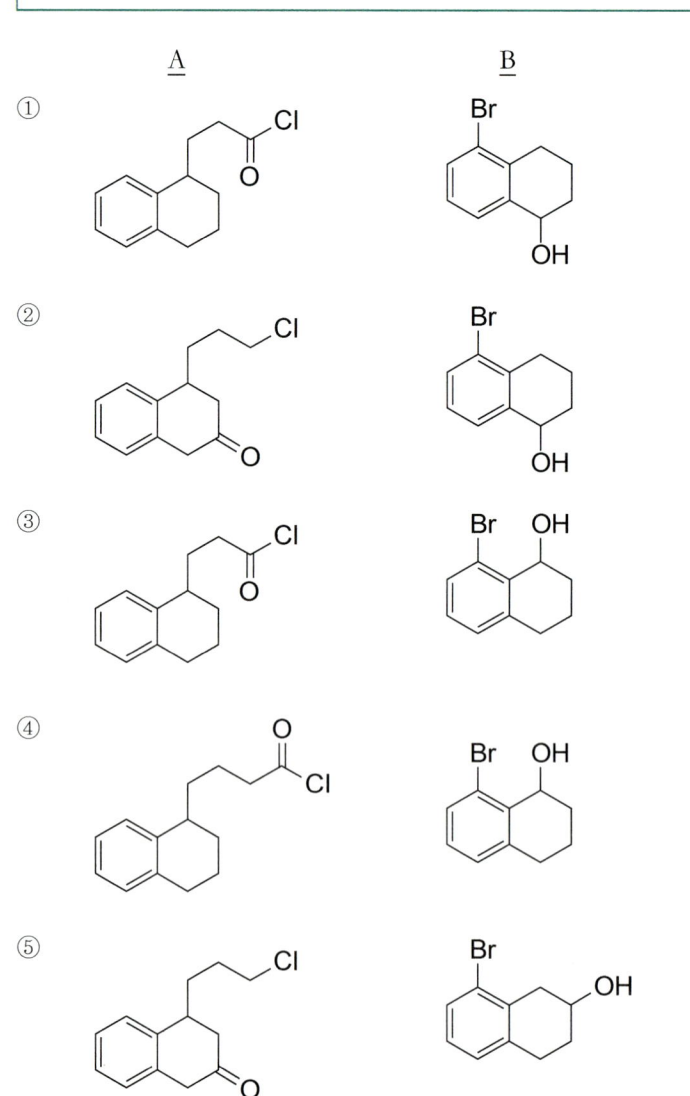

14 각 반응의 주생성물 구조로 가장 적절한 것만을 <보기>에서 있는 대로 고른 것은? (단, 각 단계에서 주생성물은 적절한 분리·정제 과정을 통하여 얻는다.)

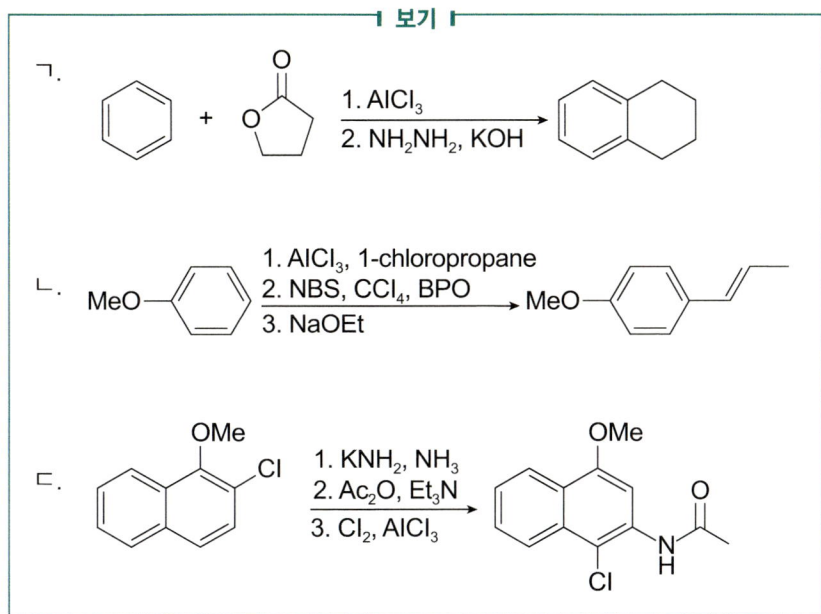

① ㄱ
② ㄴ
③ ㄷ
④ ㄱ, ㄴ
⑤ ㄱ, ㄷ
⑥ ㄴ, ㄷ
⑦ ㄱ, ㄴ, ㄷ

15 주생성물의 구조가 옳은 것만을 〈보기〉에서 있는 대로 고를 때, 그 개수는? (단, 각 단계에서 주생성물은 적절한 분리·정제 과정을 통하여 얻는다.)

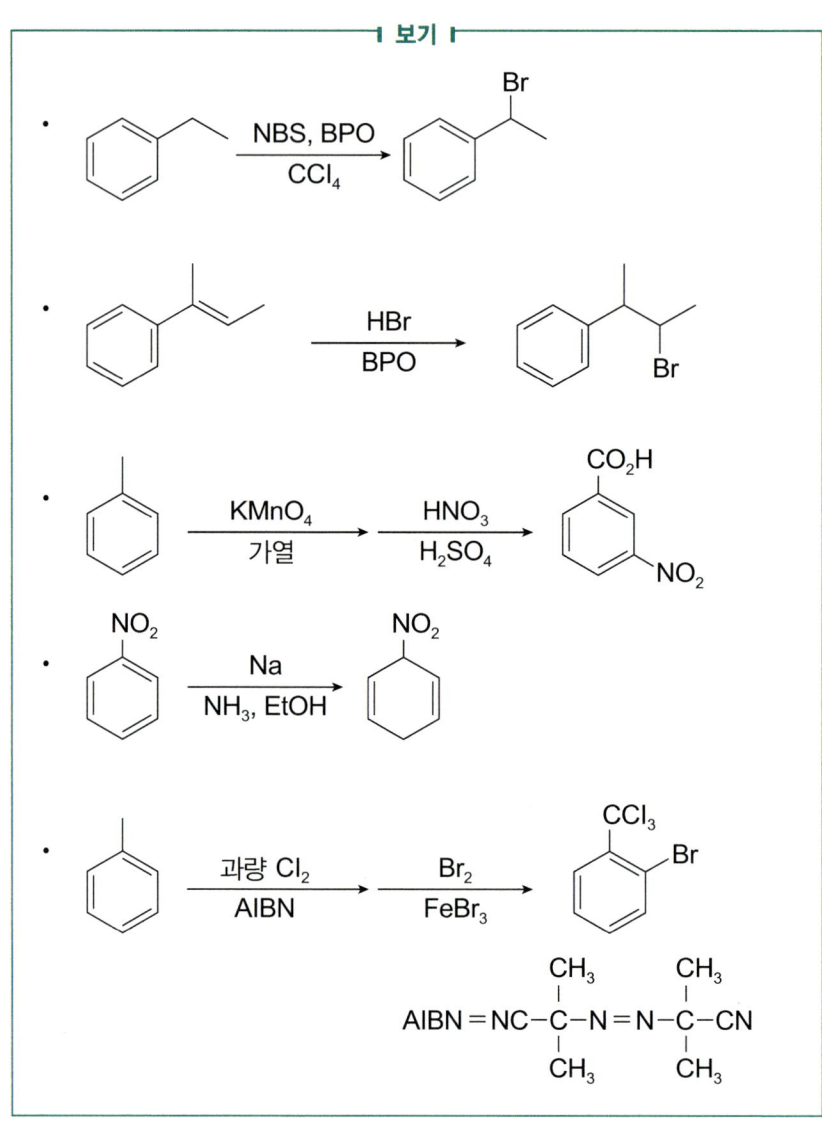

① 1개 ② 2개 ③ 3개
④ 4개 ⑤ 5개

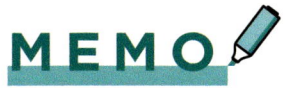

APPENDIX

부록

PEET 유기화학 단원별 추론 문제집

PART 01

구조와 결합
Set A

01

C_4H_7Cl의 분자식을 갖는 이성질체(constitutional isomer)의 이름이 IUPAC 명명법으로 <u>틀린</u> 것은?

① 4-Chlorobut-1-ene
② 2-Chlorobut-1-ene
③ (Z)-2-Chlorobut-2-ene
④ Chlorocyclobutane
⑤ 2-Chloro-1-methylcyclopropane

02

화합물의 구조와 IUPAC 이름이 옳게 짝지어진 것은?

| 구조 | IUPAC 이름 |

① 2-Ethyl-4-methylcyclopent-4-enol

② (E)-2,3-Dimethylhex-3-en-5-ol

③ (3-Ethylpropyl)cyclopentane

④ Bicyclo[1.2.3]octane

⑤ 1-Chloro-2-(1,2-dibromoethyl)benzene

03

화합물의 구조와 IUPAC 이름이 옳지 않게 짝지어진 것은?

구조 / IUPAC 이름

① 3-Isopropyl-6-methyloctane

② Cyclohexa-2,4-dienol

③ 2-Hydroxy-5-methylbenzoic acid

④ Bicyclo[2.2.1]hept-2-en-7-ol

⑤ 2-Nitronaphthalene

04

화합물의 구조와 IUPAC 이름이 옳게 짝지어진 것은?

구조 / IUPAC 이름

① Hept-1-en-5-ol

② 1-Ethyl-4-methylpent-4-en-1-ol

③ 2-Methyl-5-hydroxypentanoic acid

④ 2-Cyclopentylpropan-1-ol

⑤ 3-Formylphenol

05

1-Phenyl-2,4-hexanedione은 분자 내에 산성도가 다른 수소를 여러 개 가지고 있다. 이 화합물을 2당량의 NaNH$_2$와 반응시켜 분자 내에 2개의 음이온(dianion)을 만든 후, 1당량의 PhCH$_2$Cl을 첨가하여 벤질화 반응을 시켰다. 이 반응의 주생성물의 구조는?

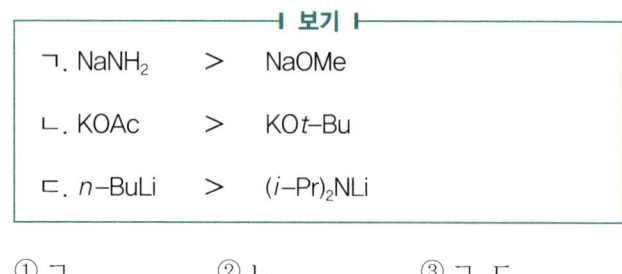

①
②

③
④
⑤

06

염기도 비교가 옳은 것만을 〈보기〉에서 있는 대로 고른 것은?

보기
ㄱ. NaNH$_2$ > NaOMe
ㄴ. KOAc > KOt-Bu
ㄷ. n-BuLi > (i-Pr)$_2$NLi

① ㄱ ② ㄴ ③ ㄱ, ㄷ
④ ㄴ, ㄷ ⑤ ㄱ, ㄴ, ㄷ

07

아래 표의 빈칸에 채워진 해당사항 중 옳지 <u>않은</u> 것을 고른 것은?

화학종	탄소원자의 형식 전하	H-C-H의 결합 각	구조	탄소 원자의 혼성 상태
CH_3^+	+1	①	삼각 평면	SP^2
CH_3^-	-1	107°	삼각피라미드	②
$\cdot CH_3$	0	120°	③	④
CH_4	⑤	109°	정사면체	SP^3

① 120° ② SP^3 ③ 삼각 평면
④ SP^3 ⑤ 0

08

〈보기〉에 대한 설명이 옳지 <u>않은</u> 것은?

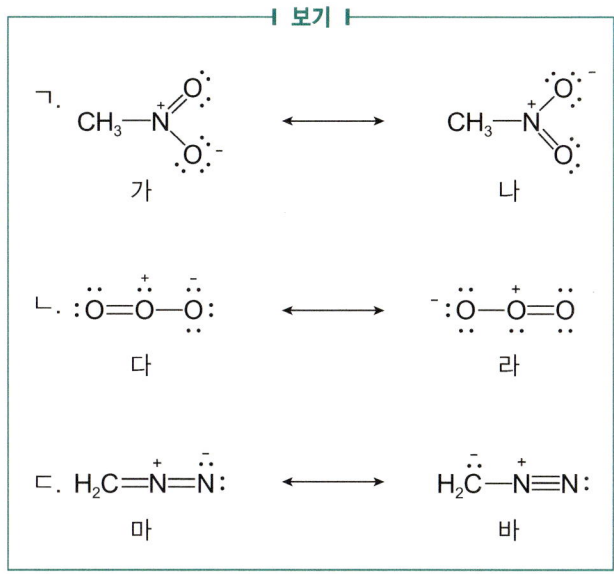

① 공명구조 (가)와 (나)의 질소의 형식전하는 +1이다.
② (다)와 (라)의 결합길이는 같다.
③ (마)와 (바)의 가운데 질소의 형식전하는 모두 +이다.
④ (바) 구조를 가열하면 카벤(carbene)을 얻을 수도 있다.
⑤ 공명구조 (가), (다), (마)의 공명기여도가 더 크다.

09

전자이동 표시와 생성물의 형식전하가 모두 옳은 것만을 〈보기〉에서 있는 대로 고른 것은?

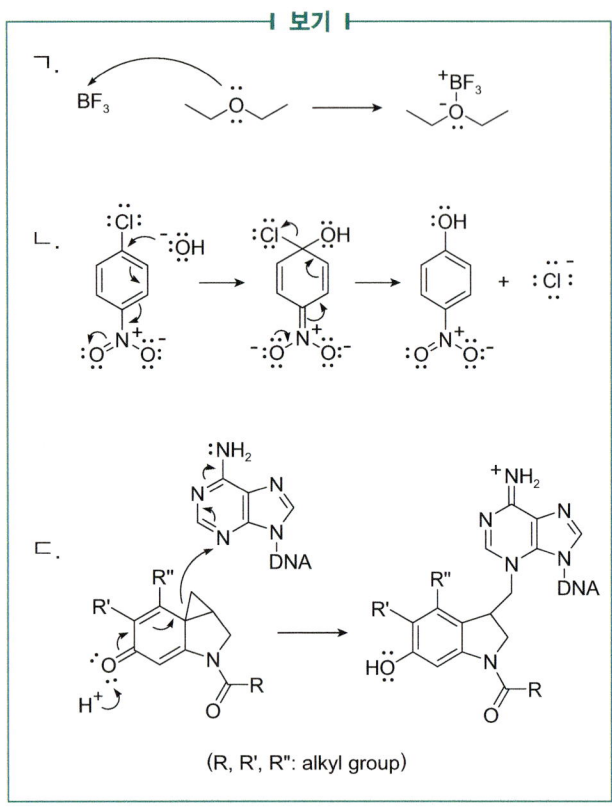

① ㄴ
② ㄷ
③ ㄱ, ㄴ
④ ㄱ, ㄷ
⑤ ㄱ, ㄴ, ㄷ

10

아래 〈보기〉의 탄소들의 공유결합 길이가 짧아지는 순서로 나열한 것은?

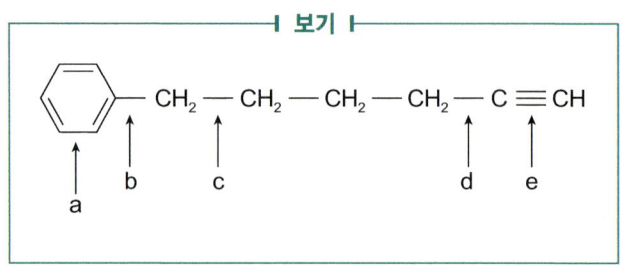

① b > c > d > a > e
② b > d > c > e > a
③ c > b > d > a > e
④ c > d > b > a > e
⑤ d > b > c > a > e

11

화합물의 산성도, 염기도 비교 설명이 올바른 것을 〈보기〉에서 모두 고른 것은?

보기

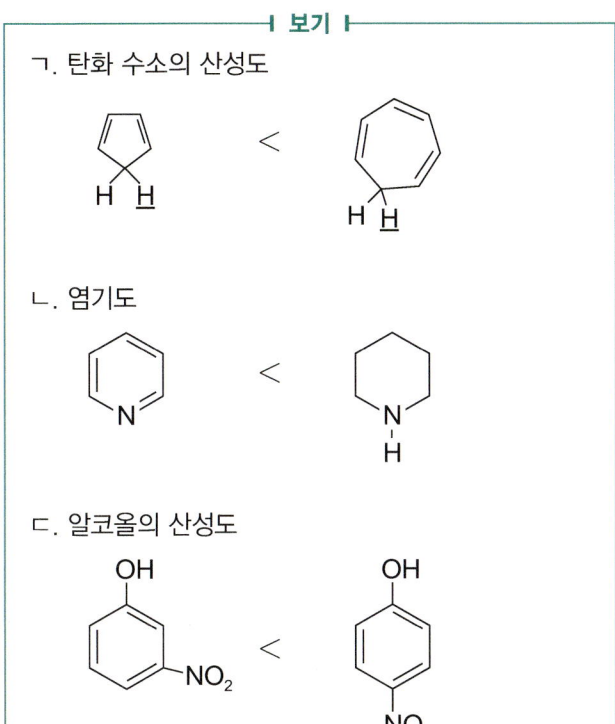

① ㄱ　　② ㄴ　　③ ㄷ
④ ㄱ, ㄴ　⑤ ㄱ, ㄷ　⑥ ㄴ, ㄷ
⑦ ㄱ, ㄴ, ㄷ

12

두 화합물의 끓는점 비교가 옳은 것만을 〈보기〉에서 모두 고른 것은?

보기

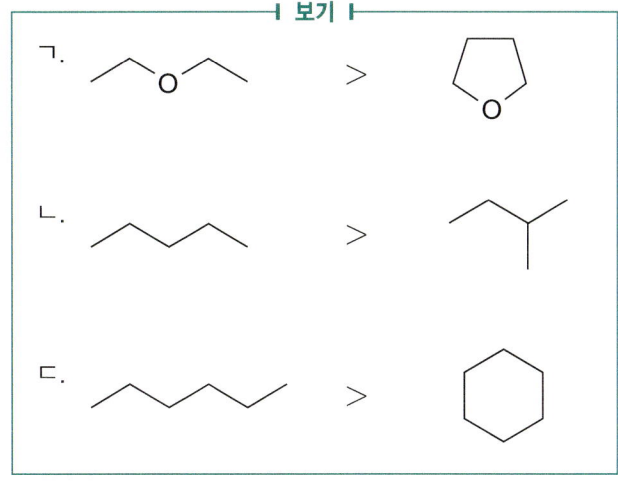

① ㄱ　　② ㄴ　　③ ㄷ
④ ㄱ, ㄴ　⑤ ㄱ, ㄷ　⑥ ㄴ, ㄷ
⑦ ㄱ, ㄴ, ㄷ

13
다음 각 쌍의 구조가 서로 공명 관계인 것은?

①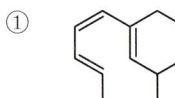

②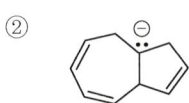

③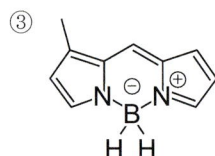

④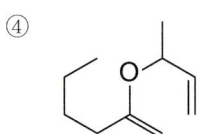

⑤

14
화합물의 물리화학적 성질 또는 구조에 대한 비교가 옳지 않은 것은?

① 녹는점(melting point)

② 밑줄 친 수소의 pK_a값

③ 불포화도(degree of unsaturation)

④ 표시한 C–C 결합 해리 에너지(bond dissociation energy)

$H_3C-CH_2CH=CH_2$ < $H_3C-CH_2CH_2CH_3$

⑤ 쌍극자 모멘트(dipole moment)

15

양이온 구조의 안정도 비교가 옳은 것만을 〈보기〉에서 있는 대로 고른 것은?

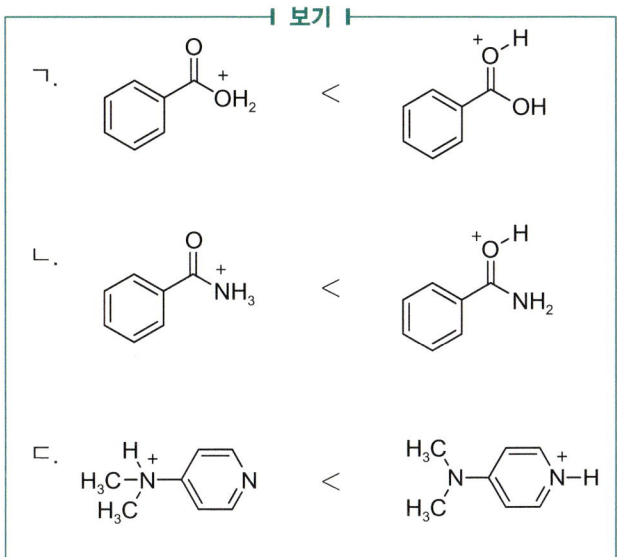

① ㄱ ② ㄷ ③ ㄱ, ㄴ
④ ㄴ, ㄷ ⑤ ㄱ, ㄴ, ㄷ

PEET 유기화학 단원별 추론 문제집

PART 01

구조와 결합
Set B

01

화합물의 구조와 IUPAC 이름이 옳지 않게 짝지어진 것은?

	구조	IUPAC 이름
①		2,2,4-Trimethylpentane
②		3-Methylhex-4-yn-3-ol
③		(1S,2S,4R)-2,4-Dimethylcyclohexanol
④		2,7,7-Trimethylbicyclo[4.2.2]decane
⑤		4-Bromo-3-hydroxyaniline

02

화합물의 구조와 IUPAC 이름이 옳지 않게 짝지어진 것은?

	구조	IUPAC 이름
①		5-Bromo-2,5-dimethylcyclohepta-1,3-diene
②		5-Bromobicyclo[2.2.1]heptan-2-ol
③		(Z)-2-Ethenylhept-2-en-6-yn-1-ol
④		3-Hydroxy-4-methylbenzoic acid
⑤		5-Bromo-2,3-dimethyl-4-propylheptane

03

화합물의 구조와 IUPAC 이름이 옳게 짝지어진 것은?

구조	IUPAC 이름
① (구조)	(E)-1-Chloro-3,3,4-trimethylnon-1-en-8-ol
② (구조)	6-Chloro-3-vinylcyclohexanol
③ (구조)	3-Bromo-5-hydroxybenzaldehyde
④ (구조)	(2S,4R)-2-Isobutyl-4-vinylpyrrole
⑤ (구조)	4,9-Dimethylquinoline

04

주어진 용매의 유전상수(dielectric constant) 크기 비교가 옳은 것은?

① H_2O < CH_3OH

② CH_2Cl_2 < CCl_4

③ $CH_3-S(=O)-CH_3$ < $CH_3-C(=O)-CH_3$

④ pyridine < benzene

⑤ diethyl ether < tetrahydrofuran

05

중간체의 안정도 비교가 옳은 것만을 〈보기〉에서 있는 대로 고른 것은?

― 보기 ―

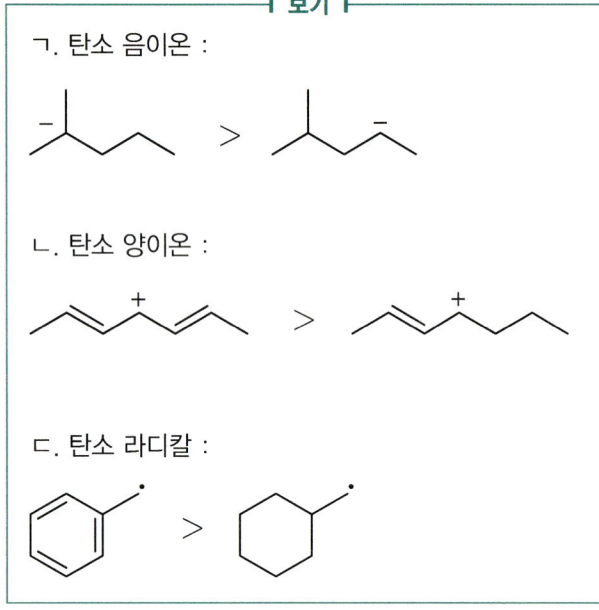

① ㄱ ② ㄷ ③ ㄱ, ㄴ
④ ㄴ, ㄷ ⑤ ㄱ, ㄴ, ㄷ

06

다음 화합물에서 화살표로 표시한 결합 길이가 a>b인 것만을 〈보기〉에서 있는 대로 고른 것은?

― 보기 ―

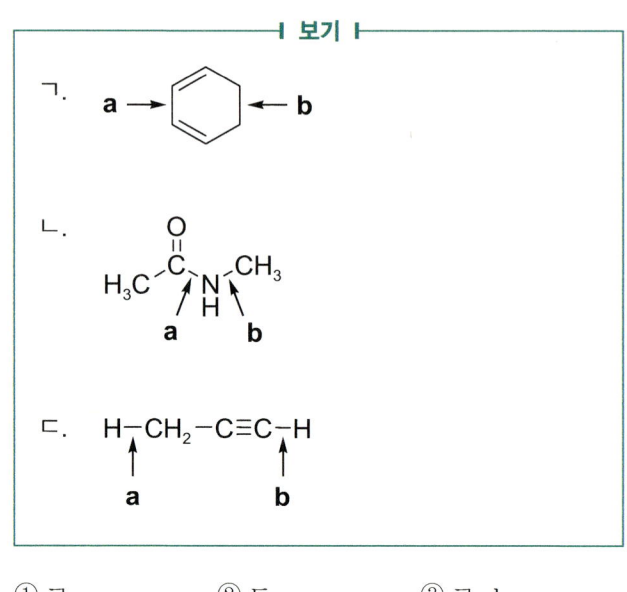

① ㄱ ② ㄷ ③ ㄱ, ㄴ
④ ㄴ, ㄷ ⑤ ㄱ, ㄴ, ㄷ

07

다음 〈보기〉의 각 화학종에 존재하는 H-C-H의 결합각이 증가하는 순서로 나열된 것은?

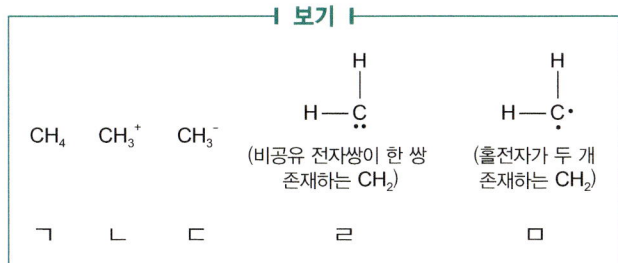

① ㄱ < ㄷ < ㄹ < ㄴ < ㅁ
② ㄱ < ㄷ < ㄴ < ㄹ < ㅁ
③ ㄷ < ㄱ < ㄹ < ㄴ < ㅁ
④ ㄷ < ㄱ < ㄴ < ㄹ < ㅁ
⑤ ㄷ < ㄱ < ㅁ < ㄴ < ㄹ

08

다음 공명 구조들에서 기여도가 더 큰 것을 골라 옳게 짝지은 것은? (단, 비공유 전자쌍은 표시하지 않았다.)

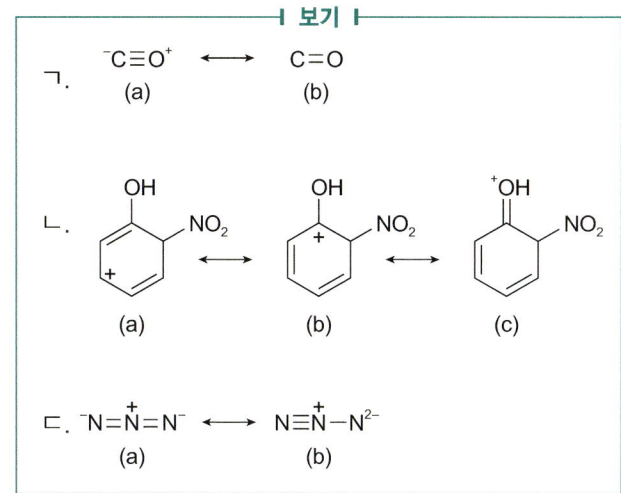

	ㄱ	ㄴ	ㄷ
①	(a)	(b)	(a)
②	(a)	(c)	(a)
③	(b)	(b)	(b)
④	(b)	(b)	(a)
⑤	(b)	(c)	(b)

09

다음은 펩타이드 결합을 끊는 어떤 효소의 활성 자리에서 일어나는 반응 메커니즘을 나타낸 것이다.

이에 대한 설명으로 옳은 것을 〈보기〉에서 모두 고른 것은?

― 보기 ―
ㄱ. (가)에서 Ser221의 OH기의 산소는 친핵체로 작용한다.
ㄴ. (나)에서 His64의 이미다졸 양이온은 산으로 작용한다.
ㄷ. Ser221의 OH기를 H로 치환하면 효소 활성도(enzyme activity)가 작아진다.

① ㄱ
② ㄴ
③ ㄱ, ㄷ
④ ㄴ, ㄷ
⑤ ㄱ, ㄴ, ㄷ

10

그림은 에텐(ethene)의 탄소-수소 결합이 분해되어 서로 다른 화학종이 만들어지는 과정을 나타낸 것이다.

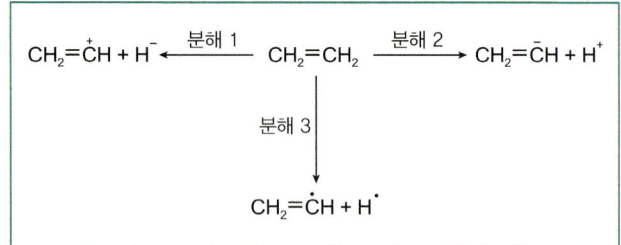

분해 과정과 생성물에 대한 설명으로 옳지 <u>않은</u> 것은?

① 세 종류의 분해 과정 중 분해 1에 필요한 에너지가 가장 크다.
② 분해 1과 분해 2는 불균일 분해에 해당한다.
③ 분해 1의 생성물에 포함된 탄소는 모두 sp^2 혼성화되어 있다.
④ 분해 2의 생성물에 포함된 탄소는 모두 sp^2 혼성화되어 있다.
⑤ 분해 3의 생성물에 포함된 탄소는 sp^2, sp 순으로 혼성화되어 있다.

11

밑줄 친 수소의 산의 세기 비교가 옳은 것의 개수는?

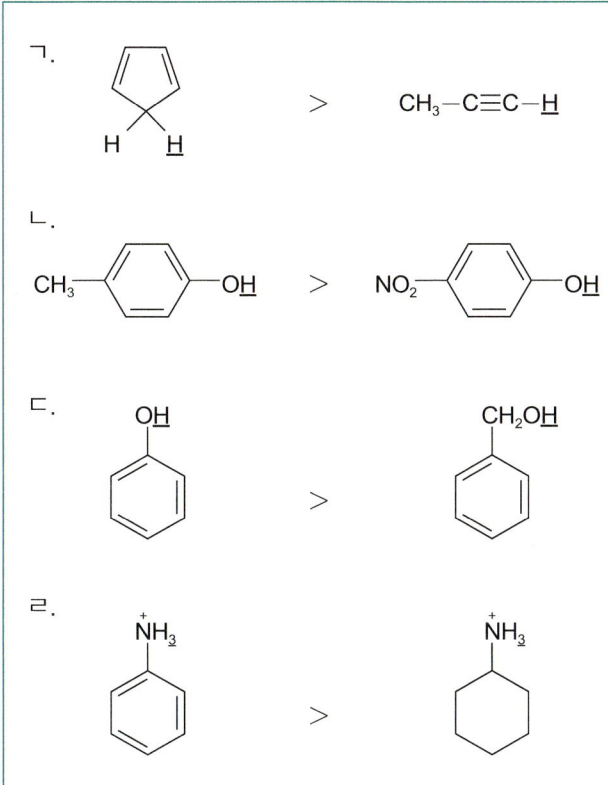

① 0개 ② 1개 ③ 2개
④ 3개 ⑤ 4개

12

다음은 합성마약으로 아편의 길항제로 작용해 아편 중독을 치료하는 데 쓰이는 날록손(Naloxone)의 구조이다.

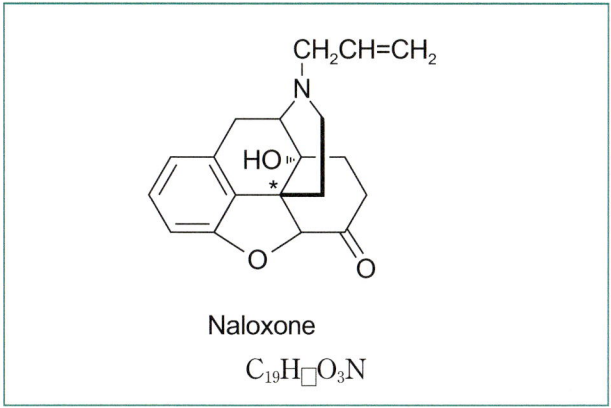

Naloxone
$C_{19}H_\square O_3N$

이에 대한 설명으로 옳은 것만을 〈보기〉에서 있는 대로 고를 때 그 개수는?

―| 보기 |―

ㄱ. 사차(quaternary) 탄소는 2개이다.
ㄴ. 별표(*)로 표시된 탄소의 절대 배열은 S이다.
ㄷ. 에스터(ester) 작용기가 존재한다.

① ㄱ   ② ㄴ   ③ ㄷ
④ ㄱ, ㄴ   ⑤ ㄱ, ㄷ   ⑥ ㄴ, ㄷ
⑦ ㄱ, ㄴ, ㄷ

13

염기도 비교가 옳은 것만을 〈보기〉에서 있는 대로 고른 것은?

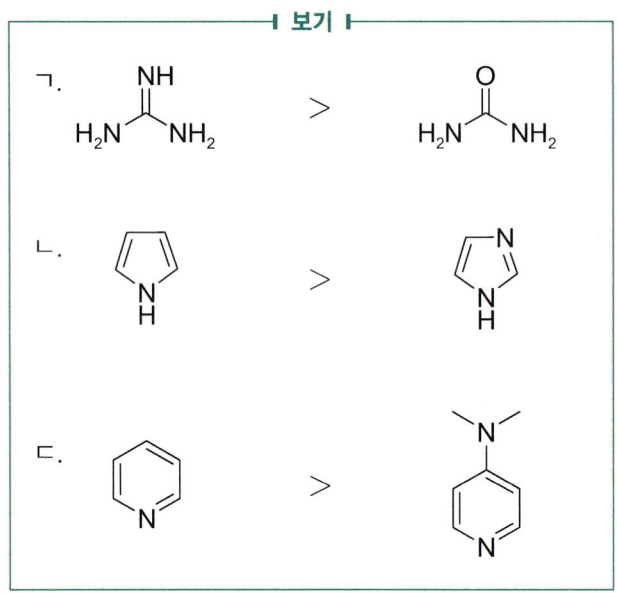

① ㄱ
② ㄷ
③ ㄱ, ㄴ
④ ㄴ, ㄷ
⑤ ㄱ, ㄴ, ㄷ

14

그림은 탄화수소 A~D의 결합각(∠HCC)과 탄소 간 결합 길이를 나타낸 것이다. A~D의 분자식은 C_2H_2, C_2H_4, C_6H_6, C_6H_{12} 중 하나이며, 각 분자 내 모든 탄소는 동일한 결합 상태를 갖는다.

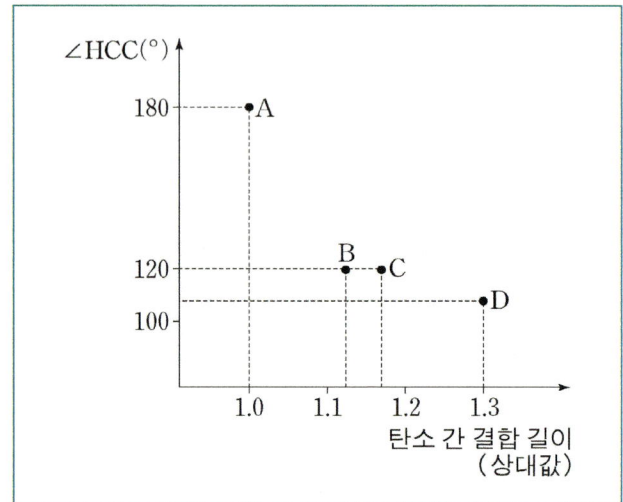

A~D에 대한 설명으로 옳지 않은 것은? [3점]

① A는 한 개의 π 결합을 갖는다.
② B는 평면 구조를 갖는다.
③ C는 공명 구조를 갖는다.
④ D는 고리 구조를 갖는다.
⑤ B와 C의 모든 탄소는 같은 혼성 오비탈을 갖는다.

15

두 화합물의 물리적 성질 비교가 옳은 것만을 〈보기〉에서 있는 대로 고른 것은?

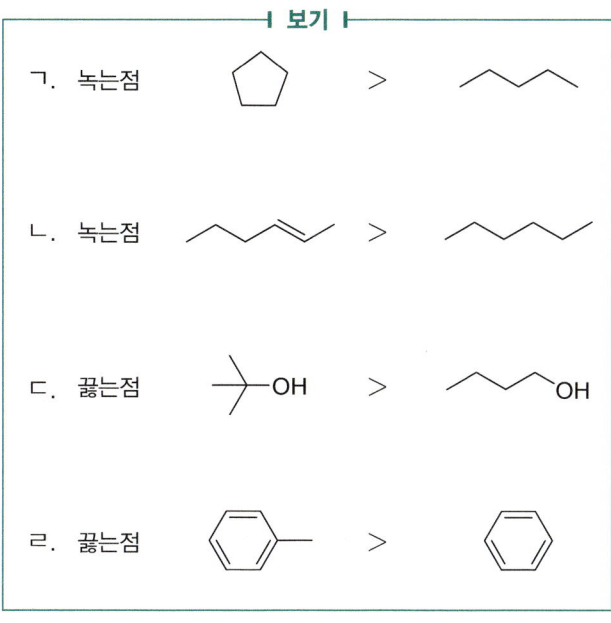

① ㄱ, ㄴ ② ㄱ, ㄷ ③ ㄱ, ㄹ
④ ㄴ, ㄷ ⑤ ㄴ, ㄹ

PEET 유기화학 단원별 추론 문제집

PART 02

알케인, 사이클로알케인
Set A

Set A PART 02 / 알케인, 사이클로알케인

01

다음 각 화합물의 의자 형태(chair conformation)가 옳게 짝지어진 것만을 〈보기〉에서 있는 대로 고른 것은?

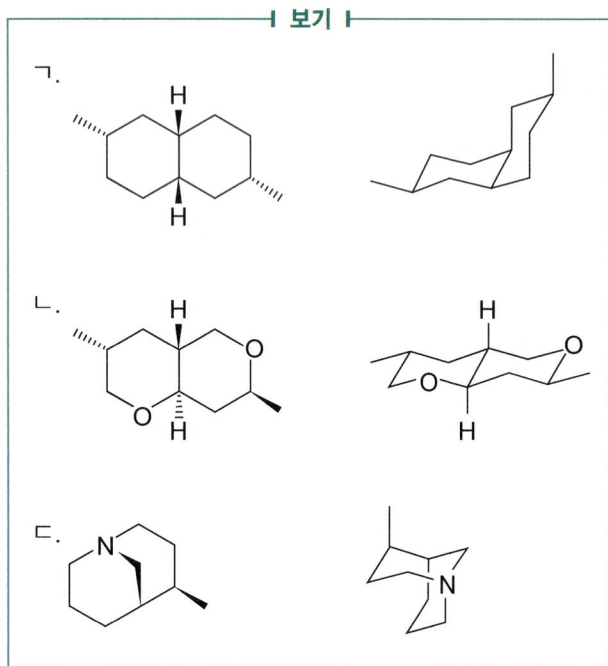

① ㄱ
② ㄴ
③ ㄷ
④ ㄱ, ㄴ
⑤ ㄱ, ㄷ
⑥ ㄴ, ㄷ
⑦ ㄱ, ㄴ, ㄷ

02

1개의 원자단(R)으로 치환된 사이클로헥세인이 축방향(axial)에서 수평방향(equatorial)으로 이형태(conformation)가 상호전환되는 평형식을 아래 〈보기〉에 나타내었다. 각 평형상수(K)에 적합하게 나열된 것을 고른 것은?

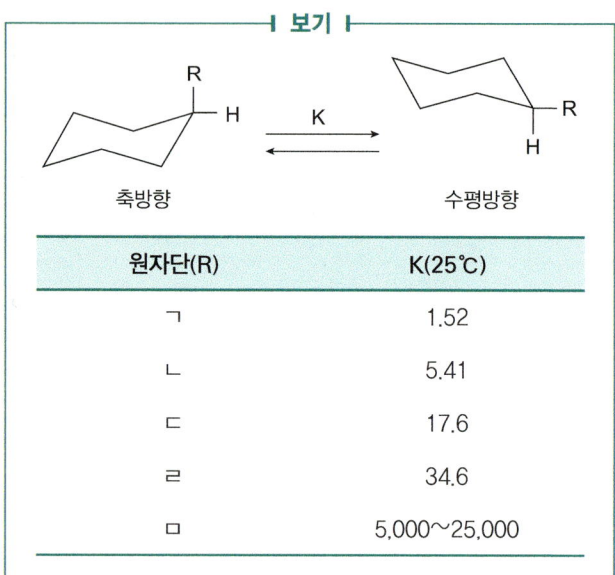

	ㄱ	ㄴ	ㄷ	ㄹ	ㅁ
①	F	CH_3	OH	CH_2CH_3	$C(CH_3)_3$
②	F	OH	CH_3	CH_2CH_3	$C(CH_3)_3$
③	OH	F	CH_3	CH_2CH_3	$C(CH_3)_3$
④	OH	CH_3	F	CH_2CH_3	$C(CH_3)_3$
⑤	OH	CH_2CH_3	$C(CH_3)_3$	F	OH

03

다음은 3개의 메틸(methyl)기가 치환된 cyclohexane의 두 가지 의자 형태(chair conformation)의 평형식과 에너지 차이를 나타내었다.

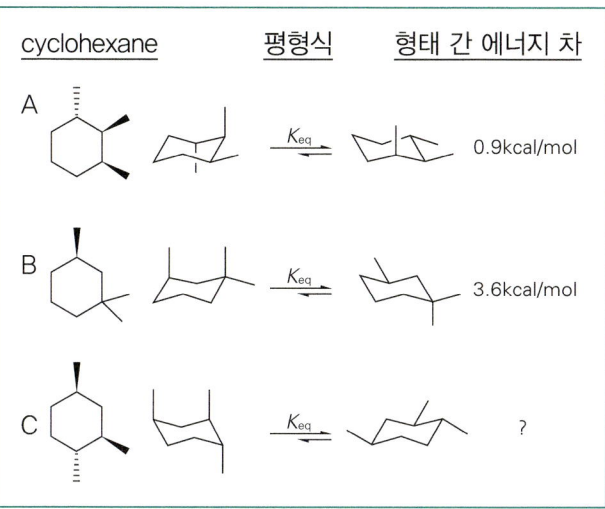

이에 대한 설명으로 옳은 것을 〈보기〉에서 모두 고른 것은?

| 보기 |

ㄱ. C의 두 형태(conformation) 간 에너지 차는 6.3kcal/mol이다.
ㄴ. 평형상수 K_{eq}가 가장 작은 것은 A이다.
ㄷ. 화합물 B가 A보다 입체 스트레인(steric strain)이 크다.

① ㄱ　　② ㄴ　　③ ㄷ
④ ㄱ, ㄴ　　⑤ ㄱ, ㄷ　　⑥ ㄴ, ㄷ
⑦ ㄱ, ㄴ, ㄷ

04

사이클로알케인의 연소열은 다음과 같다.

$$(CH_2)_n + \frac{3}{2}nO_2 \longrightarrow nCO_2 + nH_2O + 열$$

사이클로알케인 $(CH_2)_n$	탄소 원자 수 (n)	연소열 (kJ/mol)	CH_2 그룹당 연소열 (kJ/mol)
Cyclopropane	3	2091	697
Cyclobutane	4	2744	686
Cyclopentane	5	3220	664
Cyclohexane	6	3954	659
⋮	⋮	⋮	⋮

Cyclohexane의 고리스트레인(Ring strain)이 0이라면, Cyclopropane의 고리스트레인(kJ/mol)을 계산하여라.

① 1861　　② 1364　　③ 620
④ 114　　⑤ 38

05

다음은 사이클로헥세인의 형태 이성질체들이다.

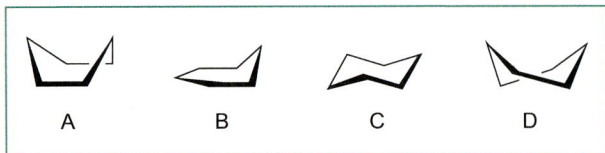

이에 대한 옳은 설명만을 〈보기〉에서 있는 대로 고른 것은?

보기

ㄱ. A는 D보다 안정하다.
ㄴ. 가장 불안정한 형태 이성질체는 B이다.
ㄷ. C의 형태 이성질체가 가장 안정하다.

① ㄱ   ② ㄴ   ③ ㄷ
④ ㄱ, ㄴ   ⑤ ㄱ, ㄷ   ⑥ ㄴ, ㄷ
⑦ ㄱ, ㄴ, ㄷ

06

$C_2 - C_3$ 결합의 회전각에 대한 부테인(butane)의 상대적인 위치 에너지를 아래 그림에 나타내었다.

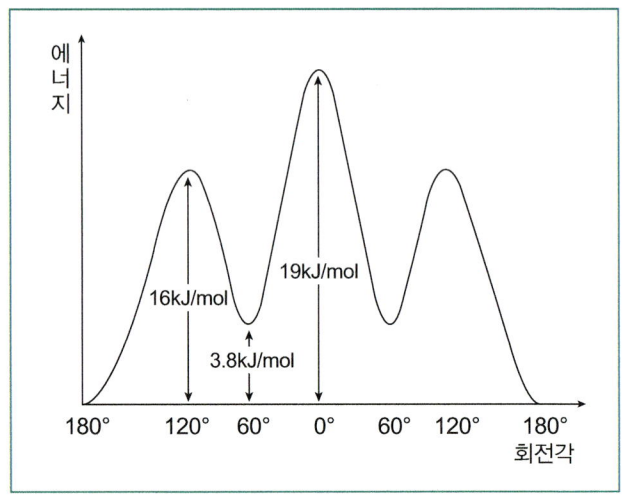

위 그림으로부터 (가) CH_3와 H의 가리움에 의한 에너지 증가와 (나) CH_3와 CH_3의 가리움에 의한 에너지 증가, 그리고 (다) CH_3와 CH_3가 60° 간격에 있을 때 입체스트레인(steric strain)의 크기를 옳게 나타낸 것은? (단, 수소(H)-수소(H) 가리움에 의한 에너지 증가는 4kJ/mol이다.)

	가	나	다
①	11	12	1.9
②	11	6	1.9
③	12	11	3.8
④	6	11	3.8
⑤	5.5	6	1.9

07

뷰테인의 고우시와 유사한 입체스트레인(steric strain)을 가장 많이 가지고 있는 것은?

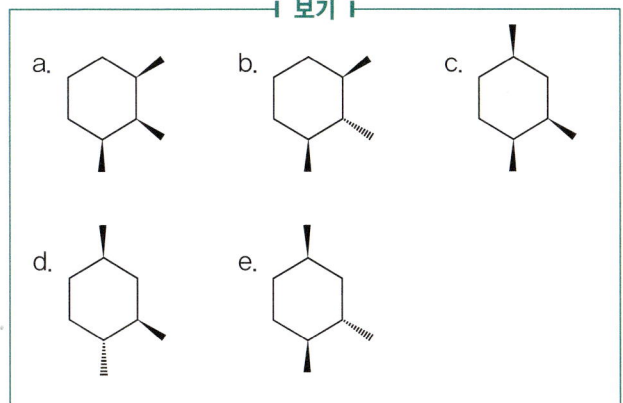

① a
② b
③ c
④ d
⑤ e

08

다음 중 증류법(distillation)으로 분리해 낼 가능성이 있는 화합물의 짝을 〈보기〉에서 있는 대로 고른 것은?

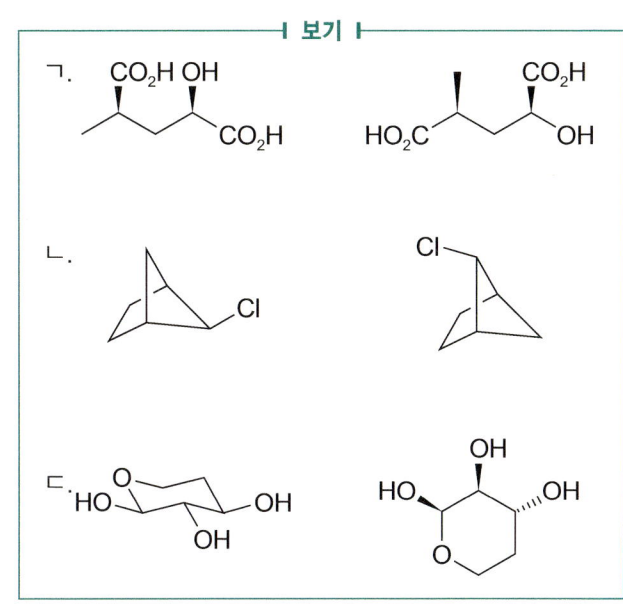

① ㄱ
② ㄴ
③ ㄷ
④ ㄱ, ㄴ
⑤ ㄱ, ㄷ
⑥ ㄴ, ㄷ
⑦ ㄱ, ㄴ, ㄷ

09

짝지은 두 화합물이 서로 형태 이성질체(Conformational isomer) 관계인 것만을 〈보기〉에서 있는 대로 고른 것은?

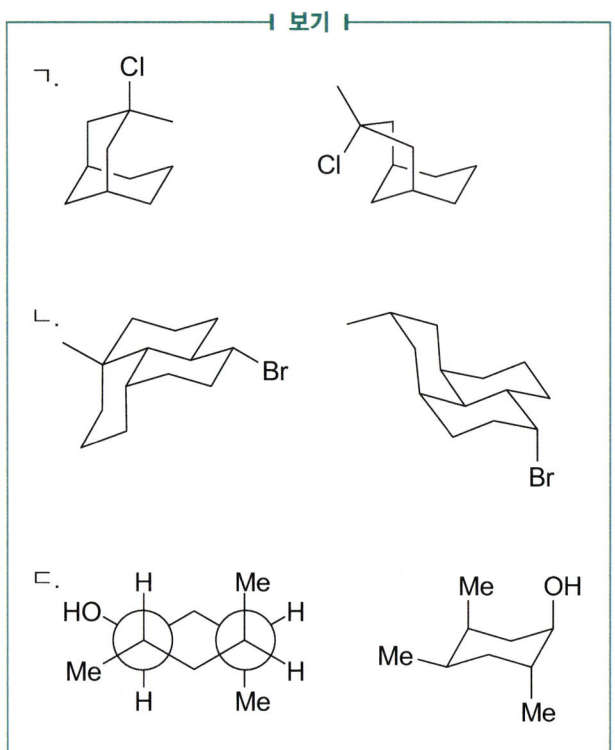

① ㄱ ② ㄴ ③ ㄷ
④ ㄱ, ㄴ ⑤ ㄱ, ㄷ ⑥ ㄴ, ㄷ
⑦ ㄱ, ㄴ, ㄷ

10

다음 화합물의 Newman 투영식이 옳게 표현된 것을 〈보기〉에서 있는 대로 고른 것은?

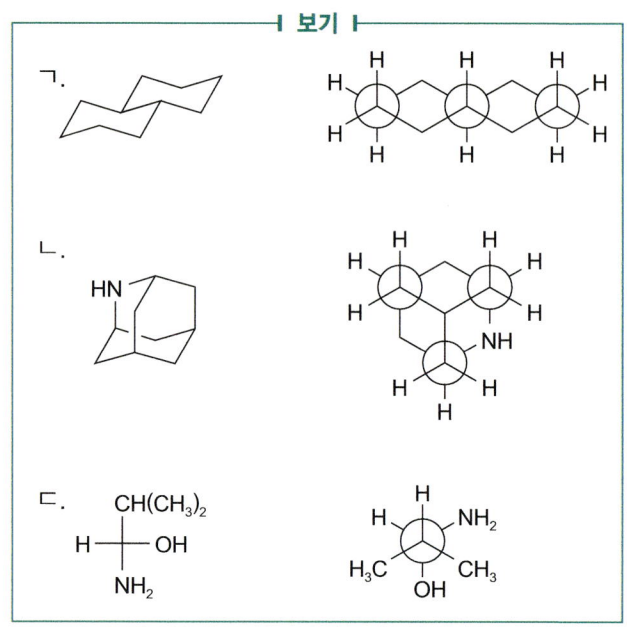

① ㄱ ② ㄴ ③ ㄷ
④ ㄱ, ㄴ ⑤ ㄱ, ㄷ ⑥ ㄴ, ㄷ
⑦ ㄱ, ㄴ, ㄷ

11

다음 화합물 중 동일한 분자로 짝지어진 것만을 〈보기〉에서 있는 대로 고른 것은?

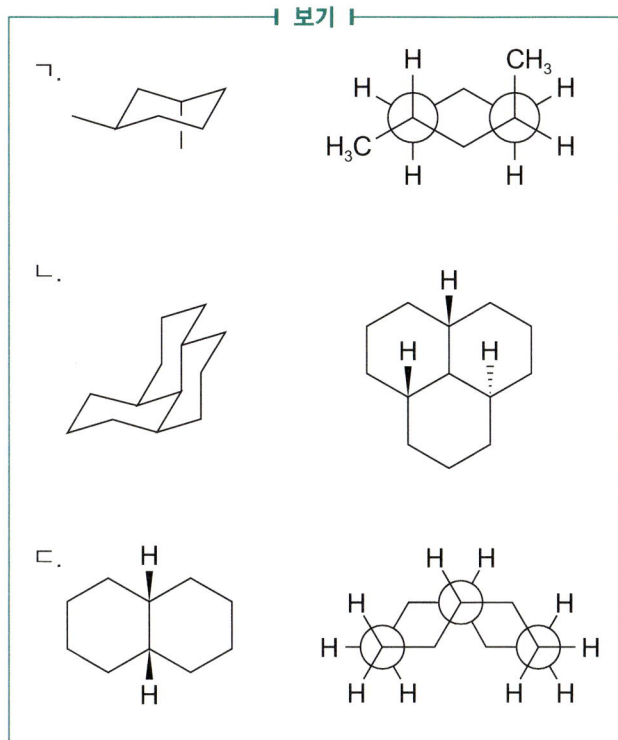

① ㄱ　　② ㄴ　　③ ㄷ
④ ㄱ, ㄴ　　⑤ ㄱ, ㄷ　　⑥ ㄴ, ㄷ
⑦ ㄱ, ㄴ, ㄷ

12

주어진 두 이성질체의 안정도 비교가 옳게 표시된 것만을 〈보기〉에서 있는 대로 고른 것은?

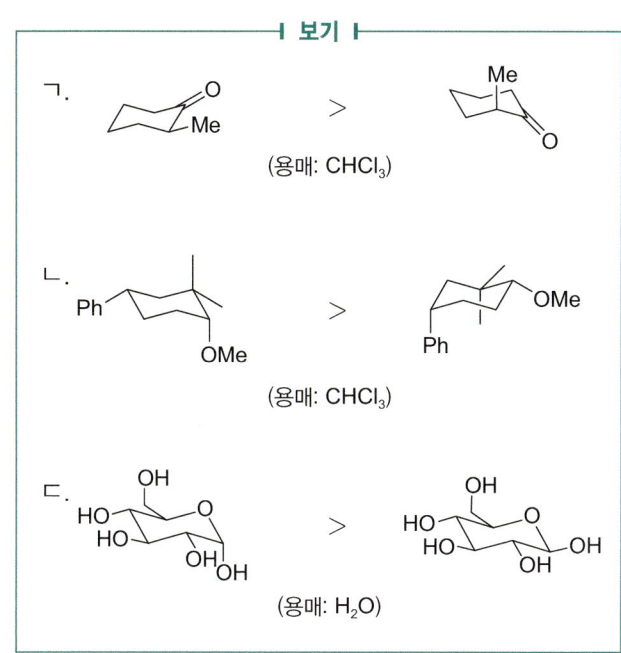

① ㄱ　　② ㄷ　　③ ㄱ, ㄴ
④ ㄴ, ㄷ　　⑤ ㄱ, ㄴ, ㄷ

13

1,2,4-Trimethylcyclohexane의 구조이다.

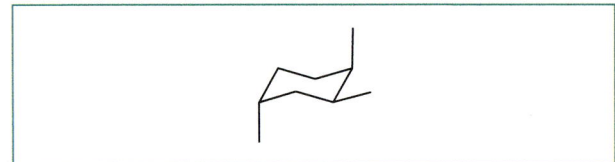

주어진 구조를 고리 뒤집기(ring flip)한 형태로 옳은 것은?

①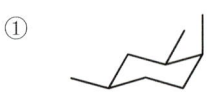

②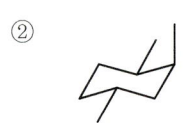

③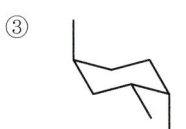

④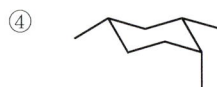

⑤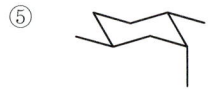

14

다음은 데칼린의 두 기하 이성질체의 구조이다.

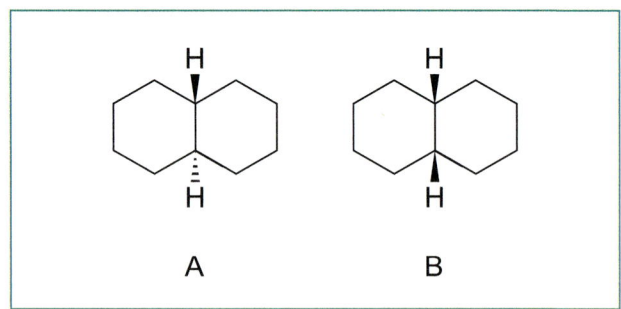

이에 대한 옳은 설명만을 〈보기〉에서 있는 대로 고른 것은? (단, 두 메틸기 사이의 고우시 상호작용의 크기는 3.8kJ/mol이다.)

─┤ 보기 ├─

ㄱ. 연소열의 크기($|\Delta H°_{연소}|$)는 A가 B보다 작다.
ㄴ. B는 고리 전환(ring filip)이 불가능하다.
ㄷ. A와 B의 에너지 차이는 11.4kJ/mol이다.

① ㄱ ② ㄴ ③ ㄷ
④ ㄱ, ㄴ ⑤ ㄱ, ㄷ ⑥ ㄴ, ㄷ
⑦ ㄱ, ㄴ, ㄷ

15

다음 화합물 A와 B의 뉴만 투시도(Newman projection)가 옳게 짝지어진 것은?

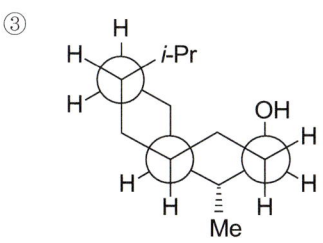

① A: (Newman projection with i-Pr, H, Me, OH) B: (Newman projection with CH₃, HO)

② A: B:

③ A: B:

④ A: B:

⑤ A: B:

PEET 유기화학 단원별 추론 문제집

PART 03

할로젠화알킬
Set A

01

다음은 브로민화 알킬의 생성 반응들이다.

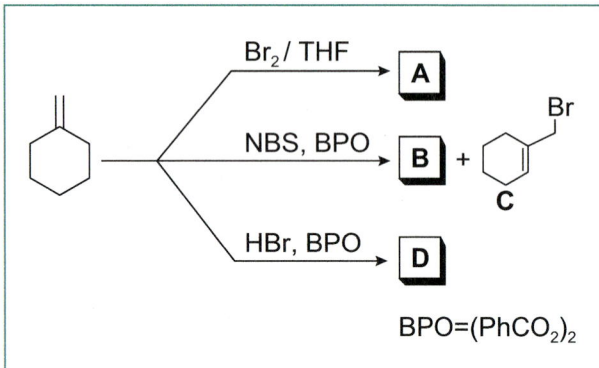

이에 대한 설명으로 옳은 것만으로 〈보기〉에서 있는 대로 고른 것은?

── 보기 ──
ㄱ. 고리형 중간체를 거치는 반응은 1개이다.
ㄴ. B와 C는 부분입체이성질체(diastereomer) 관계이다.
ㄷ. A, D는 동일 화합물이다.

① ㄱ ② ㄴ ③ ㄷ
④ ㄱ, ㄴ ⑤ ㄱ, ㄷ ⑥ ㄴ, ㄷ
⑦ ㄱ, ㄴ, ㄷ

02

다음 각 반응 조건에서 두 화합물의 반응 속도 비교가 옳은 것만을 〈보기〉에서 있는 대로 고른 것은?

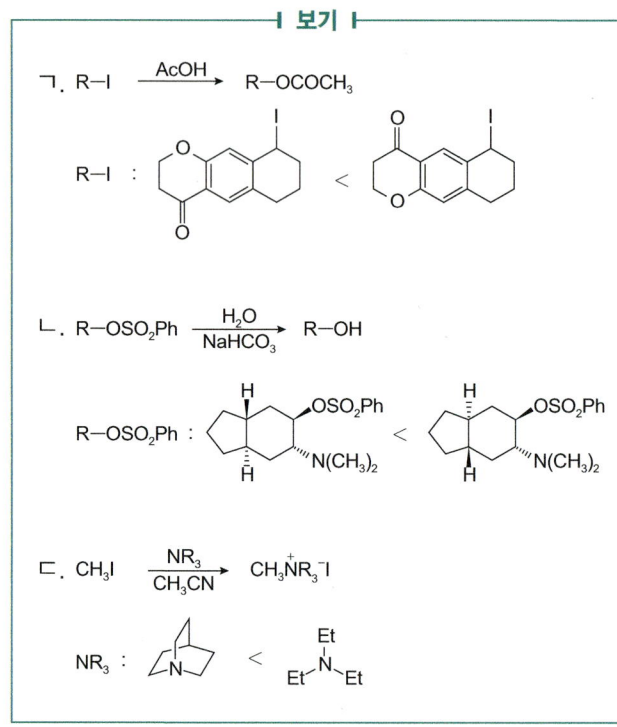

① ㄱ ② ㄴ ③ ㄷ
④ ㄱ, ㄴ ⑤ ㄱ, ㄷ ⑥ ㄴ, ㄷ
⑦ ㄱ, ㄴ, ㄷ

03

할로젠화 알킬 화합물에 관련된 각 반응의 비교가 옳은 것의 개수는?

ㄱ. DMSO용액에서 ⁻OH와의 반응속도

  (neopentyl Br) < (sec-butyl Br)

ㄴ. EtOH 용액에서 CH₃Br에 대한 Nu⁻의 반응속도

  Cl⁻ < I⁻

ㄷ.
  propyl-Br + NaN₃ ⟶ propyl-N₃ + Br
  (용매: CH₃OH < DMF)

ㄹ.
  CH₃−C≡C⁻ + RX ⟶ CH₃−C≡C−R + Br
  (n-butyl Br) < (tert-butyl Br)

① 0개 ② 1개 ③ 2개
④ 3개 ⑤ 4개

04

각 반응 조건에서 두 화합물의 반응 속도 비교가 옳은 것만을 〈보기〉에서 있는 대로 고른 것은?

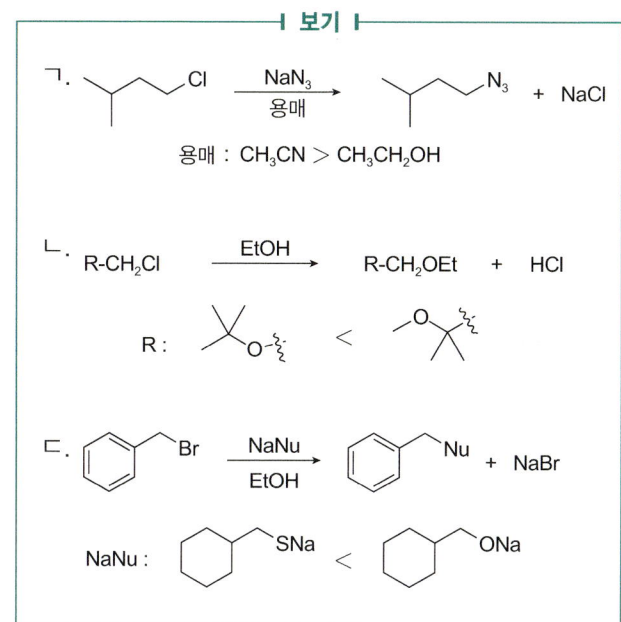

① ㄱ ② ㄴ ③ ㄷ
④ ㄱ, ㄴ ⑤ ㄱ, ㄷ ⑥ ㄴ, ㄷ
⑦ ㄱ, ㄴ, ㄷ

05

다음은 몇 가지 친핵성 치환 반응의 예이다.

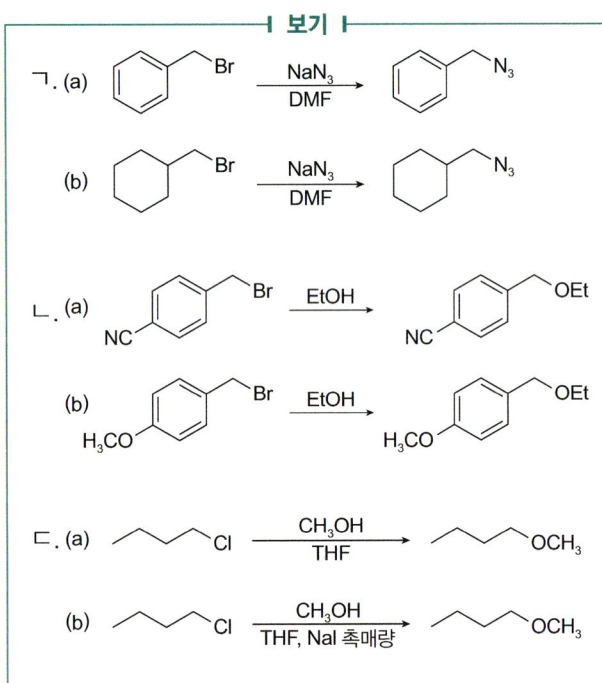

위 보기에서 각 쌍의 두 반응에서 (a)의 반응 속도가 (b)의 반응 속도보다 더 빠른 것만을 〈보기〉에서 있는 대로 고른 것은? (단, 각 쌍의 반응에서 기타 조건은 동일하다.)

① ㄱ ② ㄴ ③ ㄷ
④ ㄱ, ㄴ ⑤ ㄱ, ㄷ ⑥ ㄴ, ㄷ
⑦ ㄱ, ㄴ, ㄷ

06

다음은 알코올의 치환 반응이다.

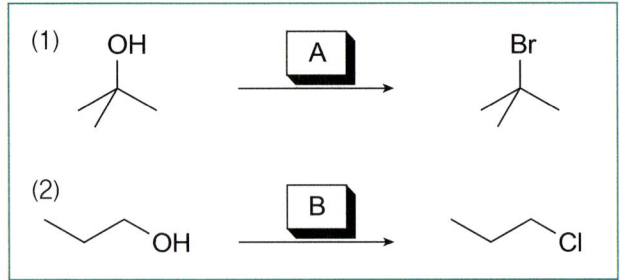

이에 대한 옳은 설명만을 〈보기〉에서 있는 대로 고른 것은?

― 보기 ―
ㄱ. A에 적절한 시약은 PBr_3이다.
ㄴ. B에 적절한 시약은 $SOCl_2$/pyridine이다.
ㄷ. 반응 (1)과 (2)의 메커니즘은 동일하다.

① ㄱ ② ㄴ ③ ㄷ
④ ㄱ, ㄴ ⑤ ㄱ, ㄷ ⑥ ㄴ, ㄷ
⑦ ㄱ, ㄴ, ㄷ

07

할로젠화 알킬에서 일어나는 제거 반응의 메커니즘은 여러 종류가 있다. 다음 그림은 할로젠화 알킬에서 제거 반응이 일어날 때 할로젠화 알킬의 탄소−수소 결합과 탄소−할로젠 결합의 결합 길이 변화를 나타낸 것이다. 그림에 대한 설명으로 옳은 것을 〈보기〉에서 모두 고른 것은?

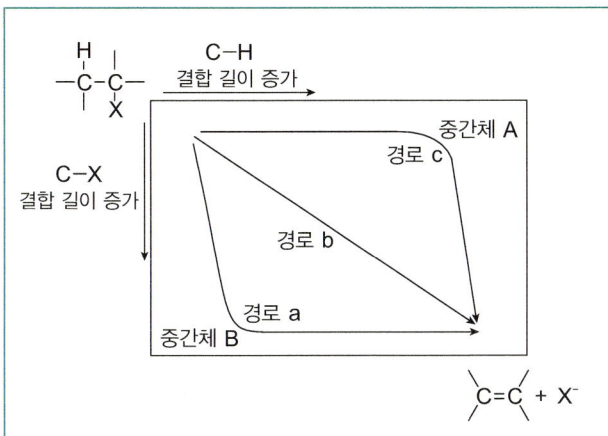

┤ 보기 ├

ㄱ. 경로 a는 E1반응 메커니즘을 나타낸다.
ㄴ. 경로 b는 E2반응 메커니즘을 나타낸다.
ㄷ. 중간체 A는 탄소 양이온이고, 중간체 B는 탄소 음이온을 나타낸다.

① ㄱ   ② ㄴ   ③ ㄷ
④ ㄱ, ㄴ   ⑤ ㄱ, ㄷ   ⑥ ㄴ, ㄷ
⑦ ㄱ, ㄴ, ㄷ

08

다음 주어진 화합물들을 NaOEt/EtOH로 E2 반응할 때 속도 비교가 올바른 것을 〈보기〉에서 있는 대로 고른 것은?

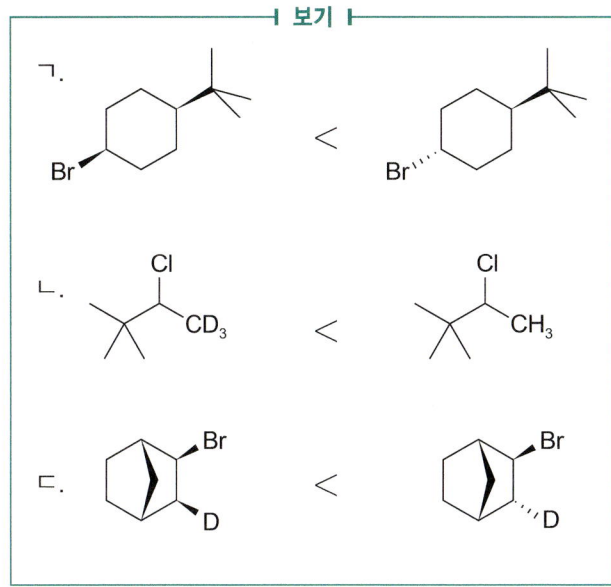

① ㄱ   ② ㄴ   ③ ㄷ
④ ㄱ, ㄴ   ⑤ ㄱ, ㄷ   ⑥ ㄴ, ㄷ
⑦ ㄱ, ㄴ, ㄷ

09

다음 반응은 제거 반응이다. 반응의 주생성물 구조로 올바르지 <u>않은</u> 것은? (단, 각 단계에서 주생성물은 적절한 분리·정제 과정을 통하여 얻는다.)

① [decalin with H, Me, Br → decalin with double bond, Me] NaOEt

② [decalin isomer with Br → alkene product] NaOEt

③ [cyclohexane with Cl, Me, tBu → cyclohexene with Me, tBu] NaOEt

④ [decalin with Cl at quaternary C → exocyclic methylene decalin] NaOEt

⑤ Ph-CHBr-CHBr-Ph → (Br)(Ph)C=C(Ph)(H) NaOEt

10

다음 반응의 주생성물 구조가 옳은 것만을 〈보기〉에서 모두 고른 것은?

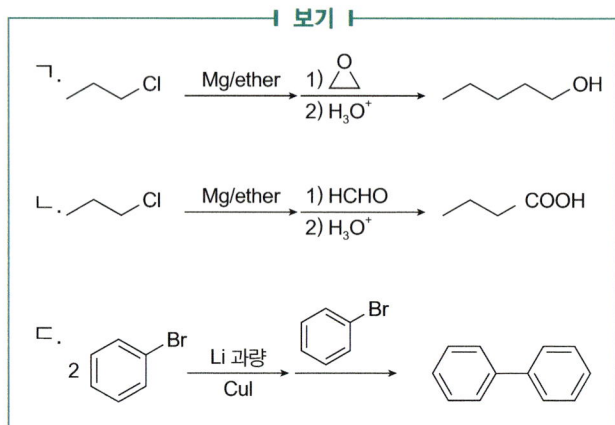

① ㄱ   ② ㄴ   ③ ㄷ
④ ㄱ, ㄴ   ⑤ ㄱ, ㄷ   ⑥ ㄴ, ㄷ
⑦ ㄱ, ㄴ, ㄷ

11

다음 반응들에 대한 설명으로 옳은 것을 〈보기〉에서 있는 대로 고른 것은?

(1) [구조식] NaOEt/EtOH → A + B

(2) [구조식] NaCN/DMSO

(3) [구조식] conc. H₂SO₄

── 보기 ──

ㄱ. 반응 (1)에서 염기 NaOEt의 농도를 묽히면 A의 비율이 증가한다.
ㄴ. 반응 (2)에서 메커니즘은 S$_N$2이고 절대 배열은 반전된다.
ㄷ. 반응 (3)에서 생성되는 알켄은 2치환 알켄이다.

① ㄱ ② ㄴ ③ ㄷ
④ ㄱ, ㄴ ⑤ ㄱ, ㄷ ⑥ ㄴ, ㄷ
⑦ ㄱ, ㄴ, ㄷ

12

다음 각 쌍의 반응에서 A의 반응 속도가 더 빠른 것만을 〈보기〉에서 있는 대로 모두 고른 것은?

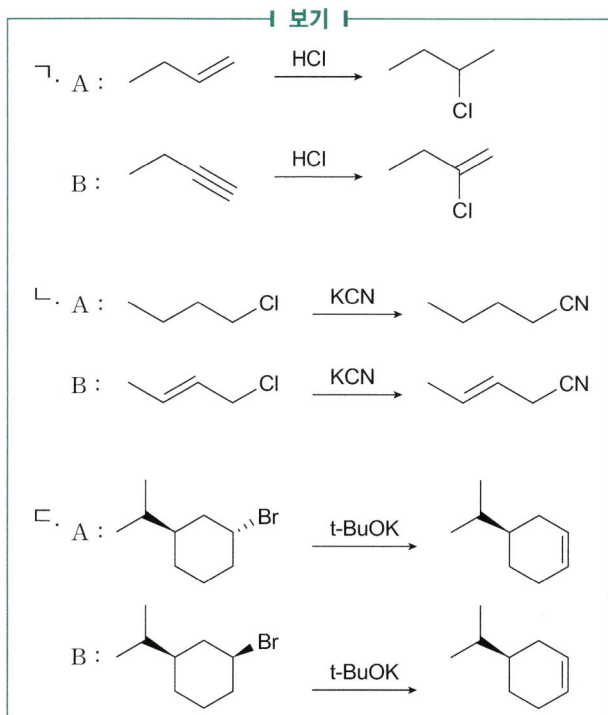

① ㄱ ② ㄴ ③ ㄷ
④ ㄱ, ㄴ ⑤ ㄱ, ㄷ ⑥ ㄴ, ㄷ
⑦ ㄱ, ㄴ, ㄷ

13

프로페인(propane)의 라디칼 염소화 반응과 브롬화 반응에 대한 설명으로 옳은 것을 〈보기〉에서 모두 고른 것은?

$$CH_3CH_2CH_3 \xrightarrow{Cl_2, h\nu} \underset{45\%}{CH_3CHClCH_3} + \underset{55\%}{CH_3CH_2CH_2Cl}$$

$$CH_3CH_2CH_3 \xrightarrow{Br_2, h\nu} \underset{98\%}{CH_3CHBrCH_3} + \underset{2\%}{CH_3CH_2CH_2Br}$$

┤ 보기 ├

ㄱ. 브롬화 반응의 위치 선택성(regioselectivity)이 염소화 반응의 위치 선택성보다 크다.
ㄴ. 두 반응의 차이를 하몬드(Hammond) 가설로 설명할 수 있다.
ㄷ. 염소화 반응의 전이 상태가 브롬화 반응의 전이 상태보다 라디칼의 구조에 더 큰 영향을 받는다.

① ㄱ ② ㄴ ③ ㄷ
④ ㄱ, ㄴ ⑤ ㄱ, ㄷ ⑥ ㄴ, ㄷ
⑦ ㄱ, ㄴ, ㄷ

14

다음은 모두 E2 메커니즘으로 일어나는 제거 반응이다. 반응들 중 주생성물에 동위원소 D를 포함하는 것만을 〈보기〉에서 있는 대로 모두 고른 것은?

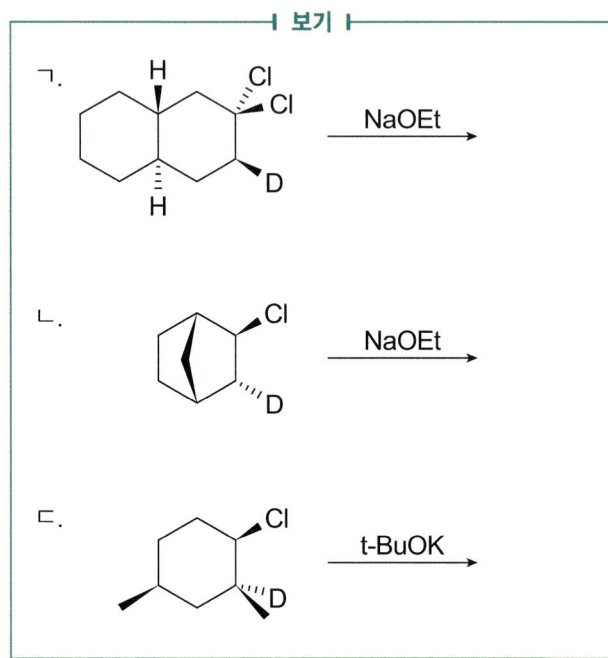

① ㄱ ② ㄴ ③ ㄷ
④ ㄱ, ㄴ ⑤ ㄱ, ㄷ ⑥ ㄴ, ㄷ
⑦ ㄱ, ㄴ, ㄷ

15

다음 그림은 Neopentyl chloride를 수용액에서 반응시켰을 경우 생성되는 가용매 분해 반응의 에너지 좌표를 나타낸 것이다. 각 단계에 대한 〈보기〉의 설명 중 올바른 것의 개수는?

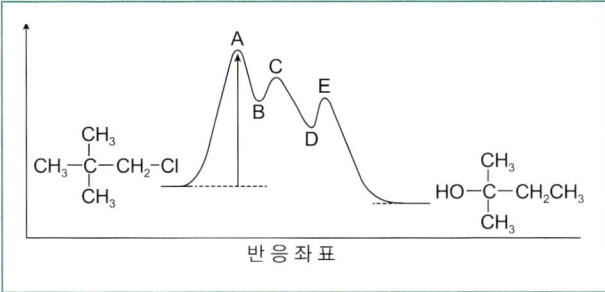

반응 좌표

보기

ㄱ. 이 반응은 발열반응이다.
ㄴ. 반응 중간체에서 methyl group의 자리옮김 (rearrangement)이 일어난다.
ㄷ. B는 1차 카보양이온 중간체를 나타낸다.
ㄹ. Methyl group의 자리옮김은 불안정한 CH_3^+ 양이온 상태로 진행되기 때문에 느리게 진행되는 속도 조절 단계이다.
ㅁ. 이반응의 유형은 S_N1 반응이다.

① 1개　　② 2개　　③ 3개
④ 4개　　⑤ 5개

PEET 유기화학 단원별 추론 문제집

PART 03

할로젠화알킬
Set B

01

다음 각 화합물의 반응에서 반응 속도 비교가 옳은 것만을 〈보기〉에서 있는 대로 고른 것은?

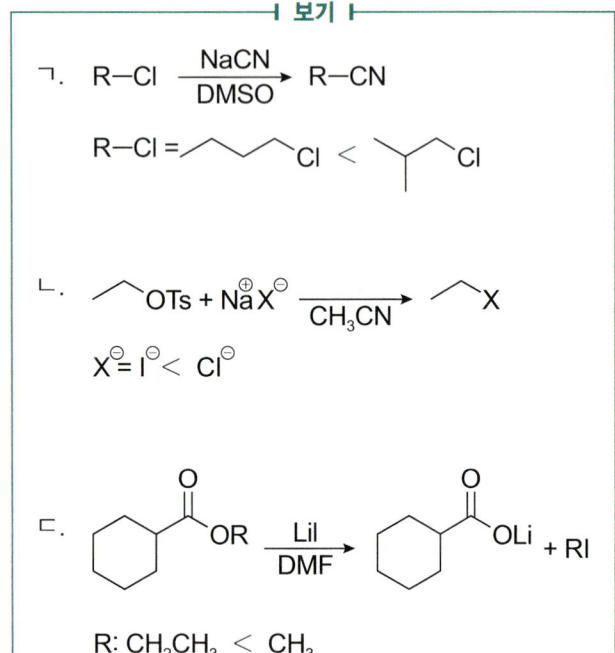

① ㄱ ② ㄴ ③ ㄷ
④ ㄱ, ㄴ ⑤ ㄱ, ㄷ ⑥ ㄴ, ㄷ
⑦ ㄱ, ㄴ, ㄷ

02

각 반응 조건에서 두 화합물의 반응 속도 비교가 옳은 것만을 〈보기〉에서 있는 대로 고른 것은?

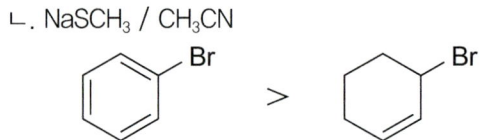
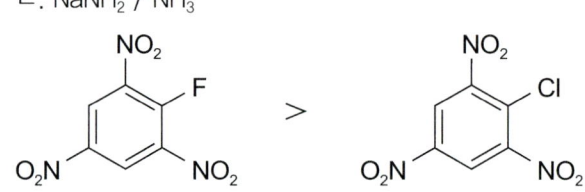

① ㄱ ② ㄴ ③ ㄷ
④ ㄱ, ㄴ ⑤ ㄱ, ㄷ ⑥ ㄴ, ㄷ
⑦ ㄱ, ㄴ, ㄷ

03

각 반응 조건에서 두 화합물의 반응 속도 비교가 옳은 것만을 〈보기〉에서 있는 대로 고른 것은?

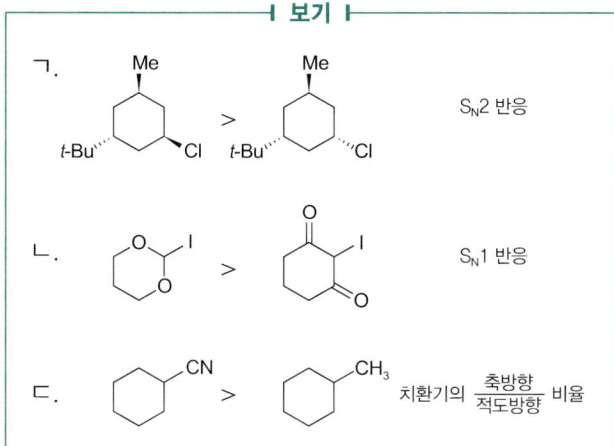

① ㄱ ② ㄴ ③ ㄷ
④ ㄱ, ㄴ ⑤ ㄱ, ㄷ ⑥ ㄴ, ㄷ
⑦ ㄱ, ㄴ, ㄷ

04

두 화합물의 반응 속도 비교가 옳은 것만을 〈보기〉에서 있는 대로 고른 것은?

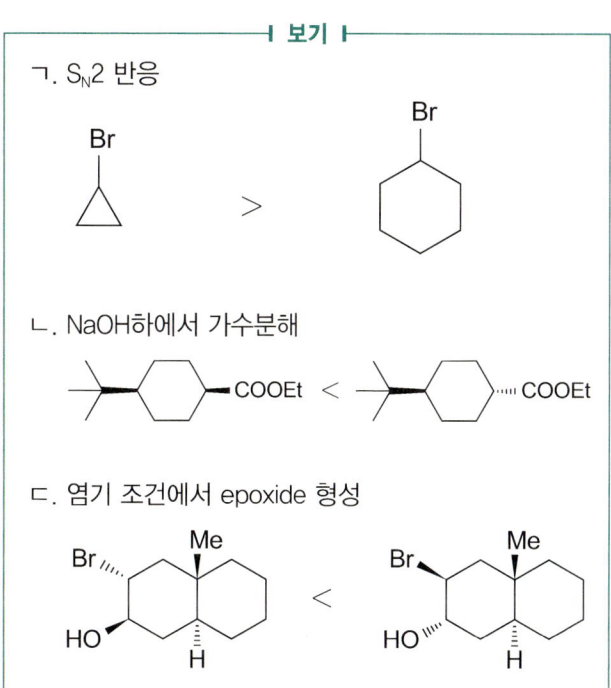

① ㄱ ② ㄴ ③ ㄷ
④ ㄱ, ㄴ ⑤ ㄱ, ㄷ ⑥ ㄴ, ㄷ
⑦ ㄱ, ㄴ, ㄷ

05

그림은 두 종류의 고리형 알킬 할라이드에 대한 친핵성 치환반응을 나타낸 것이다. 각 반응에 대한 설명으로 옳지 <u>않은</u> 것은?

① 반응물 가는 반응물 나보다 열역학적으로 안정하다.
② 생성물 다는 생성물 라보다 열역학적으로 불안정하다.
③ 두 반응 모두 S_N2 메커니즘을 거친다.
④ 같은 농도 조건에서 반응 1이 반응 2보다 빠르다.
⑤ 두 반응 모두 극성 양성자성 용매보다 극성 비양성자성 용매에서 반응 속도가 더 빠르다.

06

<보기>의 치환반응 중 S_N2 메커니즘에 의해 일어나지 않는 것을 고른 것은?

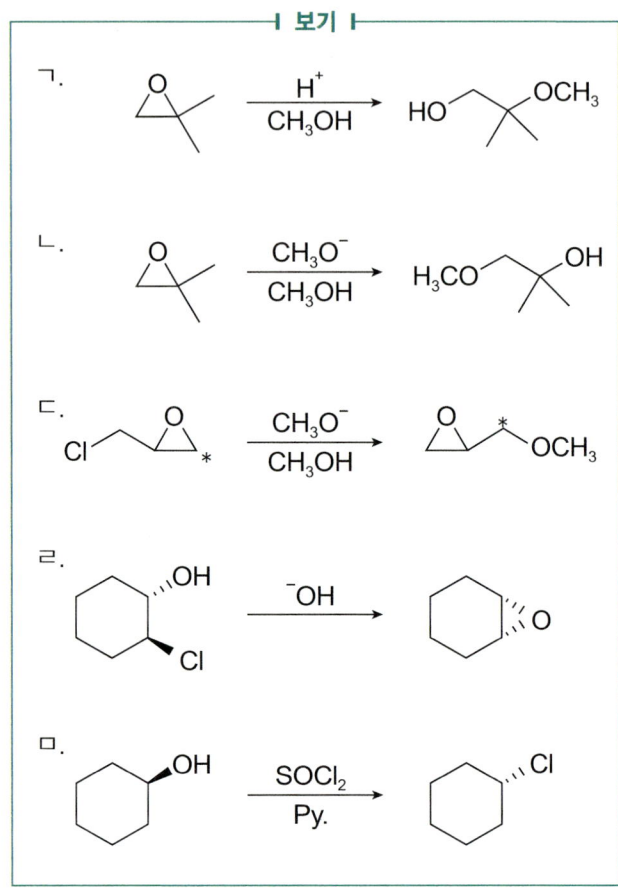

① ㄱ   ② ㄴ   ③ ㄷ
④ ㄹ   ⑤ ㅁ

07

〈보기〉의 반응은 propylbenzene에 라디칼반응으로 염소가 하나씩 치환된 3개의 생성물을 나타내었다. 각각의 수소의 반응성을 계산하여 맞게 연결된 것을 고른 것은?

	H_a		H_b		H_c
①	65	:	25	:	10
②	3	:	2	:	1
③	9.8	:	3.8	:	1
④	1	:	2	:	3
⑤	1	:	1	:	1

08

주생성물인 알켄의 구조가 옳은 것만을 〈보기〉에서 있는 대로 고른 것은? (단, 주생성물은 적절한 분리·정제 과정을 통해 얻는다.)

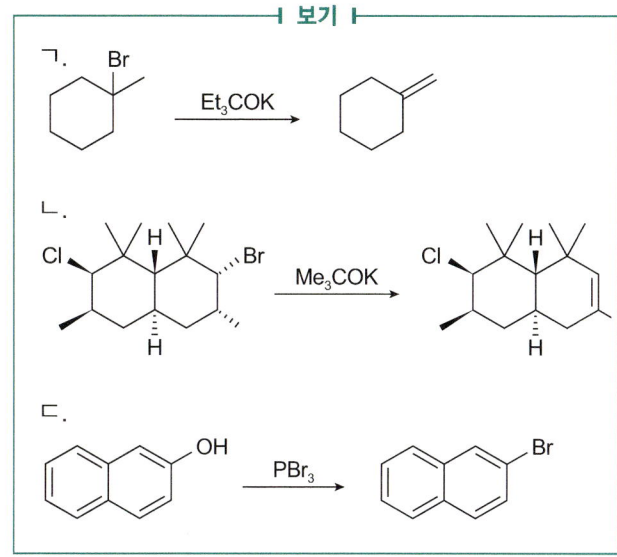

① ㄱ ② ㄴ ③ ㄷ
④ ㄱ, ㄴ ⑤ ㄱ, ㄷ ⑥ ㄴ, ㄷ
⑦ ㄱ, ㄴ, ㄷ

09

다음 <보기>의 반응 중 생성물의 입체 배열이 (R)인 것만을 고른 것은?

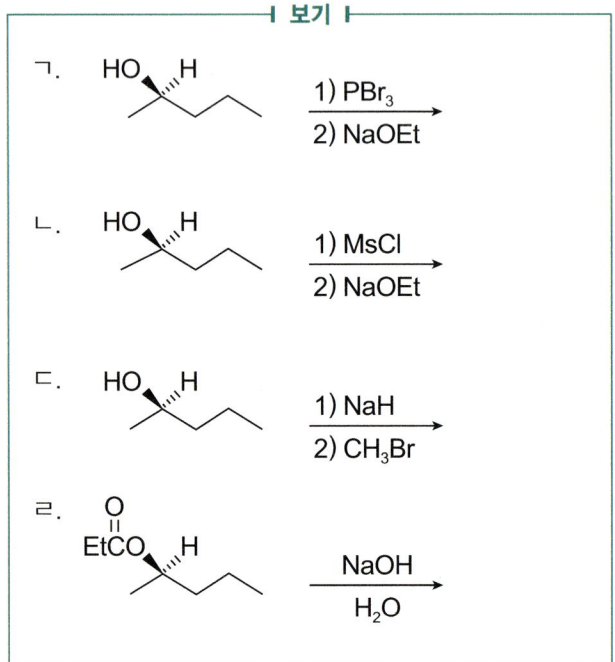

① ㄱ, ㄴ, ㄷ ② ㄴ, ㄹ ③ ㄱ, ㄹ
④ ㄱ, ㄴ, ㄹ ⑤ ㄱ, ㄷ, ㄹ

10

아래와 같은 할로젠화물의 친핵성 치환 반응 중에서 실용성이 가장 떨어지는 반응은?

① $CH_3CH_2CH_2CH_2Br + CN^- \longrightarrow CH_3CH_2CH_2CH_2CN + Br^-$

② Ph–Br + CN^- ⟶ Ph–CN + Br^-

③ 2,4-dinitrochlorobenzene + CN^- ⟶ 2,4-dinitrobenzonitrile + Cl^-

④ Phthalimide-K^+ + $BrCH_2CH_2CH_3$ ⟶ N-propylphthalimide + KBr

⑤ $PhO^- + CH_3Br \longrightarrow PhOCH_3 + Br^-$

11

반응의 상대적 속도 비교가 옳은 것만을 〈보기〉에서 있는 대로 고른 것은?

보기

ㄱ. (CH₃)₂C=CH₂ + HCl → (CH₃)₃C-Cl   fast
   CH₃CH=CH₂ + HCl → CH₃CHClCH₃   slow

ㄴ. 사이클로헥실메틸-CH₂Cl + KCN → 사이클로헥실-CH₂CN   fast
   벤질-CH₂Cl + KCN → 벤질-CH₂CN   slow

ㄷ. trans-치환 사이클로헥산-Cl + KOt-Bu → 생성물 (라세미 혼합물)   fast
   cis-치환 사이클로헥산-Cl + KOt-Bu → 생성물 (라세미 혼합물)   slow

① ㄱ　　② ㄴ　　③ ㄷ
④ ㄱ, ㄴ　　⑤ ㄱ, ㄷ　　⑥ ㄴ, ㄷ
⑦ ㄱ, ㄴ, ㄷ

12

친핵성 치환 반응에 대한 설명 반응속도의 크기 비교가 올바르게 나타낸 것의 개수는?

ㄱ. $CH_3-X + NaOH \longrightarrow CH_3-OH + NaX$
   X(이탈기) : $Cl < I$

ㄴ. $CH_3-Br + Na^+Nu^- \xrightarrow{E+OH} CH_3-Nu + NaBr$
   $Nu^- : Cl^- < I^-$

ㄷ. $R-Cl + KCN \longrightarrow R-CN + KCl$
   $R : CH_3CH_2- < (CH_3)_2CH-$

ㄹ. $CH_3-Br + NaN_3 \longrightarrow CH_3N_3 + NaBr$
   용매 : $MeOH < DMF$

① 0개　　② 1개　　③ 2개
④ 3개　　⑤ 4개

13

다음 반응들은 광학적으로 순수(optically pure)한 화합물을 몇 단계의 반응을 거쳐 서로 다른 거울상이성질체(enantiomer)로 변환할 수 있다는 사실을 보여주는 예들이다. 아래 두 반응에서 입체화학(stereochemistry)의 반전(inversion)이 일어나는 단계를 맞게 짝지은 것은?

〈반응 1〉

HO-...-OH (-)-Malic acid → step 1, PCl₅ → HO-...-Cl → step 2, Ag₂O/H₂O → (+)-Malic acid

〈반응 2〉

Ph-...-OH (+)-1-Phenyl-2-propanol → step 3, TosCl/pyridine → Ph-...-OTos → step 4, NaOAc → Ph-...-OAc → step 5, NaOH, H₂O → (-)-1-Phenyl-2-propanol

TosCl = CH₃-C₆H₄-SO₂Cl

	(반응 1)	(반응 2)
①	step 1	step 3
②	step 1	step 4
③	step 1	step 5
④	step 2	step 3
⑤	step 2	step 4

14

다음 〈반응식〉들에 대한 추론으로 〈보기〉에서 올바른 설명의 개수는?

〈반응식〉

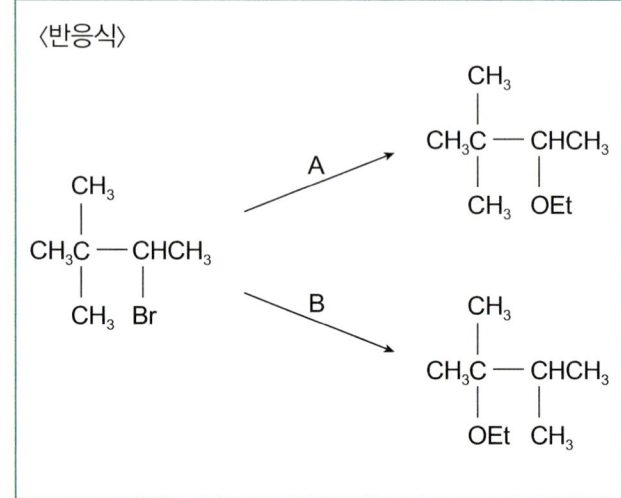

─┤ 보기 ├─

ㄱ. 반응 A와 B는 친핵성 치환반응 (S_N)이다.
ㄴ. 반응 B는 반응 중간체가 C^+(carbocation)이다.
ㄷ. A의 시약으로 CH_3CH_2ONa를 사용할 수 있다.
ㄹ. B의 시약으로 CH_3CH_2OH를 사용할 수 있다.

① 0개 ② 1개 ③ 2개
④ 3개 ⑤ 4개

15

다음 〈보기〉의 반응을 통해 얻어지는 주생성물이 라세미 혼합물인 것을 모두 고른 것은?

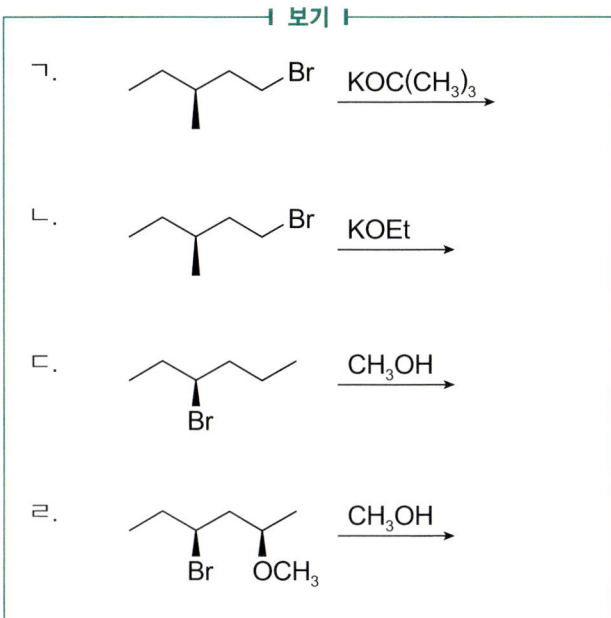

① ㄱ　　② ㄴ, ㄷ　　③ ㄷ
④ ㄷ, ㄹ　　⑤ ㄴ, ㄹ

PEET 유기화학 단원별 추론 문제집

ID# PART 04

알켄과 알카인

Set A

01

다음은 A로부터 최종 주생성물 D를 얻는 과정이다.

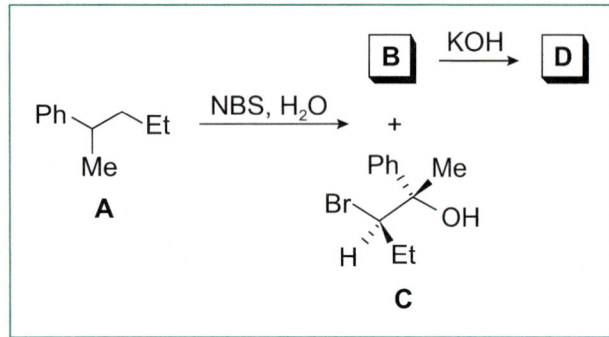

이에 대한 설명으로 옳은 것만으로 〈보기〉에서 있는 대로 고른 것은?

보기
- ㄱ. A는 (*E*)-이성질체이다.
- ㄴ. B와 C는 거울상이성질체(enantiomer)이다.
- ㄷ. D의 카이랄 중심 탄소의 절대 배열은 (*R*, *R*)이다.

① ㄱ ② ㄴ ③ ㄷ
④ ㄱ, ㄴ ⑤ ㄱ, ㄷ ⑥ ㄴ, ㄷ
⑦ ㄱ, ㄴ, ㄷ

02

주생성물의 구조가 옳은 것만을 〈보기〉에서 있는 대로 고른 것은? (단, 각 단계에서 주생성물은 적절한 분리·정제 과정을 통하여 얻는다.)

보기

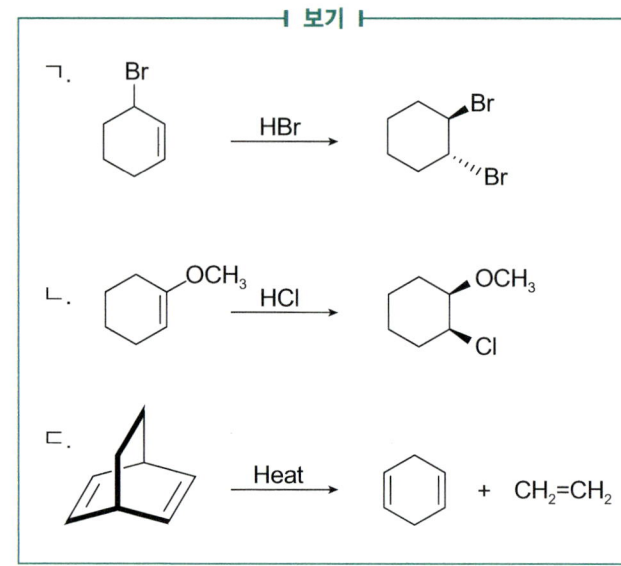

① ㄱ ② ㄴ ③ ㄷ
④ ㄱ, ㄴ ⑤ ㄱ, ㄷ ⑥ ㄴ, ㄷ
⑦ ㄱ, ㄴ, ㄷ

03

다음 반응의 주생성물의 구조가 서로 같은 것만을 〈보기〉에서 있는 대로 고른 것은?

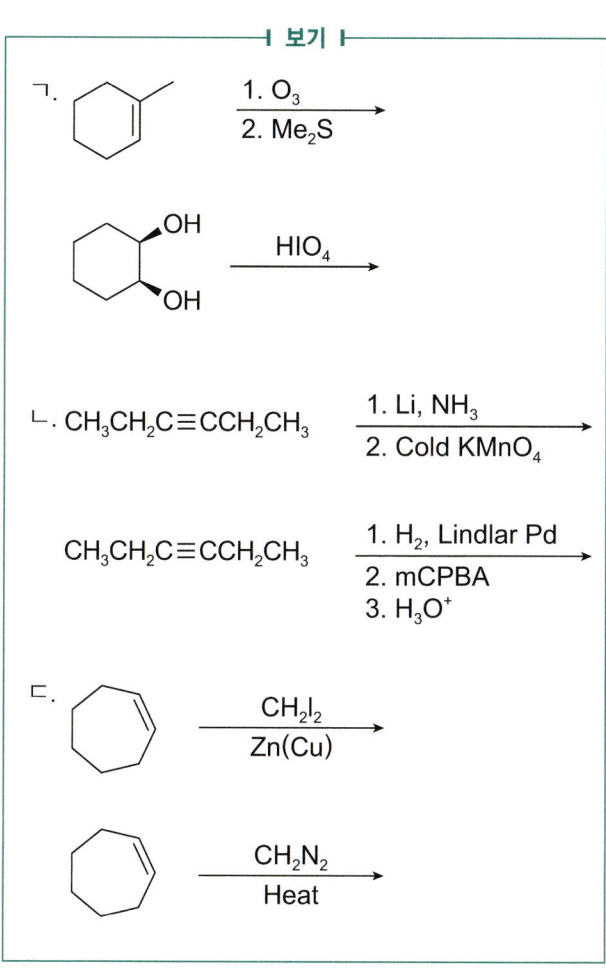

① ㄱ ② ㄴ ③ ㄷ
④ ㄱ, ㄴ ⑤ ㄱ, ㄷ ⑥ ㄴ, ㄷ
⑦ ㄱ, ㄴ, ㄷ

04

3-Methyl-1-butene으로부터 서로 다른 세 가지 알코올을 합성하기 위한 반응 조건을 바르게 짝지은 것은?

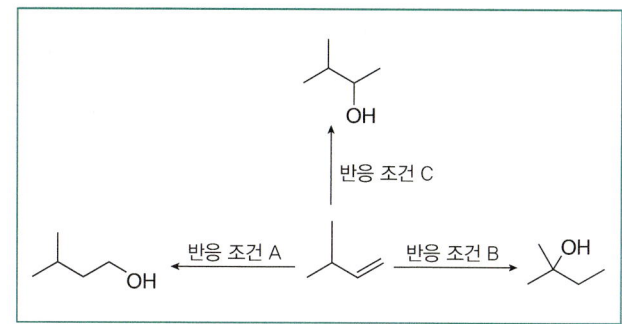

	반응 조건 A	반응 조건 B	반응 조건 C
①	1. BH_3/THF 2. H_2O_2, OH^-	H_2SO_4, H_2O	1. $Hg(OAc)_2$, H_2O 2. $NaBH_4$
②	1. BH_3/THF 2. H_2O_2, OH^-	1. $Hg(OAc)_2$, H_2O 2. $NaBH_4$	H_2SO_4, H_2O
③	1. $Hg(OAc)_2$, H_2O 2. $NaBH_4$	1. BH_3/THF 2. H_2O_2, OH^-	H_2SO_4, H_2O
④	1. $Hg(OAc)_2$, H_2O 2. $NaBH_4$	H_2SO_2, H_2O	1. BH_3/THF 2. H_2O_2, OH^-
⑤	H_2SO_4, H_2O	1. BH_3/THF 2. H_2O_2, OH^-	1. $Hg(OAc)_2$, H_2O 2. $NaBH_4$

05

다음과 같은 다단계 반응에 관한 설명으로 옳은 것을 〈보기〉에서 모두 고른 것은?

〈반응식〉

반응물 가
NBS, H₂O
생성물 나 ← NaOH ← HO H Br H CH₃ CH₃ → HBr → meso-2,3-dibromobutane

┤ 보기 ├

ㄱ. 반응물 가로 가장 적합한 것은 cis-2-butene이다.
ㄴ. 반응물 가를 MCPBA로 처리하면 생성물 나를 얻을 수 있다.
ㄷ. meso-2,3-dibromobutane은 반응물 가에 Br₂를 첨가해서 얻을 수 있다.

① ㄱ   ② ㄴ   ③ ㄷ
④ ㄱ, ㄴ   ⑤ ㄱ, ㄷ   ⑥ ㄴ, ㄷ
⑦ ㄱ, ㄴ, ㄷ

06

다음 반응의 주생성물 구조가 옳은 것만을 〈보기〉에서 있는 대로 고른 것은?

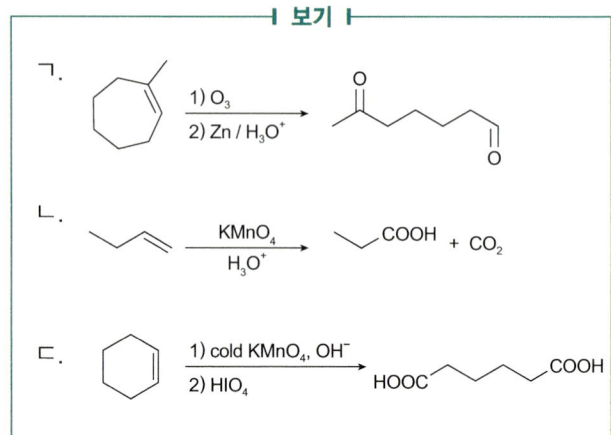

① ㄱ   ② ㄴ   ③ ㄷ
④ ㄱ, ㄴ   ⑤ ㄱ, ㄷ   ⑥ ㄴ, ㄷ
⑦ ㄱ, ㄴ, ㄷ

07

다음 반응의 주생성물 구조가 옳은 것만을 〈보기〉에서 있는 대로 고른 것은?

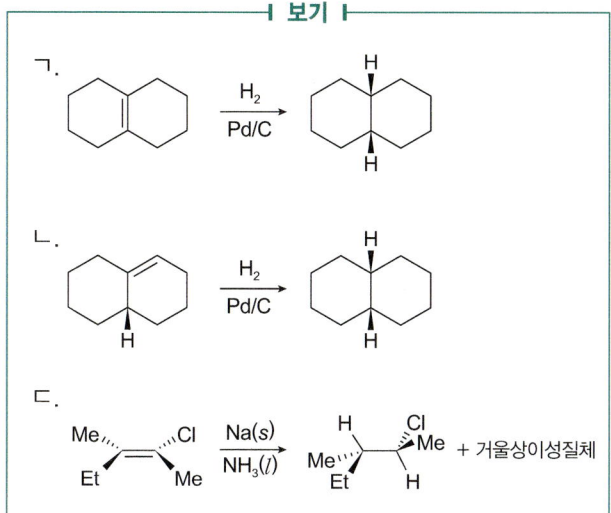

① ㄱ ② ㄴ ③ ㄷ
④ ㄱ, ㄴ ⑤ ㄱ, ㄷ ⑥ ㄴ, ㄷ
⑦ ㄱ, ㄴ, ㄷ

08

주생성물인 알켄의 구조가 옳은 것만을 〈보기〉에서 있는 대로 고른 것은? (단, 주생성물은 적절한 분리·정제 과정을 통해 얻는다.)

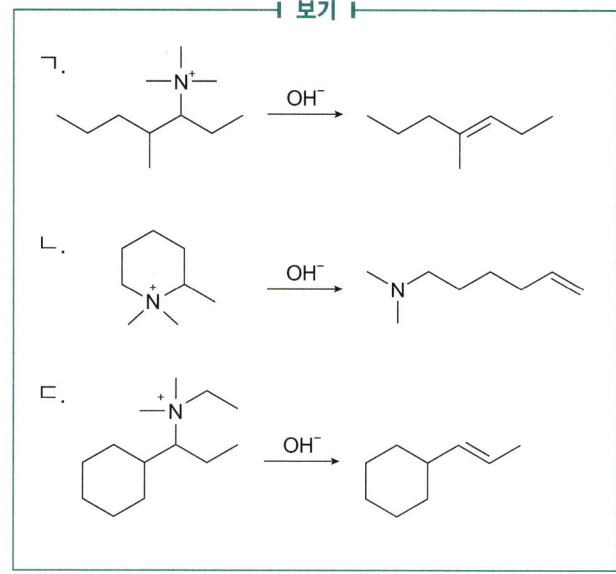

① ㄱ ② ㄴ ③ ㄷ
④ ㄱ, ㄴ ⑤ ㄱ, ㄷ ⑥ ㄴ, ㄷ
⑦ ㄱ, ㄴ, ㄷ

09

다음 〈예시〉는 호프만 제거(Hofmann Elimination) 반응의 중간체 이후의 과정을 나타낸 것이다. 다음 각 반응들의 호프만 제거 반응으로 생성된 알켄의 구조 중 옳은 것은?

10

다음 반응의 주생성물 구조가 옳은 것만을 〈보기〉에서 있는 대로 고른 것은?

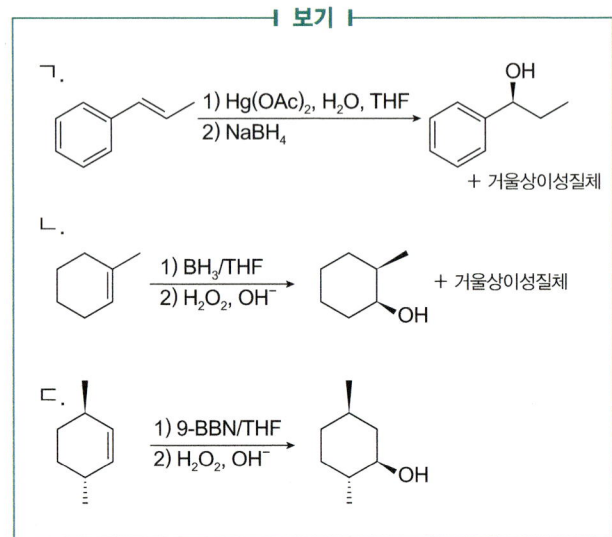

① ㄱ　　② ㄴ　　③ ㄷ
④ ㄱ, ㄴ　　⑤ ㄱ, ㄷ　　⑥ ㄴ, ㄷ
⑦ ㄱ, ㄴ, ㄷ

11

다음은 주어진 알켄으로 중간 생성물과 최종 생성물 A~C를 합성하는 과정이다. 각 단계의 중간 생성물과 최종 생성물의 구조가 옳게 짝지어진 것은? (단, 각 단계에서 주생성물은 적절한 분리·정제 과정을 통하여 얻는다.)

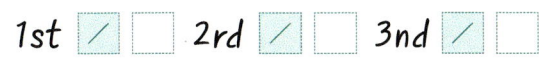

12

다음은 에틸벤젠(Ethylbenzene)으로부터 중간 생성물 A를 통해 최종 생성물 B, C를 합성하는 과정이다. 각 단계의 중간 생성물과 최종 생성물의 구조가 옳게 짝지어진 것은? (단, 각 단계에서 주생성물은 적절한 분리·정제 과정을 통하여 얻는다.)

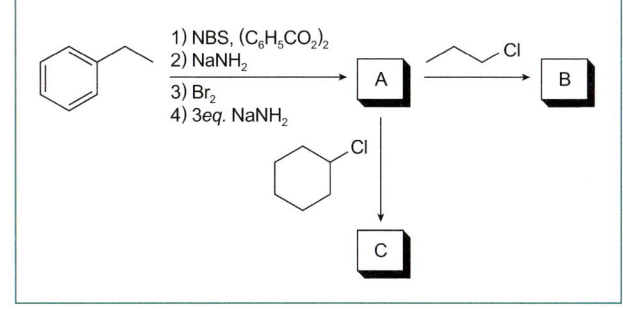

13

다음 반응들 중 단일 단계 반응으로 진행하는 것은?

① trans-2-bromo-1-methylcyclohexanol + NaOH → epoxide

② indene-CHCl-iPr + NaOEt → indene=CH-iPr

③ cis-1,3-dimethyl-2-OTs-cyclohexane + KOt-Bu → 3,5-dimethylcyclohexene

④ allyl phenyl ether — 가열 → 2-allylphenol

⑤ cis-1,2-diol-4-methylcyclopentane + HIO₄ → 3-methylpentanedial

14

주어진 각 유기 반응 결과 얻어지는 주생성물의 구조가 옳지 <u>않은</u> 것은?

① $H_3C-C\equiv CH$ $\xrightarrow{D_2, \text{Lindlar Pd}}$ trans alkene

② PhCH=CHCH₃ $\xrightarrow[HNO_3]{NaOCl}$ Ph-CH(OH)-CH(Cl)-CH₃

③ cis-3-octene $\xrightarrow{OsO_4}$ syn diol

④ trans-3-octene $\xrightarrow[2. H_3O^+]{1. mCPBA}$ anti diol

⑤ $\xrightarrow[2. H_2O_2]{1. O_3}$ diacid/ketoacid + CH₃CO₂H

15

다음 각 반응에서 주생성물 A와 B의 구조로 옳게 짝지어진 것은? (단, 주생성물은 적절한 분리·정제 과정을 통하여 얻는다.)

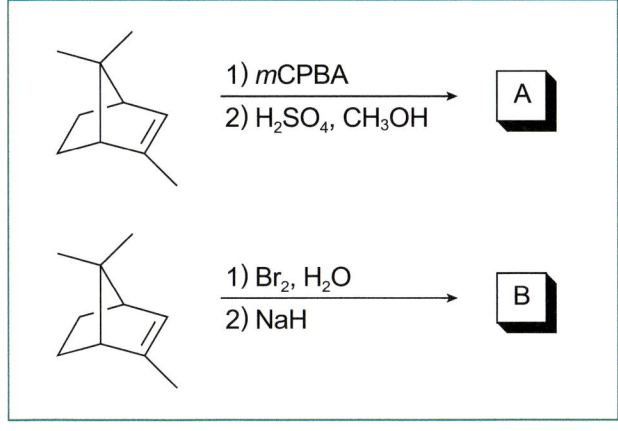

PEET 유기화학 단원별 추론 문제집

PART 04

알켄과 알카인
Set B

01

다음 각 반응에서 주생성물 A와 B의 구조로 옳게 짝지어진 것은? (단, 주 생성물은 적절한 분리·정제 과정을 통하여 얻는다.)

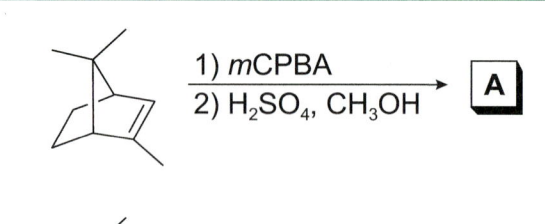

① A: OH / OCH₃ ; B: O bridge
② A: OCH₃ / OH ; B: ketone
③ A: OCH₃ / OH ; B: ketone
④ A: OCH₃ / OH ; B: O bridge
⑤ A: OH / OCH₃ ; B: ketone

02

다음 반응들의 중간 생성물 A, C와 최종 생성물 B, D에 대한 설명으로 옳은 것을 〈보기〉에서 있는 대로 모두 고른 것은?

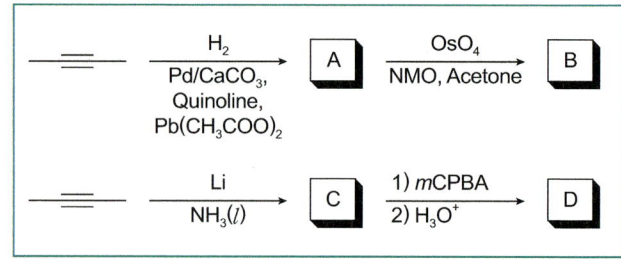

― 보기 ―

ㄱ. A와 C는 부분입체이성질체 관계이다.
ㄴ. B와 D는 거울상이성질체 관계이다.
ㄷ. D는 라세미 혼합물이다.

① ㄱ ② ㄴ ③ ㄷ
④ ㄱ, ㄴ ⑤ ㄱ, ㄷ ⑥ ㄴ, ㄷ
⑦ ㄱ, ㄴ, ㄷ

03

다음 반응의 주생성물 구조가 옳은 것만을 〈보기〉에서 있는 대로 고른 것은?

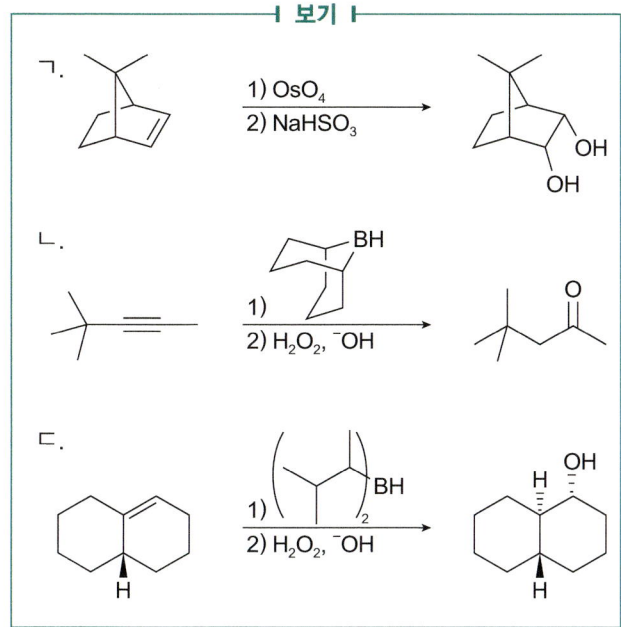

① ㄱ
② ㄴ
③ ㄷ
④ ㄱ, ㄴ
⑤ ㄱ, ㄷ
⑥ ㄴ, ㄷ
⑦ ㄱ, ㄴ, ㄷ

04

다음은 아세틸렌(HC_bCH)으로부터 주어진 최종 생성물을 만드는 과정이다. 과정에 사용되는 적절한 시약만으로 짝지어진 것은?

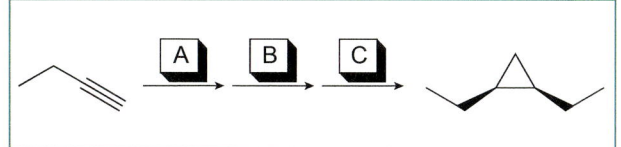

	A	B	C
①	1) KNH_2 2) ~Br	$Na(s)/NH_3(l)$	CH_2I_2, $Zn(Cu)$
②	1) KNH_2 2) ~Br	$Na(s)/NH_3(l)$	$CHCl_3$, KOH
③	1) KNH_2 2) ~Br	H_2, Lindlar's cat.	CH_2I_2, $Zn(Cu)$
④	1) NaOEt 2) ~Br	$Na(s)/NH_3(l)$	$CHCl_3$, KOH
⑤	1) NaOEt 2) ~Br	H_2, Lindlar's cat.	CH_2I_2, $Zn(Hg)$

05

주생성물의 구조가 옳은 것만을 〈보기〉에서 있는 대로 고른 것은? (단, 주생성물은 적절한 분리·정제 과정을 통하여 얻는다.)

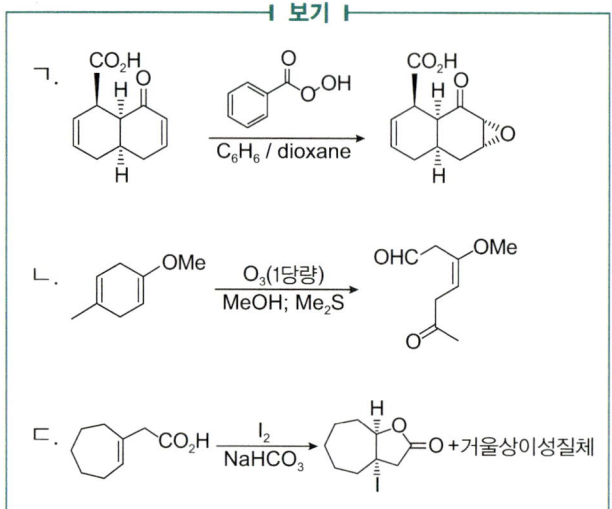

① ㄱ
② ㄴ
③ ㄷ
④ ㄱ, ㄴ
⑤ ㄱ, ㄷ
⑥ ㄴ, ㄷ
⑦ ㄱ, ㄴ, ㄷ

06

다음은 화합물 A를 출발 물질로 하여 주생성물 B와 C를 합성하는 반응식과 화합물 A~C에 대한 설명이다. 화합물 A의 구조로 가장 적절한 것은? (단, 주생성물은 적절한 분리·정제 과정을 통하여 얻는다.)

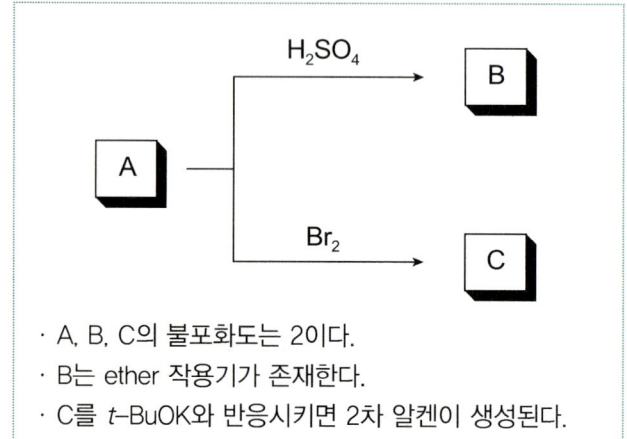

- A, B, C의 불포화도는 2이다.
- B는 ether 작용기가 존재한다.
- C를 t-BuOK와 반응시키면 2차 알켄이 생성된다.

① (cyclohexenyl-butanol 구조)

② (norbornanol with hydroxybutyl 구조)

③ (methylcyclohexenyl-propyl bromide 구조)

④ (bicyclic bromide alcohol 구조)

⑤ (decalin with Br and OH 구조)

07

주생성물의 구조가 옳은 것만을 〈보기〉에서 있는 대로 고른 것은? (단, 주생성물은 적절한 분리·정제 과정을 통해 얻는다.)

| 보기 |

ㄱ.

ㄴ.

ㄷ.

① ㄱ ② ㄴ ③ ㄷ
④ ㄱ, ㄴ ⑤ ㄱ, ㄷ ⑥ ㄴ, ㄷ
⑦ ㄱ, ㄴ, ㄷ

08

주생성물이 광학 비활성인 것만을 〈보기〉에서 모두 고른 것은? (단, 각 단계에서 주생성물은 적절한 분리·정제 과정을 통해 얻는다.)

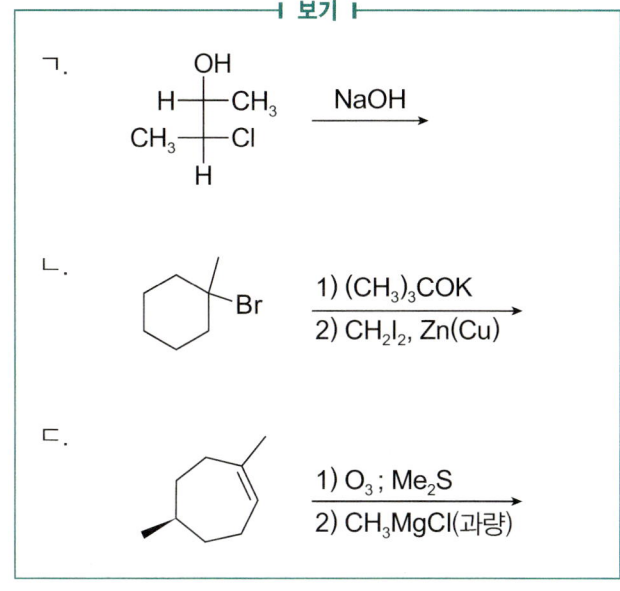

① ㄱ ② ㄴ ③ ㄷ
④ ㄱ, ㄴ ⑤ ㄱ, ㄷ ⑥ ㄴ, ㄷ
⑦ ㄱ, ㄴ, ㄷ

09

다음은 화합물 A를 출발 물질로 하여 주생성물 B와 C를 합성하는 반응식과 화합물 A~C에 대한 설명이다. 화합물 A의 구조로 가장 적절한 것은? (단, 주생성물은 적절한 분리·정제 과정을 통하여 얻는다.)

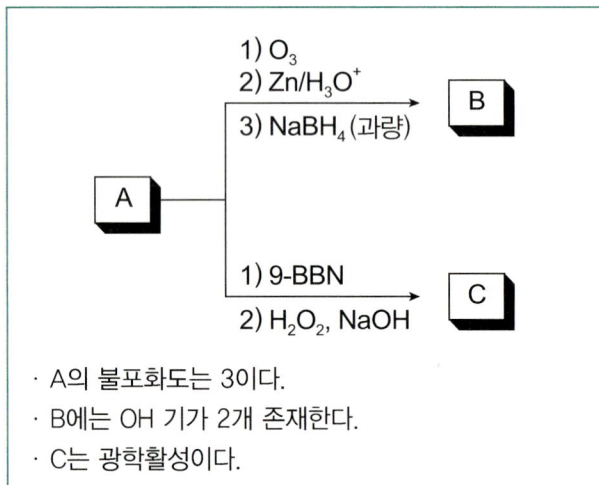

- A의 불포화도는 3이다.
- B에는 OH 기가 2개 존재한다.
- C는 광학활성이다.

① 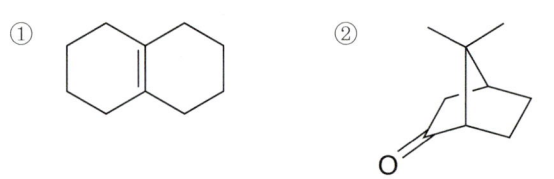 ②

③ ④

⑤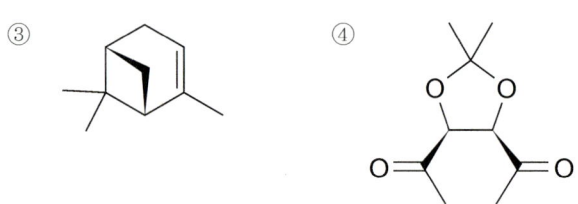

10

다음은 출발 물질 allylbenzene으로부터 주생성물 A~C를 합성하는 과정이다. (단, 각 단계에서 주생성물은 적절한 분리·정제 과정을 통하여 얻는다.)

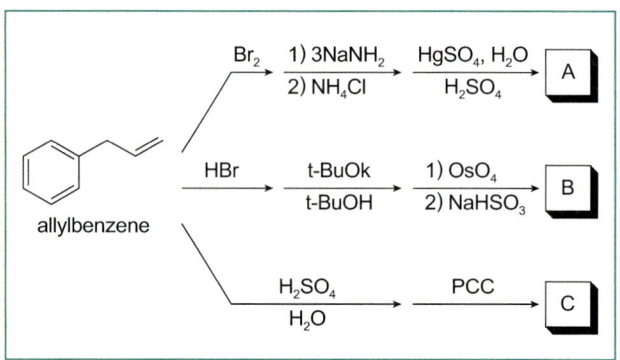

이 반응들에 대한 설명으로 옳은 것만을 〈보기〉에서 있는 대로 고른 것은?

보기

ㄱ. A와 C는 동일한 화합물이다.
ㄴ. A와 B의 생성 과정에서 고리형 중간체를 거친다.
ㄷ. B와 C의 생성 과정에서 수소음이온 자리 옮김이 일어난다.

① ㄱ ② ㄴ ③ ㄷ
④ ㄱ, ㄴ ⑤ ㄱ, ㄷ ⑥ ㄴ, ㄷ
⑦ ㄱ, ㄴ, ㄷ

11

다음 〈반응식〉을 스스로 완성한 후, 생성물 가-바에 대한 설명으로 〈보기〉에서 옳은 것의 개수는?

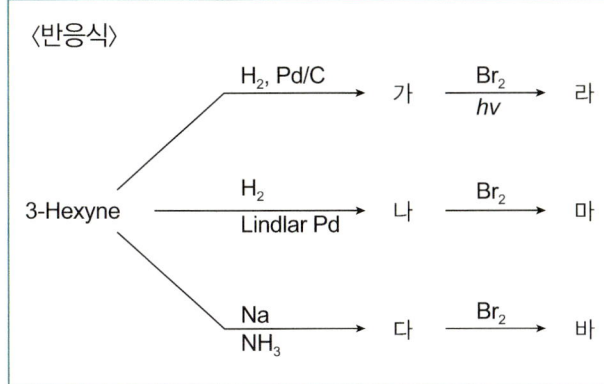

⊣ 보기 ⊢

ㄱ. 생성물 가, 나, 다는 구조 이성질체 관계이다.
ㄴ. 생성물 나와 다는 입체 이성질체 관계이다.
ㄷ. 생성물 마는 혼합물이고, 바는 단일 화합물이다.
ㄹ. 생성물 가에서 라로 가는 반응은 라디칼 반응 조건으로 일어날 수 있다.
ㅁ. 생성물 바는 광학 활성이 있다.

① 1개   ② 2개   ③ 3개
④ 4개   ⑤ 5개

12

주생성물의 구조가 옳은 것만을 〈보기〉에서 있는 대로 고른 것은? (단, 각 단계에서 주생성물은 적절한 분리·정제 과정을 통하여 얻는다.)

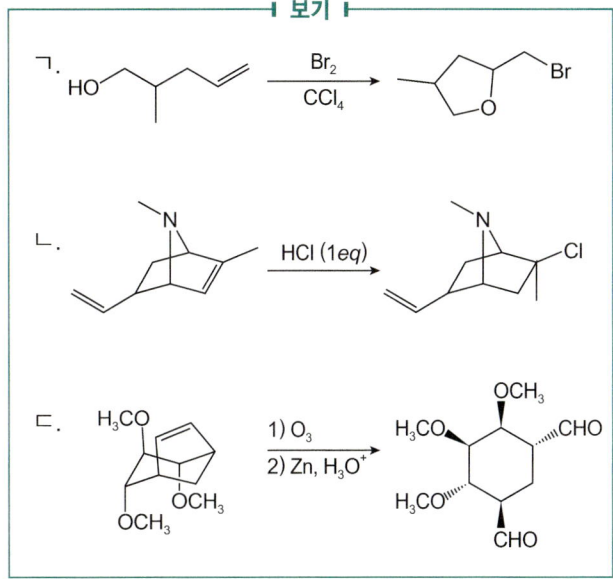

① ㄱ   ② ㄴ   ③ ㄷ
④ ㄱ, ㄴ   ⑤ ㄱ, ㄷ   ⑥ ㄴ, ㄷ
⑦ ㄱ, ㄴ, ㄷ

13

다음은 1-(3,3-Dimethylbut-1-ynyl)benzene을 출발 물질로 하여 최종 생성물 A, B, C를 합성하는 과정이다. (단, 주생성물은 적절한 분리·정제 과정을 통하여 얻는다.)

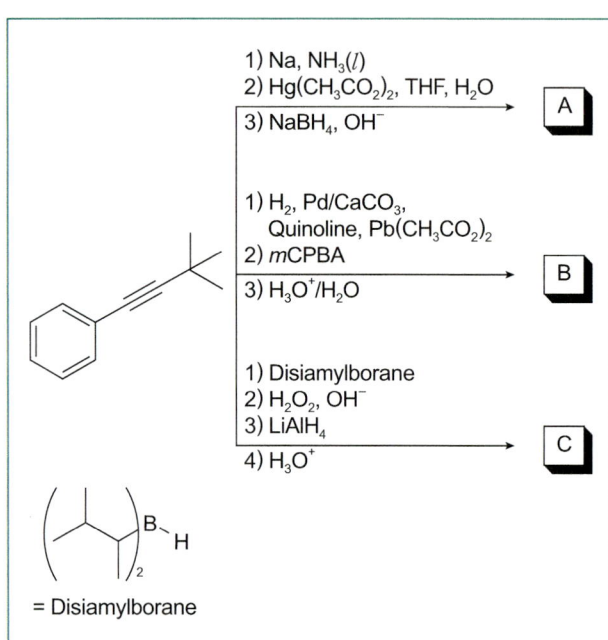

이에 대한 설명으로 옳은 것만을 〈보기〉에서 있는 대로 고른 것은?

┤ 보기 ├

ㄱ. A, B, C는 모두 같은 구조의 화합물이다.
ㄴ. 생성물 B의 불포화도는 4이다.
ㄷ. 생성물 C가 합성되는 과정에서 토토머화를 거친다.

① ㄱ ② ㄴ ③ ㄷ
④ ㄱ, ㄴ ⑤ ㄱ, ㄷ ⑥ ㄴ, ㄷ
⑦ ㄱ, ㄴ, ㄷ

14

주생성물의 구조가 옳은 것만을 〈보기〉에서 있는 대로 고른 것은? (단, 주생성물은 적절한 분리·정제 과정을 통해 얻는다.)

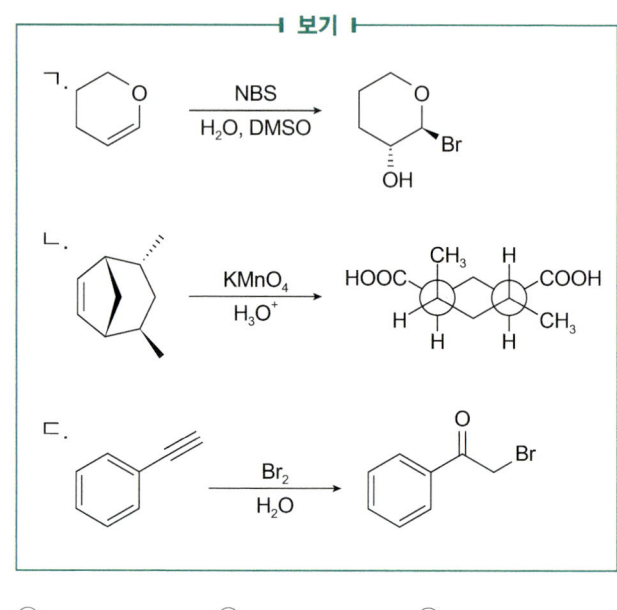

① ㄱ ② ㄴ ③ ㄷ
④ ㄱ, ㄴ ⑤ ㄱ, ㄷ ⑥ ㄴ, ㄷ
⑦ ㄱ, ㄴ, ㄷ

15

아래의 합성계획에서 각 단계의 생성물 A-E는 하나 이상의 작용기를 가진다. 그 작용기의 설명이 옳지 <u>않은</u> 것은?

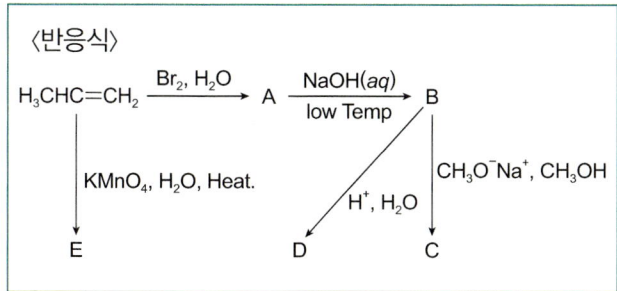

① A = 2차 알코올, 할로젠
② B = 에폭사이드
③ C = 1차 알코올, 에터
④ D = 다이올
⑤ E = 카복실산

PEET 유기화학 단원별 추론 문제집

PART 05

입체화학
Set A

01

서로 거울상이성질체(enantiomer) 관계인 것만을 <보기>에서 있는 대로 고른 것은?

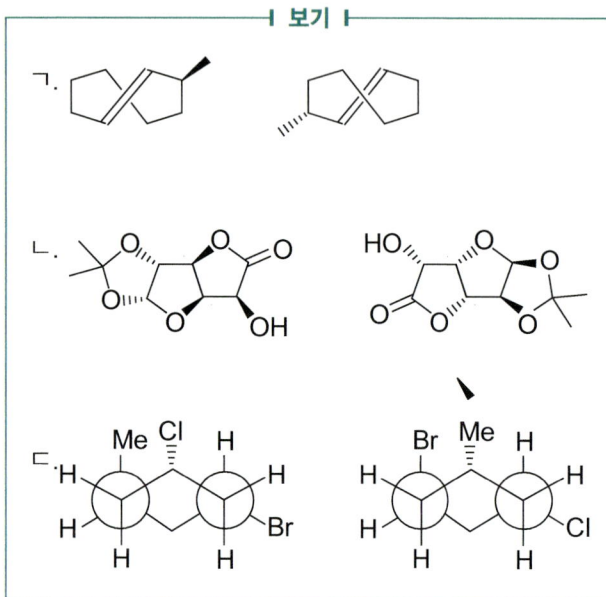

① ㄱ   ② ㄴ   ③ ㄷ
④ ㄱ, ㄴ   ⑤ ㄱ, ㄷ   ⑥ ㄴ, ㄷ
⑦ ㄱ, ㄴ, ㄷ

02

모든 카이랄탄소의 입체화학이 S인 것들의 개수는?

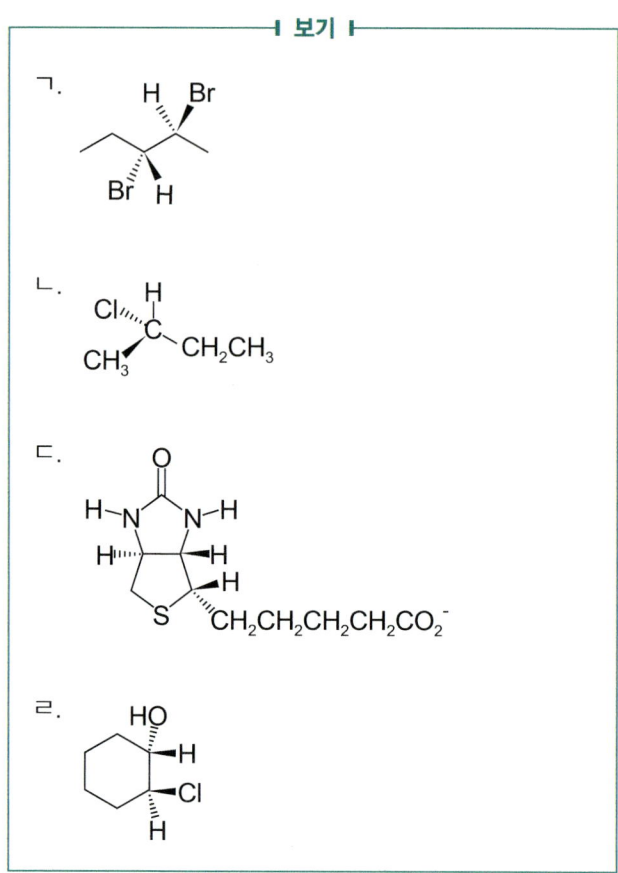

① 0개   ② 1개   ③ 2개
④ 3개   ⑤ 4개

03

다음 글루코우스 A와 탄수화물 B, C, D에 대한 설명으로 옳은 것을 〈보기〉에서 있는 대로 모두 고른 것은?

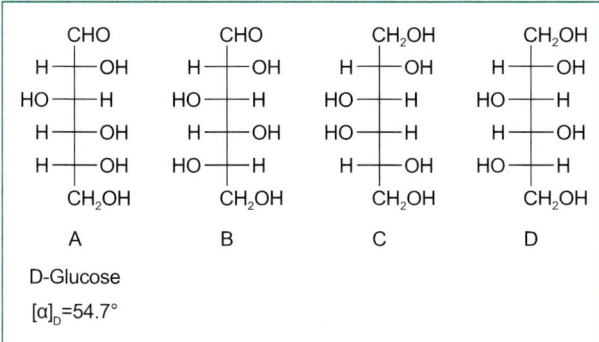

A
B
C
D
D-Glucose
$[\alpha]_D = 54.7°$

─ 보기 ─

ㄱ. B의 고유 광회전도는 −54.7°이다.
ㄴ. C는 광학 활성이 없다.
ㄷ. D는 점대칭 분자이다.

① ㄱ   ② ㄴ   ③ ㄷ
④ ㄱ, ㄴ   ⑤ ㄱ, ㄷ   ⑥ ㄴ, ㄷ
⑦ ㄱ, ㄴ, ㄷ

04

다음 분자들 중 절대 배열이 R인 것만을 〈보기〉에서 있는 대로 고른 것은?

─ 보기 ─

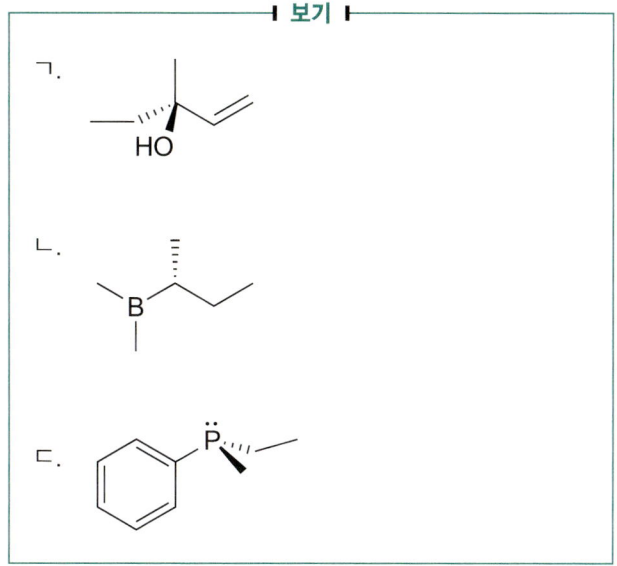

① ㄱ   ② ㄴ   ③ ㄷ
④ ㄱ, ㄴ   ⑤ ㄱ, ㄷ   ⑥ ㄴ, ㄷ
⑦ ㄱ, ㄴ, ㄷ

05

다음 화합물 중에서 비카이랄(achiral)인 것은?

① H₃C⋯C=C=C⋯CH₃ (Cl, Cl)

② HO—CH₃—H / H—CH₃—OH (Fischer)

③ 2-methylcyclohexanol (cis/trans)

④ 2,5-dimethyl-1,4-dioxane

⑤ nicotine 구조

06

다음 화합물들 중에서 입체 배열이 R인 것은?

① 3-cyclopentyl-3,6-dihydro-2H-pyran

② 3-vinyl-1,4-cyclohexadiene

③ N-methyl-N-ethyl 테트라하이드로피리디늄

④ H₃C—C(OH)(CH₃)—C≡CH (H)

⑤ H₂N—C(CH₃)—H (COOH) Fischer

07

〈보기〉에 나타난 반응들의 주생성물에 포함된 카이랄 탄소의 입체배열이 S인 것의 개수는?

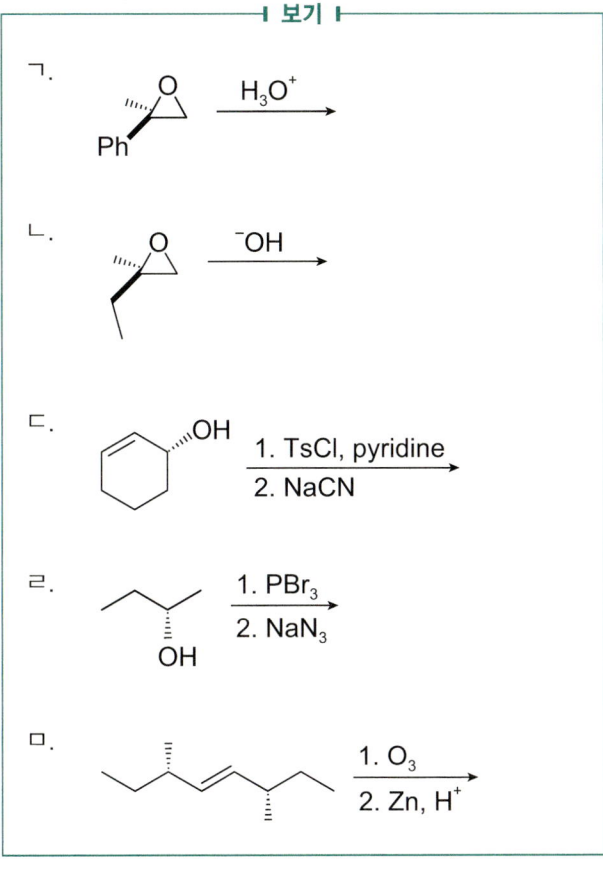

① 1개 ② 2개 ③ 3개
④ 4개 ⑤ 5개

08

다음 반응들 중 주생성물의 구조가 옳은 것만을 〈보기〉에서 있는 대로 고른 것은?

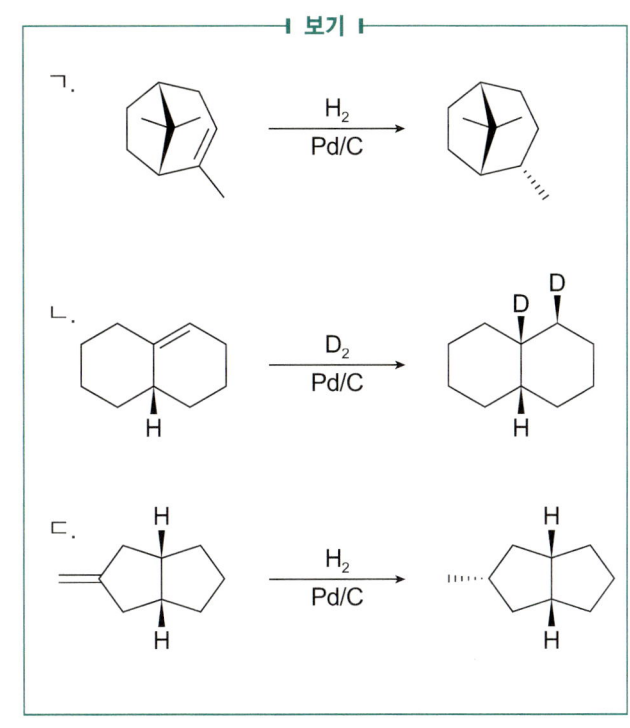

① ㄱ ② ㄴ ③ ㄷ
④ ㄱ, ㄴ ⑤ ㄱ, ㄷ ⑥ ㄴ, ㄷ
⑦ ㄱ, ㄴ, ㄷ

09

〈보기〉의 각 반응을 통해 얻어지는 주생성물에 포함된 카이랄 탄소의 입체 배열이 (R)인 것을 모두 고른 것은?

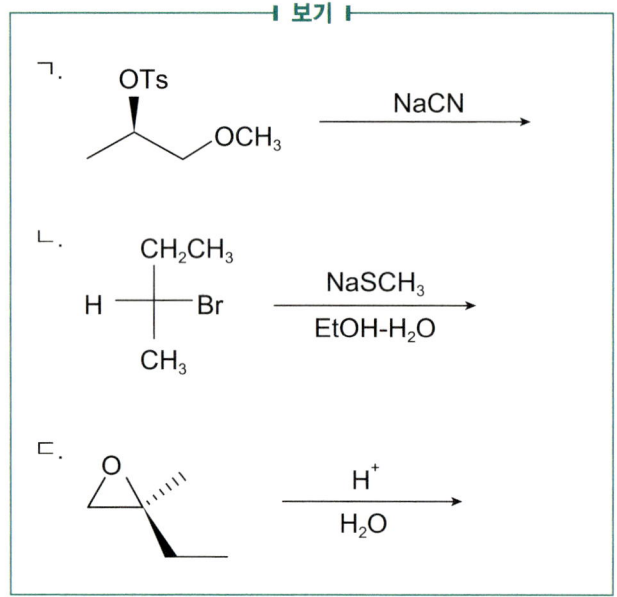

① ㄱ ② ㄴ ③ ㄷ
④ ㄱ, ㄴ ⑤ ㄱ, ㄷ ⑥ ㄴ, ㄷ
⑦ ㄱ, ㄴ, ㄷ

10

다음 〈반응식〉의 생성물을 제대로 짝지은 것은?

〈반응식〉

meso - 1,2 - Dibromo - 1,2 - diphenylethane $\xrightarrow{\text{KOH}/\text{ethanol}}$ A

(1S, 2S) - 1,2 - Dibromo - 1,2 - diphenylethane $\xrightarrow{\text{KOH}/\text{ethanol}}$ B

11

다음은 라세미 혼합물의 광학전 분활(Resolution)과정이다.

[구조: A, B (NH₂ 치환된 1-phenylethylamine 거울상이성질체) + (S)-Malic acid (HOOC-CH(OH)-CH₂-... OH) → C → 1) 재결정 2) NaOH 3) 추출 → D, $[a]_D = -36.9°$]

라세미 혼합물

(S)-1-Phenylethylamine : $[a]_D = -41°$

이에 대한 설명으로 옳은 것만을 〈보기〉에서 있는 대로 모두 고른 것은?

─── 보기 ───

ㄱ. 생성물 C는 광학 활성이다.
ㄴ. 추출시 D는 수층에 남는다.
ㄷ. 분활되어 분리된 D에서 (S)-1-Phenylethylamine 의 함량은 90%이다.

① ㄱ ② ㄴ ③ ㄷ
④ ㄱ, ㄴ ⑤ ㄱ, ㄷ ⑥ ㄴ, ㄷ
⑦ ㄱ, ㄴ, ㄷ

12

다음 반응들 중 주생성물의 구조가 옳은 것만을 〈보기〉에서 있는 대로 고른 것은?

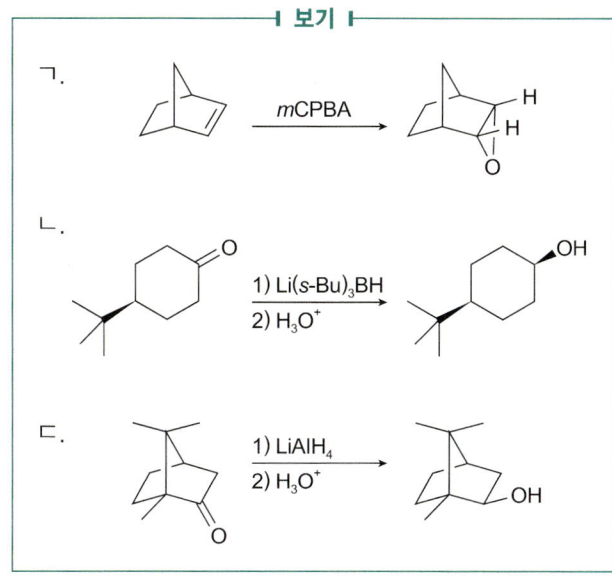

① ㄱ ② ㄴ ③ ㄷ
④ ㄱ, ㄴ ⑤ ㄱ, ㄷ ⑥ ㄴ, ㄷ
⑦ ㄱ, ㄴ, ㄷ

13

다음 〈반응식〉을 보고 A, B, C, D에 대한 설명이 옳은 것을 〈보기〉에서 모두 고른 개수는?

〈반응식〉

$H_3C-C\equiv C-CH_3 \xrightarrow{H_2,\ Lindlar\ Pd} A \xrightarrow[CCl_4]{Br_2} B$

$\xrightarrow[NH_3]{Na} C \xrightarrow[CCl_4]{Br_2} D$

― 보기 ―
ㄱ. A를 얻기 위해 Lindlar Pd 대신 Pd/C를 사용해도 무방하다.
ㄴ. A와 C는 입체 이성질체 관계이다.
ㄷ. B와 D는 광학 활성이 모두 없다.
ㄹ. B는 동일 화합물, D는 혼합물이다.

① 0개   ② 1개   ③ 2개
④ 3개   ⑤ 4개

14

주생성물의 구조가 옳은 것만을 〈보기〉에서 있는 대로 모두 고른 것은?

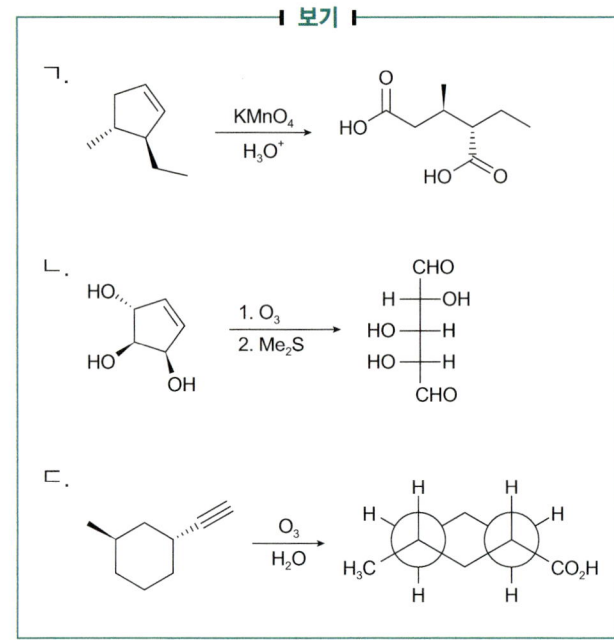

① ㄱ   ② ㄴ   ③ ㄷ
④ ㄱ, ㄴ   ⑤ ㄱ, ㄷ   ⑥ ㄴ, ㄷ
⑦ ㄱ, ㄴ, ㄷ

15

〈보기〉 반응의 생성물의 입체화학이 S인 것의 개수는?

- CH_3-C(H)(OTos)-CH_2OCH_3 →NaCN→

- $CH_3(CH_2)_5$-C(H)(Br)-CH_3 →$CH_3CO_2^-$→

- CH_3-C(Br)(H)-C(=O)-OH →1) NaOH, H_2O 2) H_3O^+→

- CH_3, H-C-Br, CH_2CH_3 →^-OH→

① 0개　② 1개　③ 2개
④ 3개　⑤ 4개

PEET 유기화학 단원별 추론 문제집

PART 05

입체화학
Set B

01

두 화합물이 서로 거울상이성질체(enantiomer) 관계인 것만을 〈보기〉에서 있는 대로 고른 것은?

─ 보기 ─

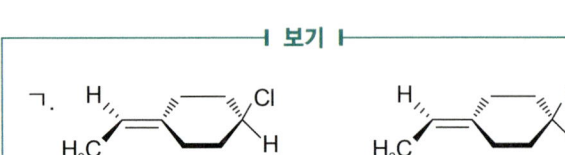

① ㄱ
② ㄴ
③ ㄷ
④ ㄱ, ㄴ
⑤ ㄱ, ㄷ
⑥ ㄴ, ㄷ
⑦ ㄱ, ㄴ, ㄷ

02

다음 화합물에 대한 설명으로 옳은 것의 개수를 〈보기〉에서 고르면?

A.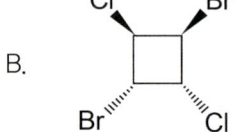

B.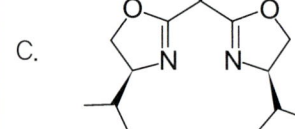

C.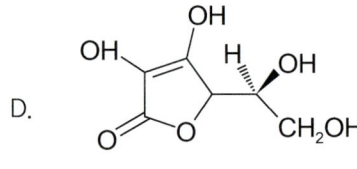

D.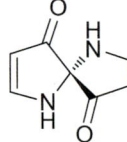

─ 보기 ─

ㄱ. 화합물 A는 광학활성(optical activity)이 있다.
ㄴ. 화합물 B는 메조(meso) 화합물이다.
ㄷ. 화합물 C는 카이랄(chiral)하다.
ㄹ. 화합물 D의 카이랄탄소의 입체화학은 모두 다 S이다.

① 0개
② 1개
③ 2개
④ 3개
⑤ 4개

1st ☐ ☐ 2rd ☐ ☐ 3nd ☐ ☐

03

다음 화합물 중에서 비카이랄(achiral)인 것은?

①
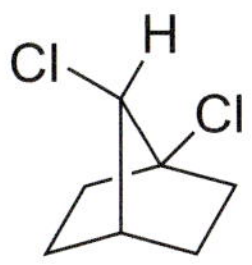

②
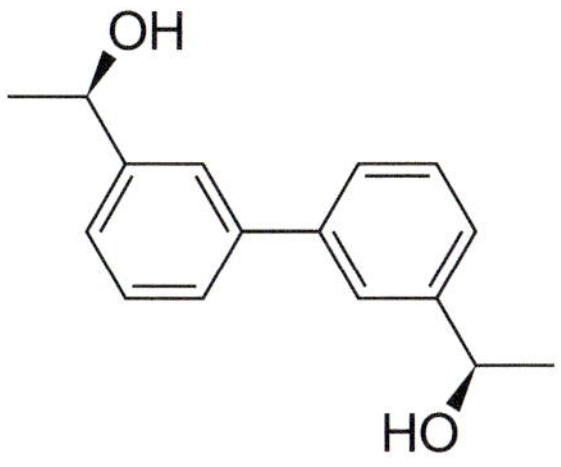

③
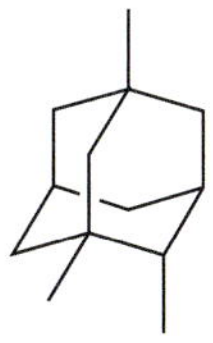

④
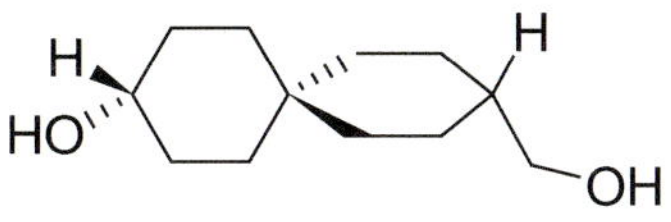

⑤
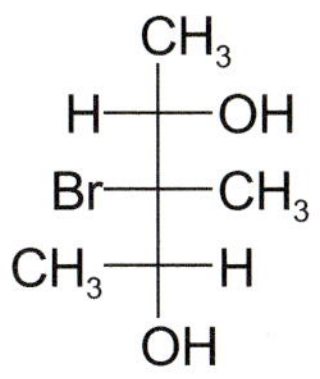

1st ☐ ☐ 2rd ☐ ☐ 3nd ☐ ☐

04

다음 화합물 중에서 비카이랄(achiral)인 것은?

①
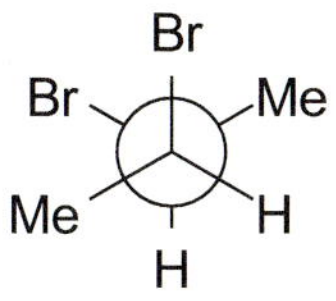

②
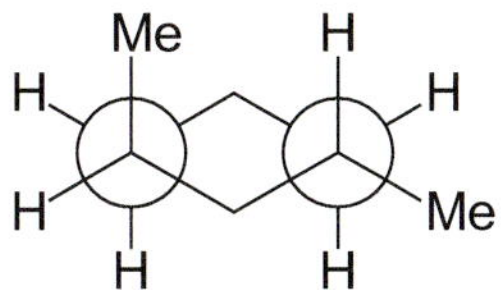

③
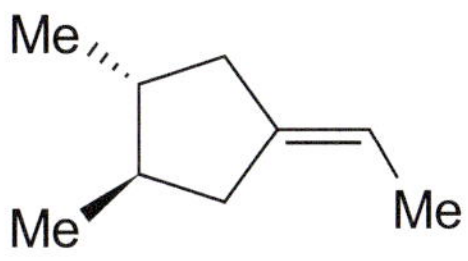

④
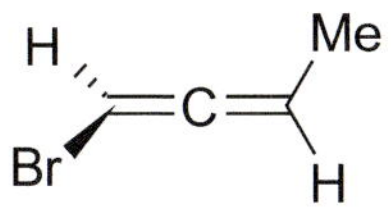

⑤
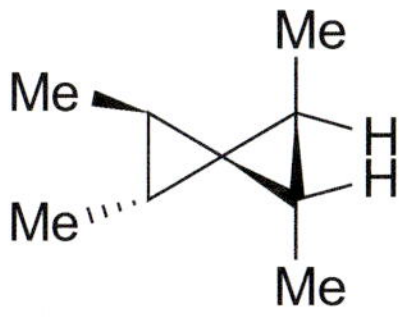

05

<보기>에 제시된 화합물의 구조를 포함해 거울상이성질체를 제외한 가능한 입체이성질체 개수가 옳게 짝지어진 것을 모두 고른 것은?

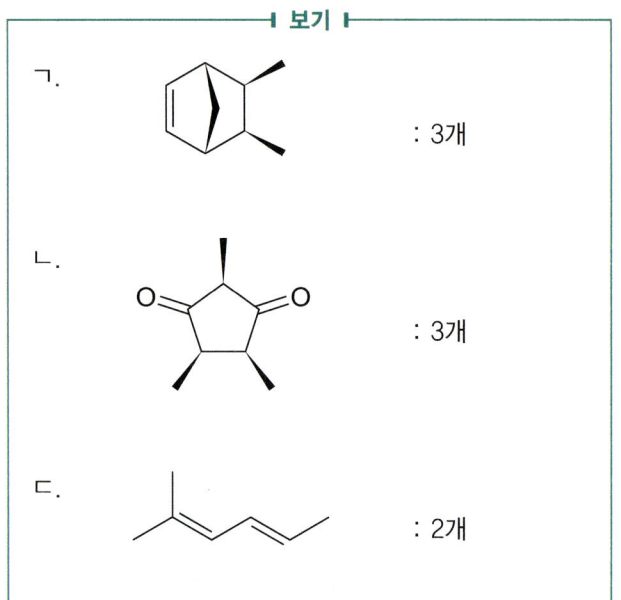

① ㄱ
② ㄴ
③ ㄷ
④ ㄱ, ㄴ
⑤ ㄱ, ㄷ
⑥ ㄴ, ㄷ
⑦ ㄱ, ㄴ, ㄷ

06

다음 반응의 주생성물의 절대 배열이 S인 것만을 <보기>에서 있는 대로 고른 것은?

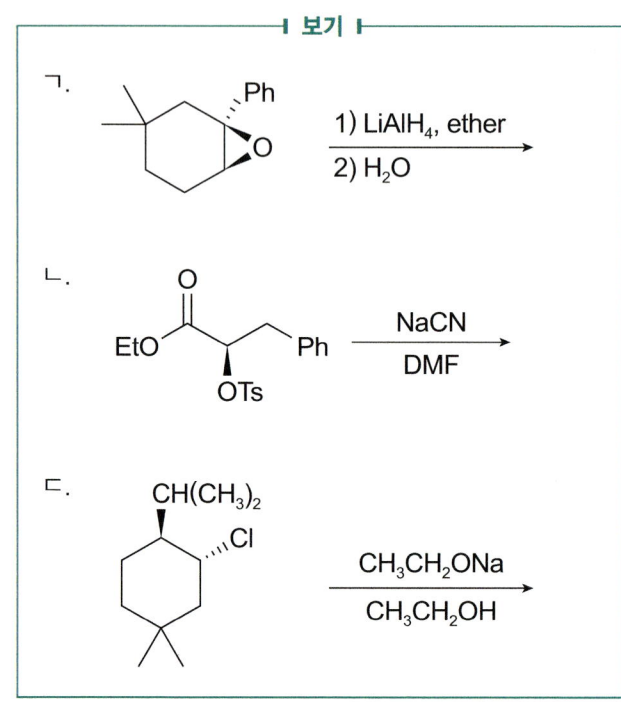

① ㄱ
② ㄴ
③ ㄷ
④ ㄱ, ㄴ
⑤ ㄱ, ㄷ
⑥ ㄴ, ㄷ
⑦ ㄱ, ㄴ, ㄷ

07

다음은 순수한 (S)-2-Iodobutane의 아이오딘을 사이아노기로 치환하는 반응과 주생성물을 나타낸 것이다.

[a]_D=( )24.8°

cf. 순수한 (S) 거울상이성질체 : [a]_D=+31°

이에 대한 설명으로 옳은 것만을 〈보기〉에서 있는 대로 모두 고른 것은?

보기
ㄱ. 생성물의 고유 광회전도의 부호는 (+)이다.
ㄴ. 생성물의 거울상 초과량 백분율은 80%ee이다.
ㄷ. 반전 백분율은 80%이다.

① ㄱ ② ㄴ ③ ㄷ
④ ㄱ, ㄴ ⑤ ㄱ, ㄷ ⑥ ㄴ, ㄷ
⑦ ㄱ, ㄴ, ㄷ

08

다음 반응들 중 주생성물로 라세미 혼합물이 생성되는 것만을 〈보기〉에서 있는 대로 고른 것은?

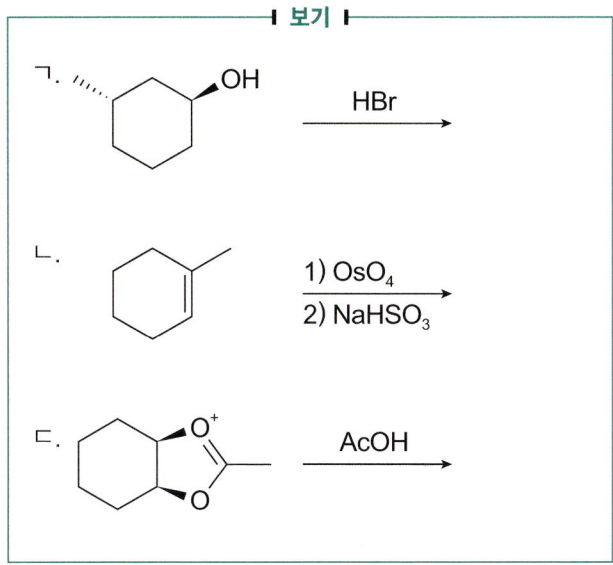

① ㄱ ② ㄴ ③ ㄷ
④ ㄱ, ㄴ ⑤ ㄱ, ㄷ ⑥ ㄴ, ㄷ
⑦ ㄱ, ㄴ, ㄷ

09

다음 반응물의 생성물에 대한 설명으로 올바른 것을 〈보기〉에서 모두 고른 것은?

〈반응식〉

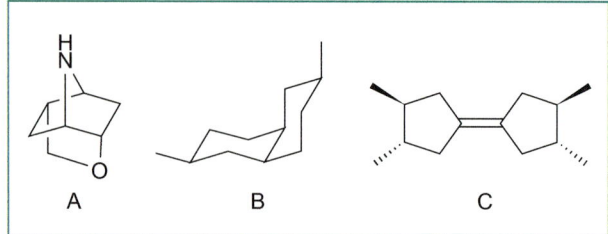

보기
ㄱ. 생성물의 입체이성질체의 개수는 $2^2 = 4$개이다.
ㄴ. 생성물은 광학 활성(optical activity)이 있다.
ㄷ. 생성물은 메조(meso) 화합물이다.

① ㄱ ② ㄴ ③ ㄷ
④ ㄱ, ㄴ ⑤ ㄱ, ㄷ ⑥ ㄴ, ㄷ
⑦ ㄱ, ㄴ, ㄷ

10

다음 화합물에 대한 설명으로 옳은 것만을 〈보기〉에서 있는 대로 고른 것은?

보기
ㄱ. 불포화도(degree of unsaturation)는 A와 C가 같다.
ㄴ. 광학 활성(optical activity)이 있는 분자는 A와 B 뿐이다.
ㄷ. 카이랄(chiral) 탄소의 개수는 A와 C가 같다.

① ㄱ ② ㄴ ③ ㄷ
④ ㄱ, ㄴ ⑤ ㄱ, ㄷ ⑥ ㄴ, ㄷ
⑦ ㄱ, ㄴ, ㄷ

11

다음은 거울상이성질체 관계인 탈리도마이드의 구조이다.

A
B

$[a]_D = (-)62.6°$

A+B 혼합물 : $[a]_D = (-)56.3°$

이에 대한 설명으로 옳은 것만을 〈보기〉에서 있는 대로 고른 것은?

---- 보기 ----
ㄱ. A의 절대 배열은 (S)이다.
ㄴ. A+B 혼합물의 광학적 순도는 0.9이다.
ㄷ. A+B 혼합물에서 A의 백분율은 95%이다.

① ㄱ ② ㄴ ③ ㄷ
④ ㄱ, ㄴ ⑤ ㄱ, ㄷ ⑥ ㄴ, ㄷ
⑦ ㄱ, ㄴ, ㄷ

12

진통제인 나프록센(Naproxen)은 S 입체배열의 경우에만 약효가 있다.

Naproxen

순수한 (+)-S-나프록센은 고유광회전도 값 $[a]_D^{20} = +66.0°$를 갖는다. 모 제약회사의 합성 나프록센은 카이랄 HPLC 분석 결과 9:1 비율의 거울상이성질체를 포함하는 혼합물임이 밝혀졌다. 합성 나프록센의 고유광회전도가 (−)값을 가진다면, (a) 어떤 거울상이성질체가 더 많이 존재하는가? 또한 (b) 합성 나프록센의 정확한 고유광회전도 값은 무엇일까?

	(a)	(b)
①	S	−53°
②	S	−66°
③	R	−27°
④	R	−53°
⑤	R	−66°

13

주생성물의 입체 배열이 옳게 표시된 것을 〈보기〉에서 모두 고른 것은? (단, 각 단계에서 주생성물은 적절한 분리·정제 과정을 통하여 얻는다.)

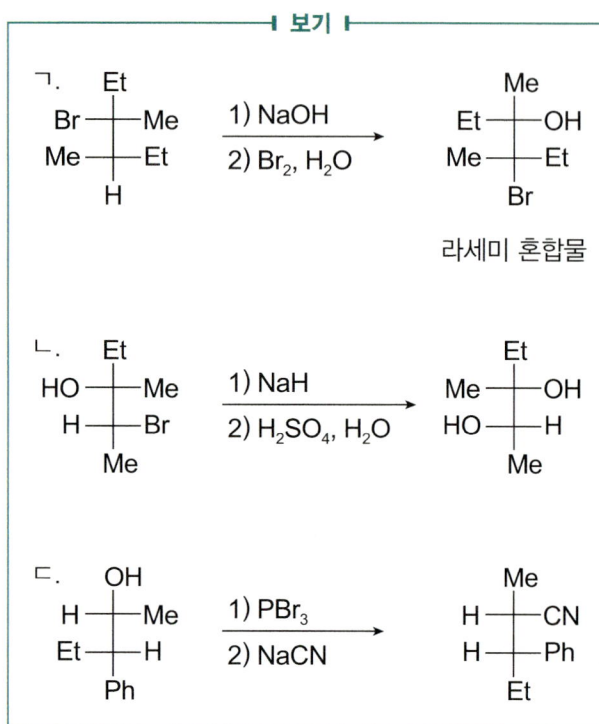

라세미 혼합물

① ㄱ　　② ㄴ　　③ ㄷ
④ ㄱ, ㄴ　⑤ ㄱ, ㄷ　⑥ ㄴ, ㄷ
⑦ ㄱ, ㄴ, ㄷ

14

다음 〈반응식〉과 같이 Carboxylic ester와 Sulfonic ester를 가수 분해하여 각각 알코올 A와 B를 얻었다.

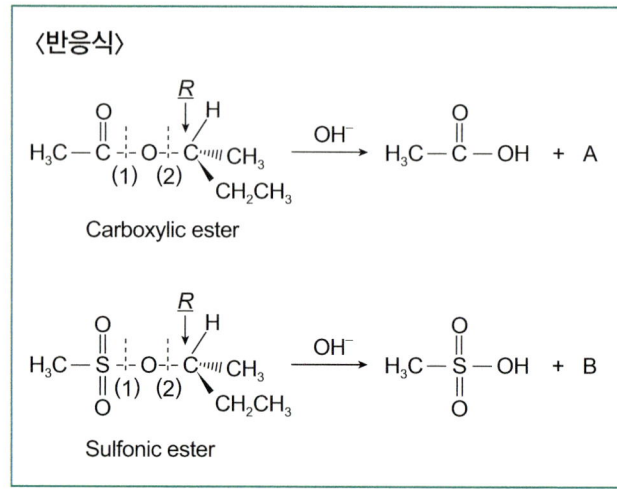

위 반응에 대한 설명으로 옳은 것을 모두 고른 것의 개수는?

― 보기 ―

ㄱ. 알코올 B는 S배열을 가지고 있다.
ㄴ. 알코올 A와 B는 거울상이성질체이다.
ㄷ. 알코올 A와 B는 모두 결합 (1)이 끊어져서 생성된다.
ㄹ. 알코올 A와 B는 일반 크로마토그래피법으로 분리가 가능하다.

① 0개　　② 1개　　③ 2개
④ 3개　　⑤ 4개

15

다음은 acetylene으로부터 최종 주생성물 C를 합성하는 과정이다. (단, 각 단계에서 주생성물은 적절한 분리·정제 과정을 통하여 얻는다.)

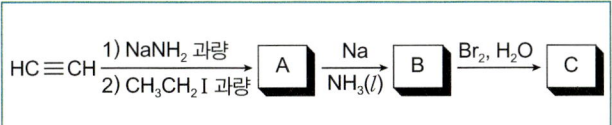

이에 대한 설명으로 옳지 않은 것은?

① A의 수소의 개수는 10개이다.
② A → B 과정은 음이온 라디칼을 포함한다.
③ A → B 과정에서 NH_3는 산으로 작용한다.
④ B → C 과정에서 브로모늄 이온 중간체를 거친다.
⑤ C는 광학 활성을 지닌다.

PEET 유기화학 단원별 추론 문제집

PART 06

알코올, 페놀, 에폭사이드
Set A

Set A PART 06 / 알코올, 페놀, 에폭사이드

01

다음 각 반응에서 주생성물 A와 B의 구조로 옳게 짝지어진 것은? (단, 주 생성물은 적절한 분리·정제 과정을 통하여 얻는다.)

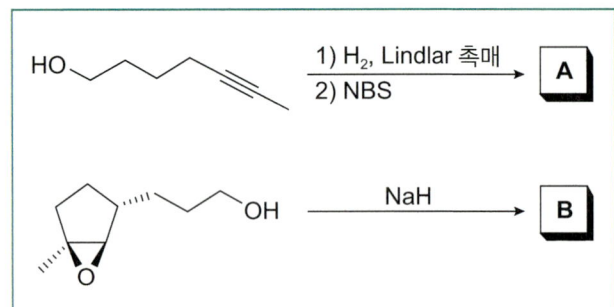

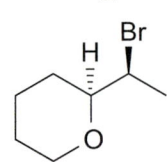

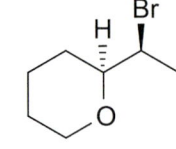

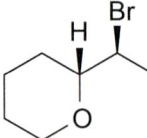

02

다음 〈보기〉의 반응들 중 생성물이 1°알코올이 생성되는 반응들의 개수는?

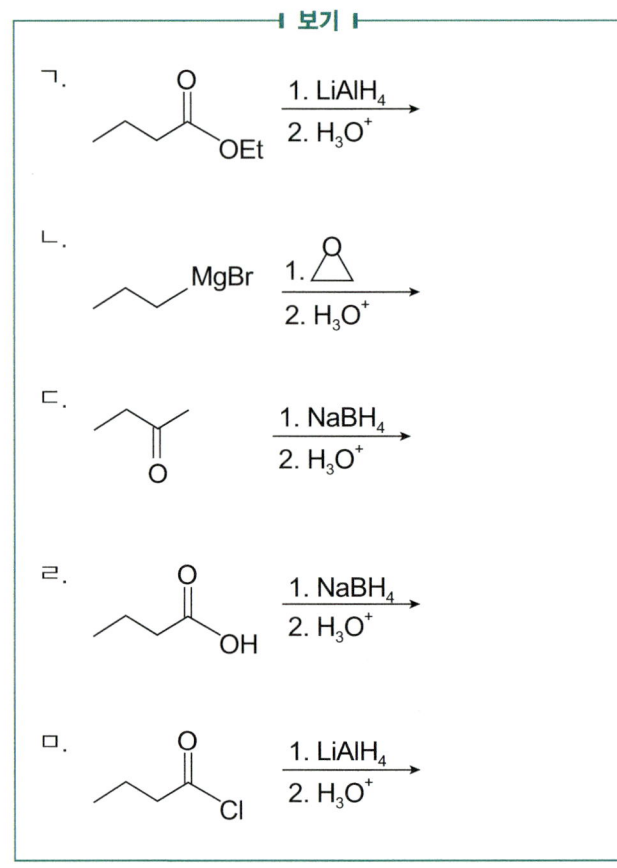

① 1개   ② 2개   ③ 3개
④ 4개   ⑤ 5개

03

다음 반응들 중 주생성물의 구조가 옳은 것만을 〈보기〉에서 있는 대로 고른 것은?

━━━━━ 보기 ━━━━━

ㄱ. HO-CH₂CH₂CH₂-CO-CH₃ → (1) CH₃MgBr (2) H₃O⁺ → HO-CH₂CH₂CH₂-C(OH)(CH₃)₂

ㄴ. HO-(CH₂)₄-Cl → (1) Mg/THF (2) HCHO (3) H₃O⁺ → HO-(CH₂)₅-OH

ㄷ. OHC-(CH₂)₃-CH(OH)-CH₃ → (1) TBDPSCl, Imidazol, DMF (2) CH₃MgBr/THF (3) CuCl₂, EtOH → HO-CH(CH₃)-(CH₂)₃-CH(OH)-CH₃

① ㄱ ② ㄴ ③ ㄷ
④ ㄱ, ㄴ ⑤ ㄱ, ㄷ ⑥ ㄴ, ㄷ
⑦ ㄱ, ㄴ, ㄷ

04

다음의 반응 계획은 케톤으로부터, 트랜스-다이올을 만드는 데 사용될 수 있다. 각 단계에 사용되는 시약들을 아래 〈보기〉에서 맞게 고른 것은?

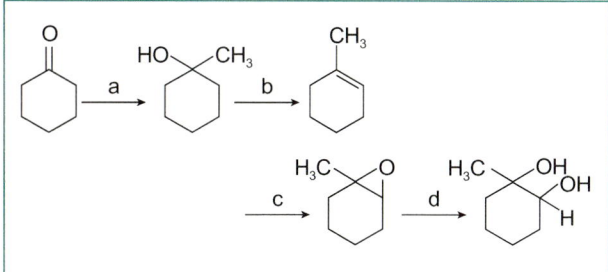

━━━━━ 보기 ━━━━━

ㄱ. CH₃MgBr
ㄴ. MCPBA
ㄷ. H₃O⁺
ㄹ. H₂SO₄, H₂O, 가열

	a	b	c	d
①	ㄱ	ㄴ	ㄷ	ㄹ
②	ㄴ	ㄹ	ㄱ	ㄷ
③	ㄱ	ㄹ	ㄴ	ㄷ
④	ㄴ	ㄷ	ㄱ	ㄹ
⑤	ㄷ	ㄱ	ㄹ	ㄴ

05

출발물질 (A~D)가 같은 것끼리 짝지어진 것은?

ㄱ. A —PBr₃→ —Mg→ 1) HCHO 2) H₃O⁺ → (cyclohexyl)CH₂OH

ㄴ. B —POCl₃/pyridine→ 1) Hg(OAc)₂, H₂O 2) NaBH₄ → (cyclohexyl)OH

ㄷ. C —1) CH₃MgBr 2) H₂O→ —H₂SO₄, 가열→ —MCPBA→ (1-methylcyclohexene oxide)

ㄹ. D —SOCl₂/pyridine→ —Mg→ —H₂O→ cyclohexane

① ㄱ, ㄴ   ② ㄱ, ㄷ   ③ ㄱ, ㄴ, ㄷ
④ ㄱ, ㄴ, ㄹ   ⑤ ㄴ, ㄷ, ㄹ

06

다음 반응들 중 주생성물의 구조가 옳은 것만을 〈보기〉에서 있는 대로 고른 것은?

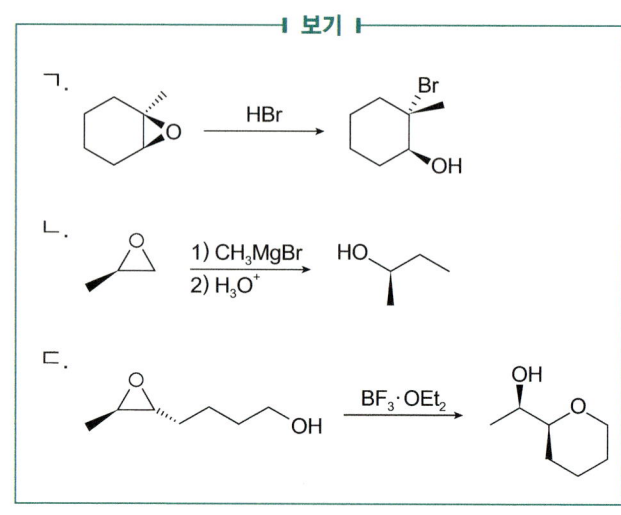

① ㄱ   ② ㄴ   ③ ㄷ
④ ㄱ, ㄴ   ⑤ ㄱ, ㄷ   ⑥ ㄴ, ㄷ
⑦ ㄱ, ㄴ, ㄷ

07

다음 〈보기〉 반응의 생성물 중에 (S) – 2 – 뷰탄올 (butanol)을 생성하는 반응은?

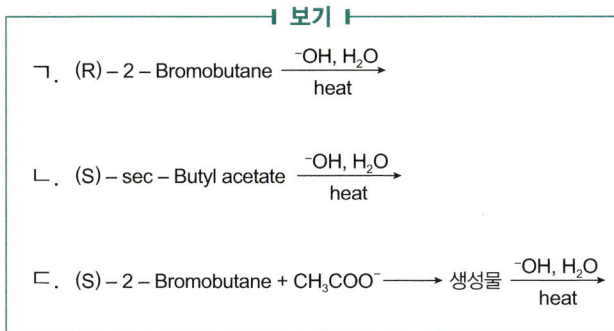

① ㄱ　　② ㄴ　　③ ㄷ
④ ㄱ, ㄴ　⑤ ㄱ, ㄷ　⑥ ㄴ, ㄷ
⑦ ㄱ, ㄴ, ㄷ

08

다음 반응들 중 주생성물의 구조가 옳은 것만을 〈보기〉에서 있는 대로 고른 것은?

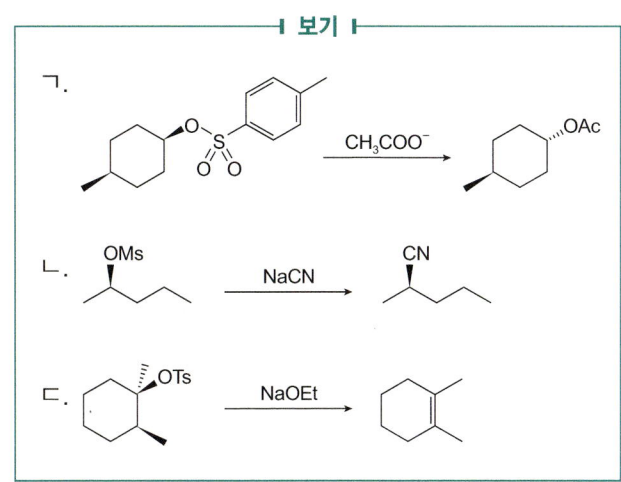

① ㄱ　　② ㄴ　　③ ㄷ
④ ㄱ, ㄴ　⑤ ㄱ, ㄷ　⑥ ㄴ, ㄷ
⑦ ㄱ, ㄴ, ㄷ

09

다음 반응의 주생성물 구조가 서로 같은 것만을 〈보기〉에서 있는 대로 고른 것은?

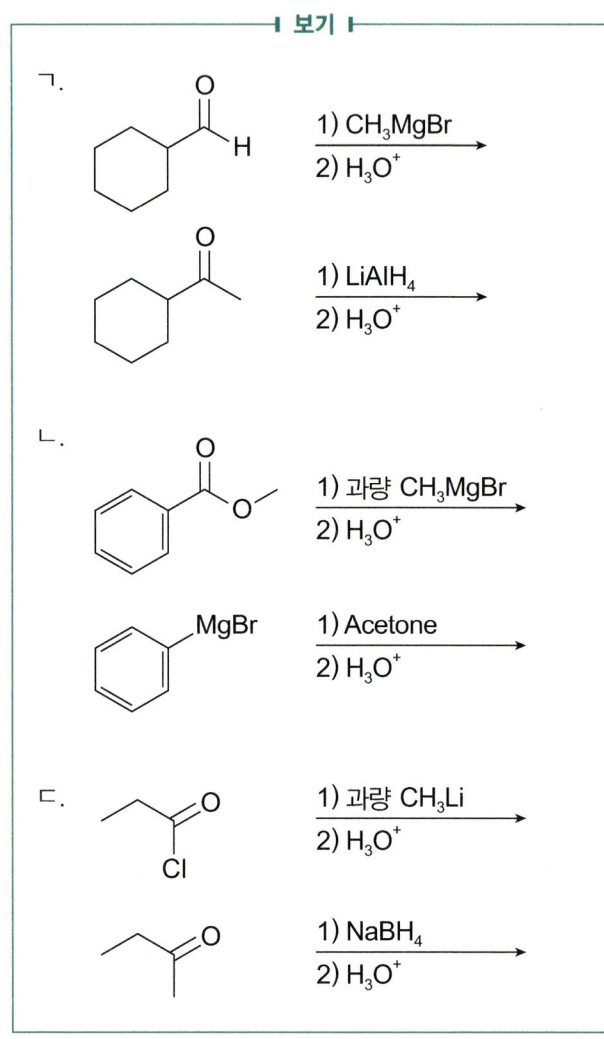

① ㄱ ② ㄴ ③ ㄷ
④ ㄱ, ㄴ ⑤ ㄱ, ㄷ ⑥ ㄴ, ㄷ
⑦ ㄱ, ㄴ, ㄷ

10

아래의 반응은 카보닐 화합물의 환원, 알코올의 치환반응 등 다양한 화학 반응을 나타낸 것이다. 〈보기〉의 반응 중 반응에 관여하는 화학종이나, 또는 반응 중간에 관여하는 화학종이 같은 것끼리 묶은 것은?

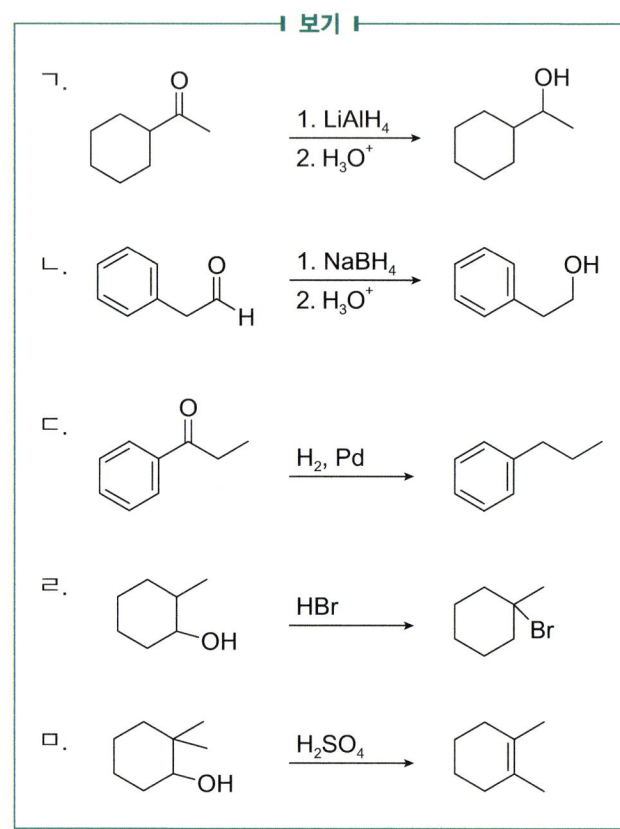

① ㄱ, ㄴ, ㄷ ② ㄱ, ㄴ, ㄹ
③ ㄱ, ㄴ, ㅁ ④ ㄱ, ㄴ, ㄹ, ㅁ
⑤ ㄱ, ㄴ, ㄷ, ㄹ, ㅁ

11

다음은 출발 물질 A와 B로부터 최종 주생성물 C와 D를 각각 합성하는 과정이다. 화합물 A와 B의 구조로 옳게 짝지어진 것은? (단, 각 단계에서 주생성물은 적절한 분리·정제 과정을 통하여 얻는다.)

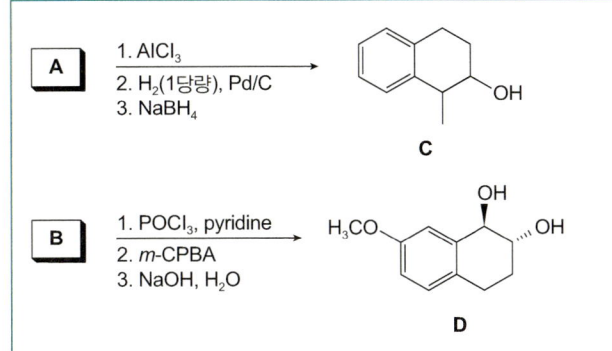

12

주생성물의 구조가 옳은 것만을 〈보기〉에서 있는 대로 고른 것은? (단, 주 생성물은 적절한 분리·정제 과정을 통하여 얻는다.)

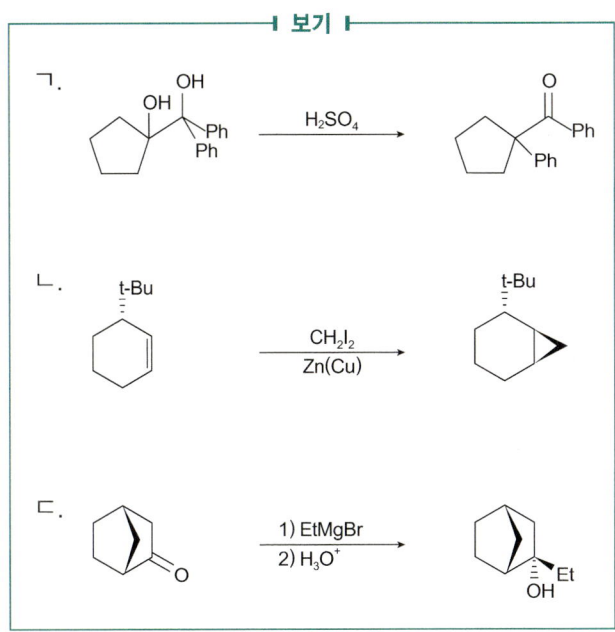

① ㄱ   ② ㄴ   ③ ㄷ
④ ㄱ, ㄴ   ⑤ ㄱ, ㄷ   ⑥ ㄴ, ㄷ
⑦ ㄱ, ㄴ, ㄷ

13

Dimethylsulfate(Me₂SO₄)는 다양한 조건에서 메틸화 반응(methylation)에 이용되는 시약이다. 각 반응에서 얻어지는 주생성물의 구조가 옳은 것을 〈보기〉에서 모두 고른 것은?

┤ 보기 ├

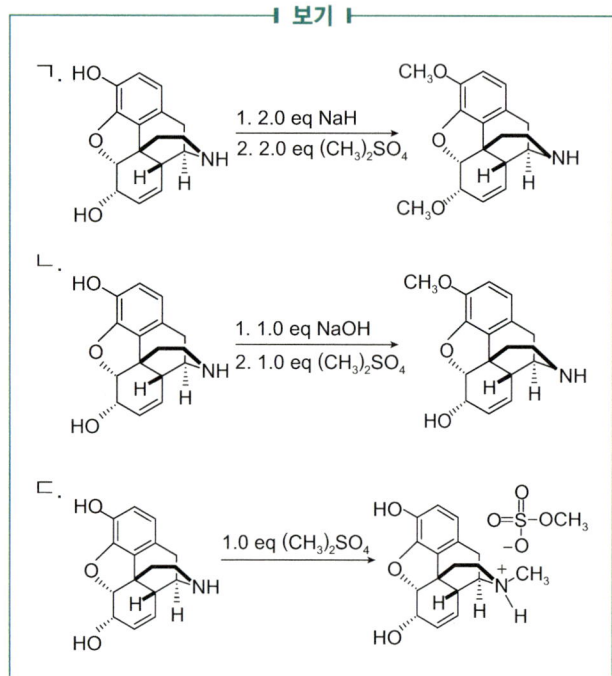

① ㄱ　　② ㄴ　　③ ㄷ
④ ㄱ, ㄴ　　⑤ ㄱ, ㄷ　　⑥ ㄴ, ㄷ
⑦ ㄱ, ㄴ, ㄷ

14

다음은 알코올에서 알켄이 합성되는 두 가지 과정이다.

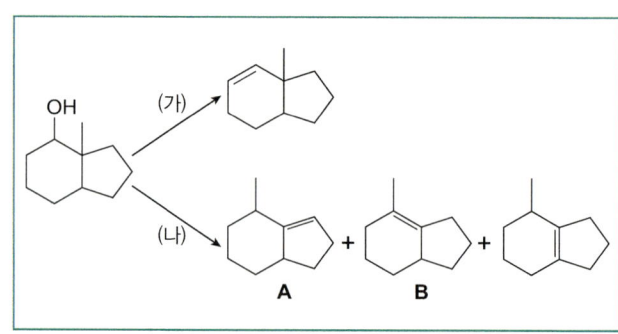

이에 대한 설명으로 옳은 것만을 〈보기〉에서 있는 대로 고른 것은? (단, 각 단계에서는 적절한 분리·정제 과정을 수행하였다.)

┤ 보기 ├

ㄱ. (가)는 염기 조건, (나)는 산 조건에서 탈수반응이 일어난다.
ㄴ. 과정 (나)는 메틸기 자리옮김으로 3º-카보양이온이 생성된다.
ㄷ. A 생성물은 B 생성물보다 안정하다.

① ㄱ　　② ㄴ　　③ ㄷ
④ ㄱ, ㄴ　　⑤ ㄱ, ㄷ　　⑥ ㄴ, ㄷ
⑦ ㄱ, ㄴ, ㄷ

15

출발물 A와 B로부터 여러 단계의 반응을 거쳐 항생제 methylenomycin A를 합성하는 과정의 일부이다. (단, 각 단계에서는 적절한 분리·정제 과정을 수행하였다.)

이에 대한 설명으로 옳은 것만을 〈보기〉에서 있는 대로 고른 것은?

―| 보기 |―

ㄱ. A+B→C 전환은 [4+2] 고리화첨가 반응이다.
ㄴ. LiAlH$_4$는 시약 (가)에 적절하다.
ㄷ. D→E 전환에는 분자내 S$_N$2 반응이 포함된다.

① ㄱ　　② ㄴ　　③ ㄱ, ㄷ
④ ㄴ, ㄷ　　⑤ ㄱ, ㄴ, ㄷ

PEET 유기화학 단원별 추론 문제집

PART 06

알코올, 페놀, 에폭사이드
Set B

Set B　PART 06 / 알코올, 페놀, 에폭사이드

01

다음은 출발 물질 A로부터 최종 주생성물 F, G를 합성하는 과정이다. (단, 각 단계에서 주생성물은 적절한 분리·정제 과정을 통하여 얻는다.)

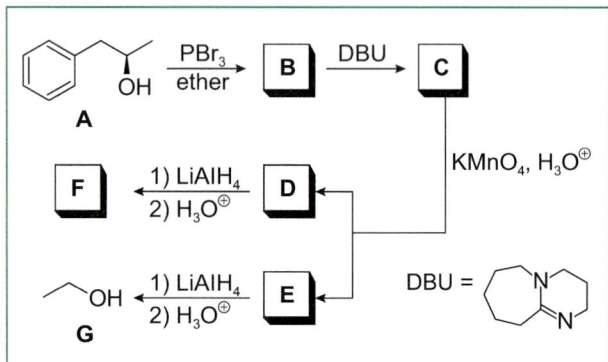

이에 대한 설명으로 옳지 <u>않은</u> 것은?

① A → B 과정은 S_N2 반응을 포함한다.
② B의 카이랄 중심 탄소의 절대 배열은 (S)이다.
③ C는 (E) 알켄이다.
④ E와 $NaBH_4$, ethanol을 반응시켜도 G를 얻을 수 있다.
⑤ F는 phenylmethanol이다.

02

다음 〈보기〉의 화합물의 최종 생성물의 구조가 옳은 것만을 있는 대로 고른 것은?

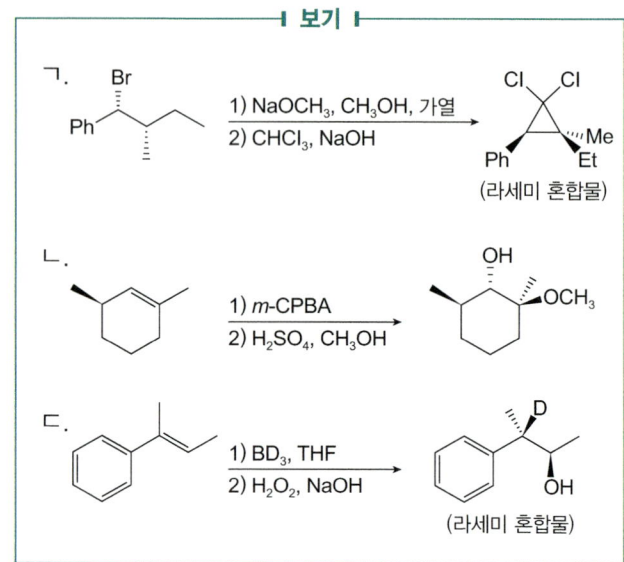

① ㄱ　　② ㄴ　　③ ㄷ
④ ㄱ, ㄴ　　⑤ ㄱ, ㄷ　　⑥ ㄴ, ㄷ
⑦ ㄱ, ㄴ, ㄷ

03

각 쌍의 반응에서 최종 주생성물이 동일한 것만을 〈보기〉에서 있는 대로 고른 것은? (단, 각 단계에서 주생성물은 적절한 분리·정제 과정을 통하여 얻는다.)

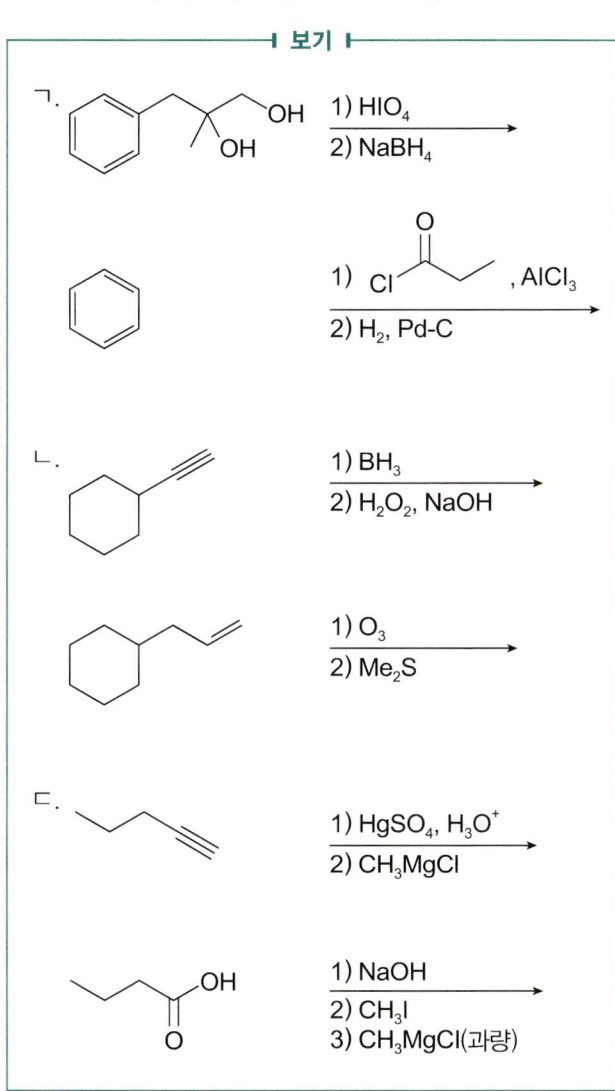

① ㄱ　　② ㄴ　　③ ㄷ
④ ㄱ, ㄴ　⑤ ㄱ, ㄷ　⑥ ㄴ, ㄷ
⑦ ㄱ, ㄴ, ㄷ

04

다음 반응들 중 반응 (1)의 반응 속도가 반응 (2)보다 빠른 것만을 〈보기〉에서 있는 대로 고른 것은?

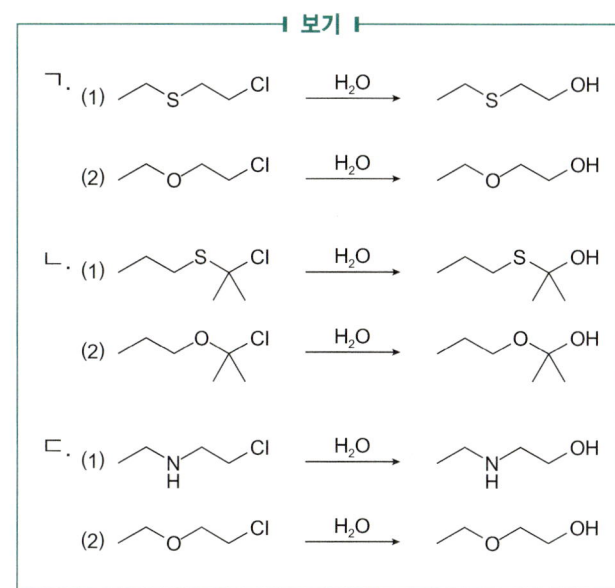

① ㄱ　　② ㄴ　　③ ㄷ
④ ㄱ, ㄴ　⑤ ㄱ, ㄷ　⑥ ㄴ, ㄷ
⑦ ㄱ, ㄴ, ㄷ

05

다음 〈보기〉의 반응들 중 주생성물의 구조가 옳은 것만을 있는 대로 고른 것은?

① ㄱ ② ㄴ ③ ㄷ
④ ㄱ, ㄴ ⑤ ㄱ, ㄷ ⑥ ㄴ, ㄷ
⑦ ㄱ, ㄴ, ㄷ

06

반응 메커니즘을 연구할 필요가 있을 때 동위원소 표지를 종종 사용한다. 동위원소 사용한 반응들의 주생성물의 구조가 옳은 것을 〈보기〉에서 모두 고른 것은? (단, * 표지가 되어 있는 원자는 각각 ^{18}O 또는 ^{14}C를 의미한다.)

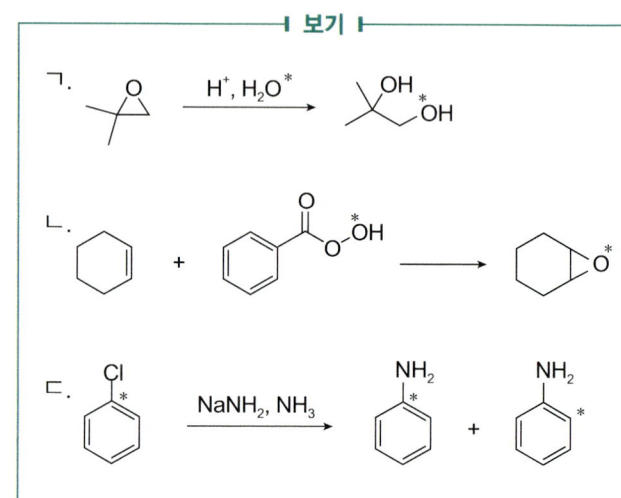

① ㄱ ② ㄴ ③ ㄷ
④ ㄱ, ㄴ ⑤ ㄱ, ㄷ ⑥ ㄴ, ㄷ
⑦ ㄱ, ㄴ, ㄷ

07

출발 물질로부터 여러 단계를 거쳐 최종 주생성물 B, C를 합성하려고 한다. 생성물 B, C의 구조로 옳은 것은?

08

<보기>의 알코올을 산성조건에서 가열하면 자리옮김(rearrangement)을 동반하는 생성물을 형성한다. 생성물로서 옳은 것의 개수는?

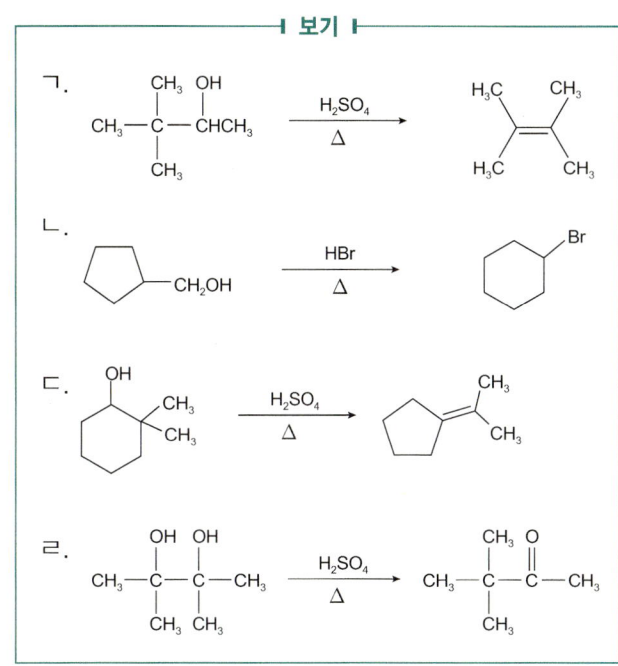

① 0개 ② 1개 ③ 2개
④ 3개 ⑤ 4개

09

다음 반응의 생성물은?

10

다음 반응들 중 주생성물의 구조가 옳은 것만을 〈보기〉에서 있는 대로 고른 것은?

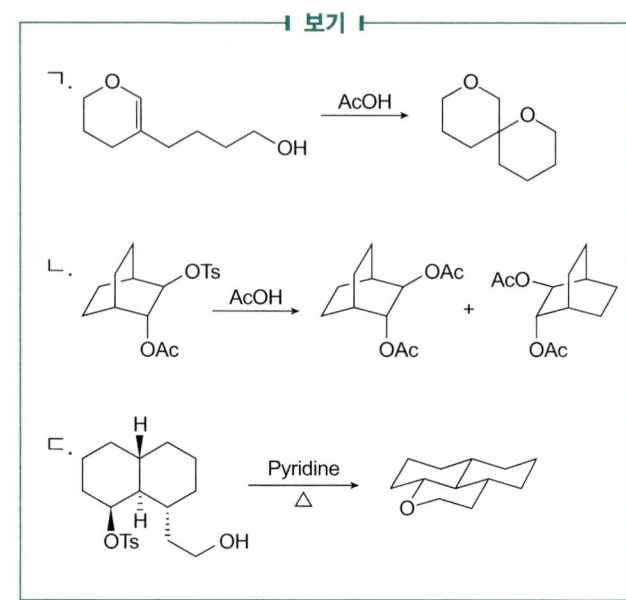

① ㄱ ② ㄴ ③ ㄷ
④ ㄱ, ㄴ ⑤ ㄱ, ㄷ ⑥ ㄴ, ㄷ
⑦ ㄱ, ㄴ, ㄷ

11

다음 반응들 중 주생성물의 구조가 옳은 것만을 〈보기〉에서 있는 대로 고른 것은?

―| 보기 |―

ㄱ. HO-C(CH₃)₂-C(CH₃)₂-OH →(H₂SO₄)→ (CH₃)₃C-CO-CH₃

ㄴ. Ph₂C(OH)-C(CH₃)₂-OH →(H₂SO₄)→ Ph₂C(CH₃)-CO-CH₃

ㄷ. Ph₂C(OH)-C(CH₃)₂-OTs →(NaH)→ Ph-CO-C(CH₃)₂-Ph

① ㄱ ② ㄴ ③ ㄷ
④ ㄱ, ㄴ ⑤ ㄱ, ㄷ ⑥ ㄴ, ㄷ
⑦ ㄱ, ㄴ, ㄷ

12

다음은 알코올을 합성하는 반응들이다. 이들 반응 중 주생성물의 구조가 옳은 것을 있는 대로 모두 고른 것은? (단, 각 단계에서 주생성물은 적절한 분리·정제 과정을 통하여 얻는다.)

―| 보기 |―

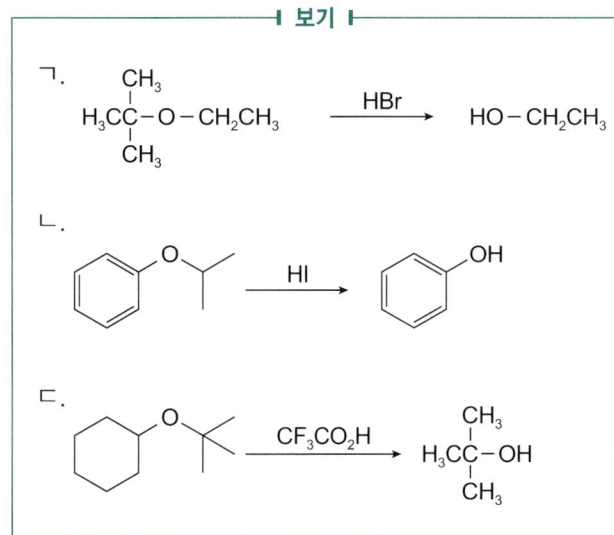

① ㄱ ② ㄴ ③ ㄷ
④ ㄱ, ㄴ ⑤ ㄱ, ㄷ ⑥ ㄴ, ㄷ
⑦ ㄱ, ㄴ, ㄷ

13

다음의 각 출발 물질로부터 최종 생성물을 얻기 위한 반응 시약 및 조건으로 올바른 것의 개수는? (단, 각 단계에서 주생성물은 적절한 분리·정제 과정을 통하여 얻는다.)

─┤ 보기 ├─

ㄱ. 1-methylcyclohexene → (1. BH_3, 2. H_2O_2, NaOH) → HBr → 1-bromo-2-methylcyclohexane

ㄴ. 1-bromo-4-hexanone → Mg → 1) CH_3CH(=O), 2) H_3O^+ → hydroxyketone 생성물

ㄷ. 수소화된 페난트렌올 → TsOH → 페난트렌 유도체

ㄹ. $(CH_3)_2C=C(CH_3)_2$ → 1) OsO_4, 2) $NaHSO_3$ → H_3O^+ → $(CH_3)_3C-C(=O)-CH_3$

① 0개   ② 1개   ③ 2개
④ 3개   ⑤ 4개

14

주생성물의 구조가 옳은 것만을 〈보기〉에서 있는 대로 고른 것은? (단, 각 단계에서 주생성물은 적절한 분리·정제 과정을 통하여 얻는다.)

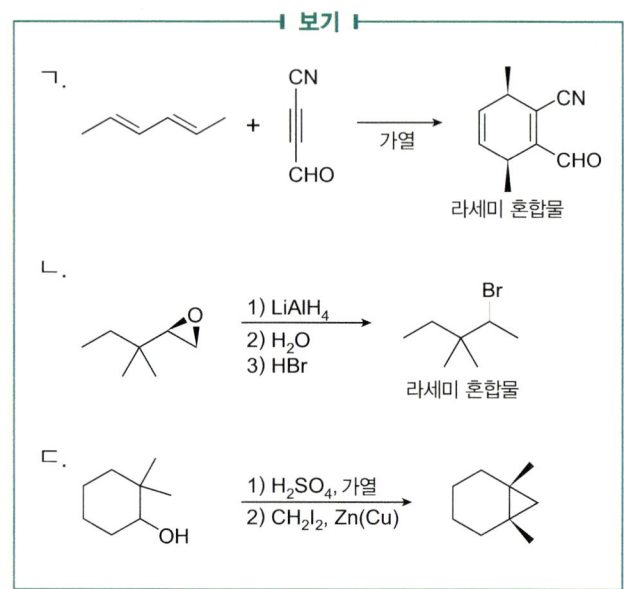

① ㄱ   ② ㄴ   ③ ㄷ
④ ㄱ, ㄴ   ⑤ ㄱ, ㄷ   ⑥ ㄴ, ㄷ
⑦ ㄱ, ㄴ, ㄷ

15

주어진 반응에 대한 설명으로 옳은 것만을 〈보기〉에서 있는 대로 고른 것은? (단, 각 반응에서는 적절한 분리·정제 과정을 수행하였다.)

(가) [cyclohexene oxide] $\xrightarrow{\text{1. NaOEt, EtOH} \atop \text{2. } H_3O^+}$

(나) [2,3-dimethyl epoxide, cis] $\xrightarrow{\text{H}^+ \atop \text{MeOH}}$

(다) [2,3-dimethyl epoxide, cis] $\xrightarrow{\text{1. NaOMe, MeOH} \atop \text{2. } H_3O^+}$

──┤ 보기 ├──

ㄱ. (가)에서 주생성물은 라세미 혼합물(racemic mixture)이다.
ㄴ. (나)에서 주생성물은 이차 알코올이다.
ㄷ. (다)에서 주생성물은 삼차 알코올이다.

① ㄱ ② ㄴ ③ ㄱ, ㄷ
④ ㄴ, ㄷ ⑤ ㄱ, ㄴ, ㄷ

PEET 유기화학 단원별 추론 문제집

PART 07

콘쥬게이션 화합물과 방향족 화합물
Set A

Set A PART 07 / 콘쥬게이션 화합물과 방향족 화합물

01
다음 반응 중 〈보기〉의 설명이 올바른 것의 개수는?

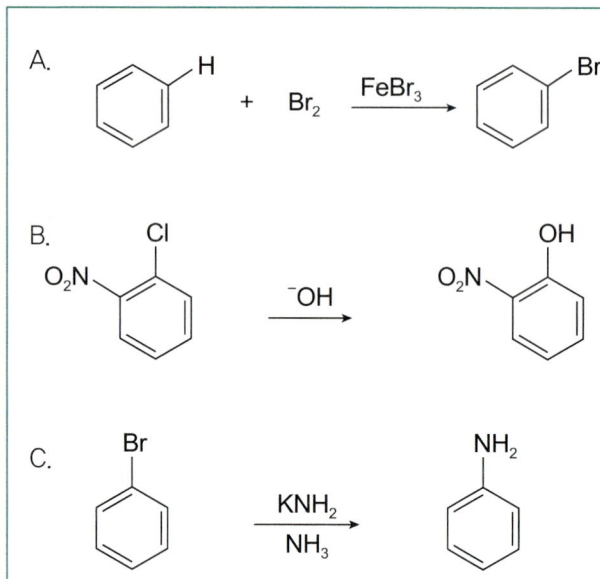

— 보기 —
ㄱ. A 반응에는 전자를 주는 치환기가 B 반응에는 전자를 잡아당기는 치환기가 활성화 치환기이다.
ㄴ. B 반응에서 반응물 2,4,6–Trinitrochlorobenzene 으로 바꾼다면 입체스트레인으로 인해 반응은 진행하지 않는다.
ㄷ. B와 C 반응에 관여하는 화학종은 친핵체이다.
ㄹ. C 반응은 반응 중간체가 너무 불안정하여 존재하지 않는다.

① 0개 ② 1개 ③ 2개
④ 3개 ⑤ 4개

02
다음은 페놀로부터 해열제인 아스피린을 합성하는 중간 과정인 콜베 반응의 반응 과정이다.

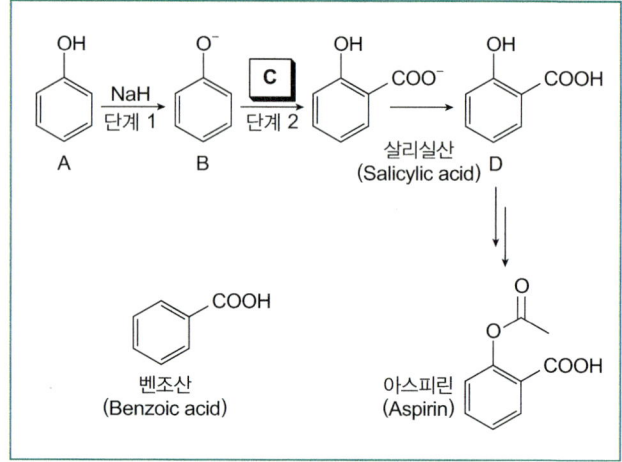

이에 대한 설명으로 옳은 것만을 〈보기〉에서 있는 대로 모두 고른 것은?

— 보기 —
ㄱ. 친전자성 방향족 치환 반응의 속도는 A가 B보다 빠르다.
ㄴ. 단계2의 적절한 시약은 CO_2이다.
ㄷ. 전자주개인 –OH기가 있는 살리실산은 벤조산보다 산성도가 약하다.

① ㄱ ② ㄴ ③ ㄷ
④ ㄱ, ㄴ ⑤ ㄱ, ㄷ ⑥ ㄴ, ㄷ
⑦ ㄱ, ㄴ, ㄷ

03

다음은 벤젠으로부터 삼치환 방향족 화합물을 만들기 위한 역합성 과정이다.

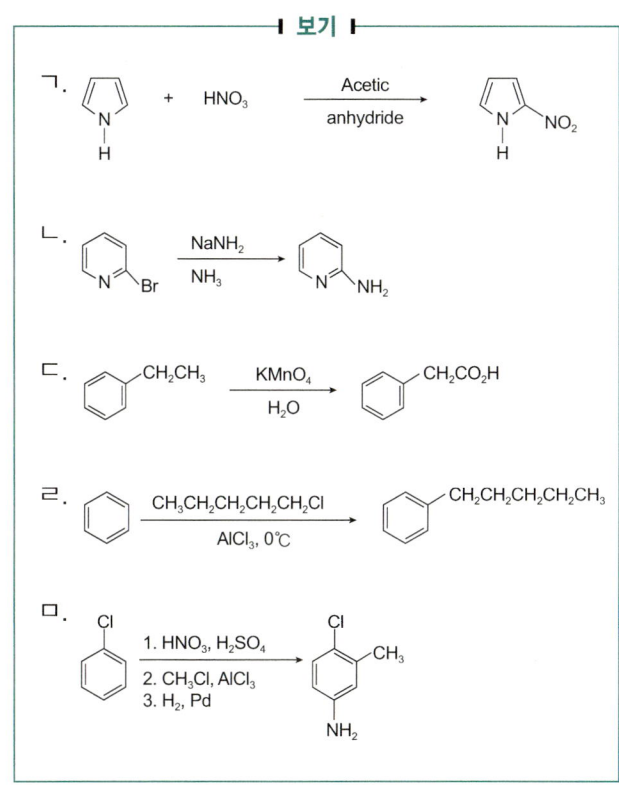

이에 대한 설명으로 옳은 것만을 〈보기〉에서 있는 대로 모두 고른 것은?

보기

ㄱ. A가 중간 생성물로 부적절한 이유는 원하는 배향으로 브롬화시킬 수 없기 때문이다.
ㄴ. 단계 1에서 1), 2) 반응의 순서를 바꿔도 같은 생성물이 합성된다.
ㄷ. C가 중간 생성물로 부적절한 이유는 배향 문제뿐이다.

① ㄱ　　② ㄴ　　③ ㄷ
④ ㄱ, ㄴ　⑤ ㄱ, ㄷ　⑥ ㄴ, ㄷ
⑦ ㄱ, ㄴ, ㄷ

04

방향족 고리화합물은 다양한 반응을 한다. 〈보기〉의 반응들 중에 일어나기 어려운 반응들을 모두 고른 것은?

보기

ㄱ. pyrrole + HNO₃ → (Acetic anhydride) → 2-nitropyrrole

ㄴ. 2-bromopyridine + NaNH₂/NH₃ → 2-aminopyridine

ㄷ. 에틸벤젠 + KMnO₄/H₂O → 페닐아세트산 (PhCH₂CO₂H)

ㄹ. 벤젠 + CH₃CH₂CH₂CH₂CH₂Cl / AlCl₃, 0℃ → 펜틸벤젠

ㅁ. 클로로벤젠 → 1. HNO₃, H₂SO₄ 2. CH₃Cl, AlCl₃ 3. H₂, Pd → 생성물

① ㄱ, ㄴ, ㄹ　② ㄴ, ㄷ　③ ㄱ, ㄷ, ㅁ
④ ㄷ, ㄹ　⑤ ㄷ, ㄹ, ㅁ

05

다음 〈보기〉의 다단계 반응 중 주생성물을 바르게 나타낸 것의 개수는?

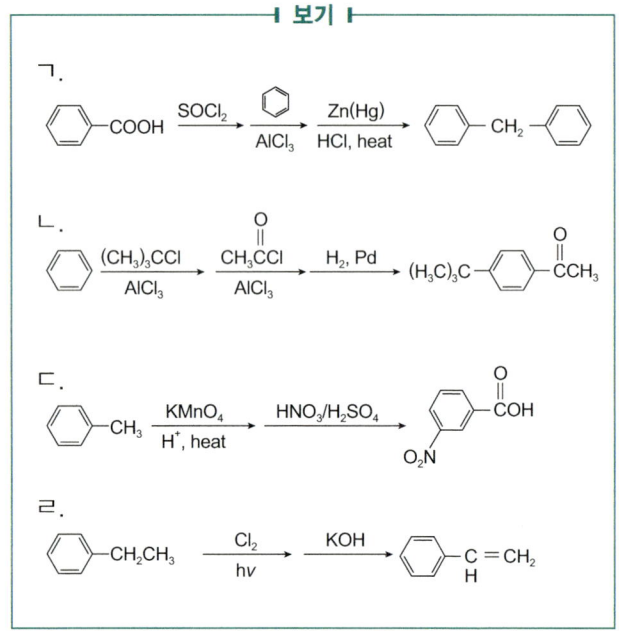

① 0개 ② 1개 ③ 2개
④ 3개 ⑤ 4개

06

다음은 Diels–Alder 반응이다. 주생성물이 올바른 것을 〈보기〉에서 모두 고른 것은?

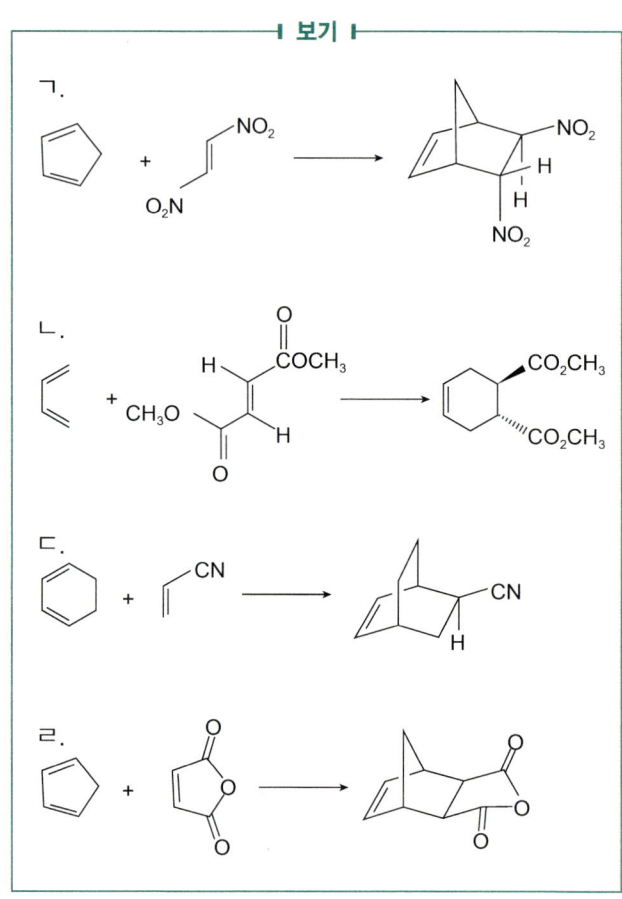

① ㄱ, ㄴ ② ㄱ, ㄷ ③ ㄱ, ㄹ
④ ㄴ, ㄷ ⑤ ㄴ, ㄹ

07

다음 반응들 중 반응 (1)의 반응 속도가 반응 (2)보다 빠른 것만을 〈보기〉에서 있는 대로 고른 것은?

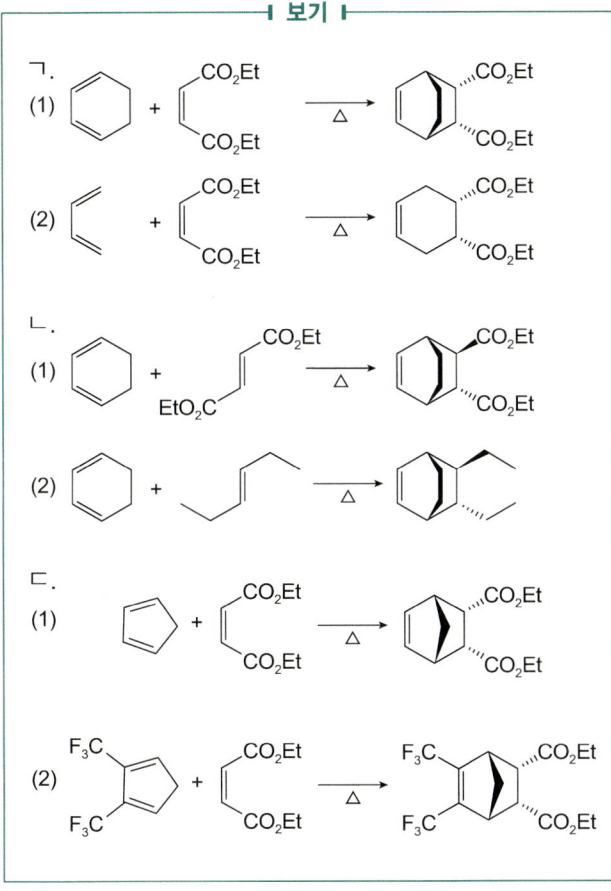

① ㄱ   ② ㄴ   ③ ㄷ
④ ㄱ, ㄴ   ⑤ ㄱ, ㄷ   ⑥ ㄴ, ㄷ
⑦ ㄱ, ㄴ, ㄷ

08

각 반응 조건에서 반응 속도가 더 빠른 것을 〈보기〉에서 골라 바르게 나열한 것은?

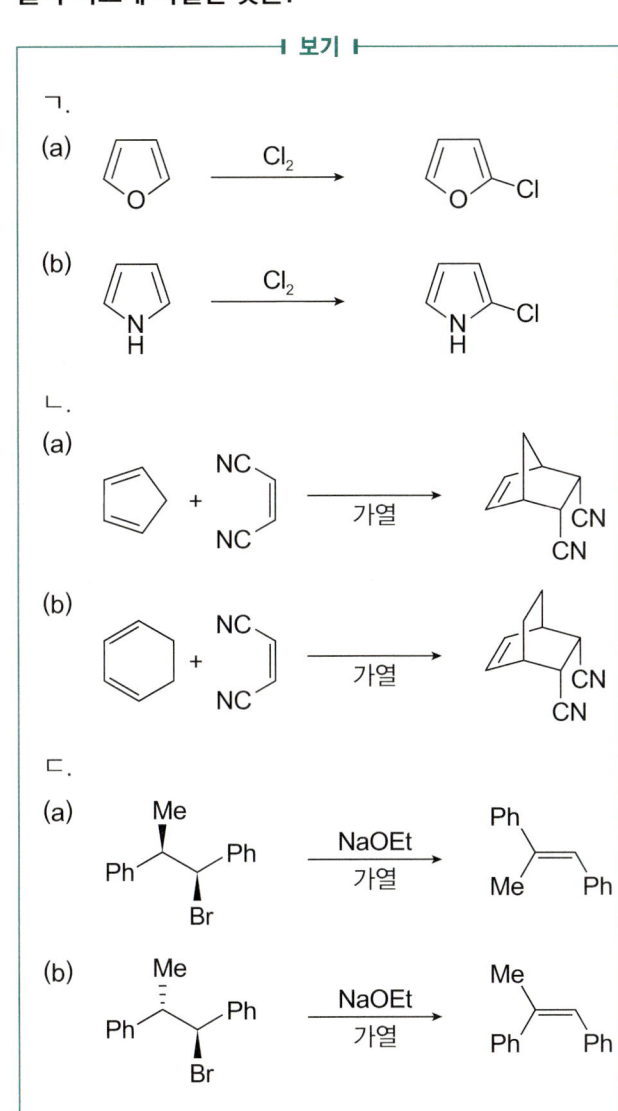

	ㄱ	ㄴ	ㄷ
①	(a)	(a)	(b)
②	(a)	(b)	(a)
③	(b)	(a)	(a)
④	(b)	(a)	(b)
⑤	(b)	(b)	(a)

1st 2rd 3nd

09

다음 pyridine의 치환 반응에 대한 〈보기〉의 설명으로 옳은 것을 있는 대로 고른 것은?

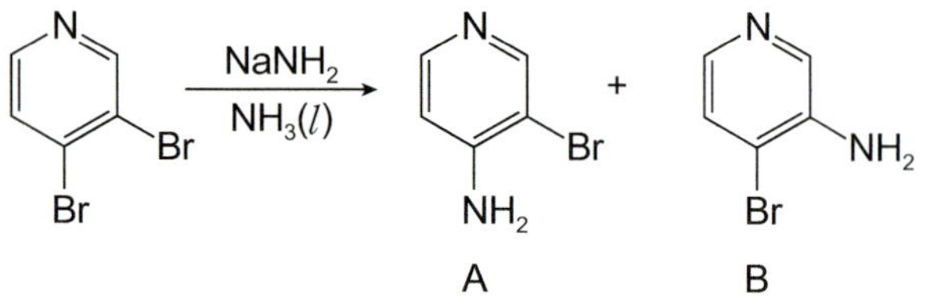

보기

ㄱ. 주생성물은 A이다.
ㄴ. 벤자인 중간체를 거친다.
ㄷ. 반응물의 두 치환기 Br을 Cl로 바꾸면 반응 속도는 빨라진다.

① ㄱ ② ㄴ ③ ㄷ
④ ㄱ, ㄴ ⑤ ㄱ, ㄷ ⑥ ㄴ, ㄷ
⑦ ㄱ, ㄴ, ㄷ

1st 2rd 3nd

10

다음 〈보기〉의 반응들의 주생성물이 옳은 것만을 있는 대로 고른 것은? (단, 각 단계에서는 적절한 분리·정제 과정을 거쳤다.)

보기

ㄱ.

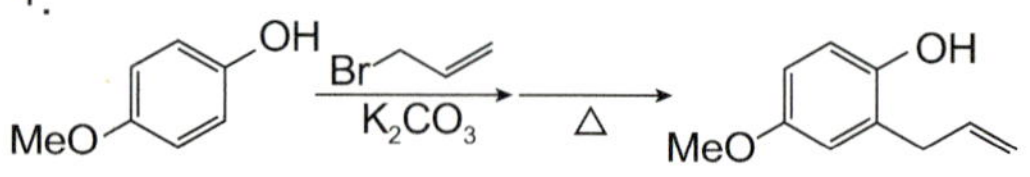

ㄴ.

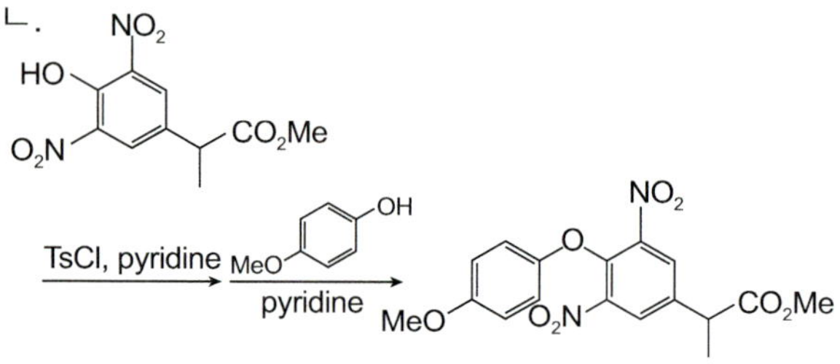

ㄷ.

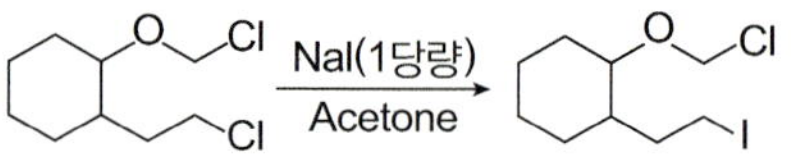

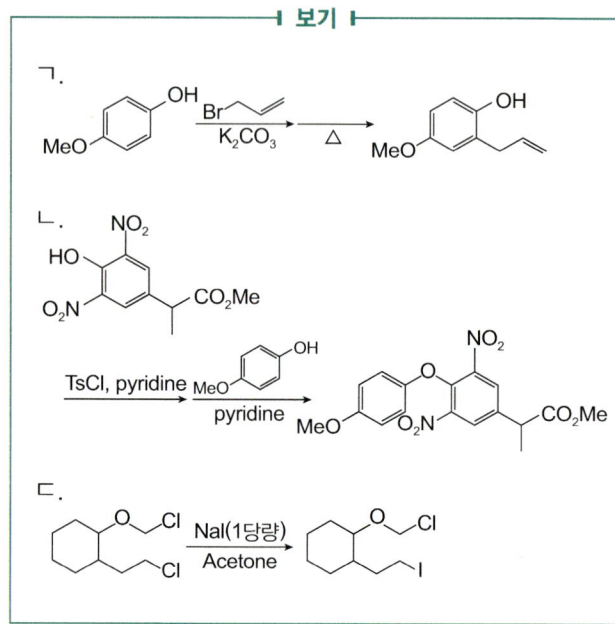

① ㄱ ② ㄴ ③ ㄷ
④ ㄱ, ㄴ ⑤ ㄱ, ㄷ ⑥ ㄴ, ㄷ
⑦ ㄱ, ㄴ, ㄷ

11

주생성물의 구조가 옳은 것만을 〈보기〉에서 있는 대로 고른 것은? (단, 주생성물은 적절한 분리·정제 과정을 통해 얻는다.)

┤ 보기 ├

ㄱ, ㄴ, ㄷ 반응식 (이미지)

① ㄱ ② ㄴ ③ ㄷ
④ ㄱ, ㄴ ⑤ ㄱ, ㄷ ⑥ ㄴ, ㄷ
⑦ ㄱ, ㄴ, ㄷ

12

〈보기〉 중 주생성물이 올바르게 표현된 것의 개수는?

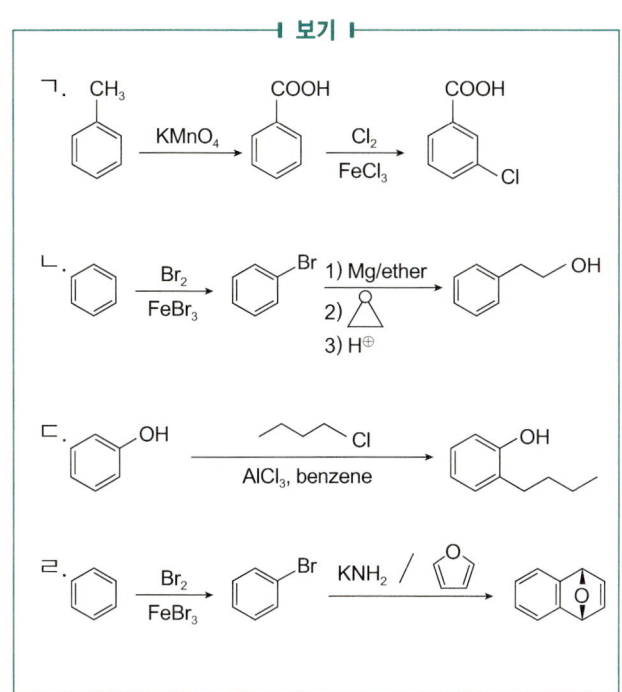

① 0개 ② 1개 ③ 2개
④ 3개 ⑤ 4개

13

최종 생성물 4-Chloro-2-Propylbenzensulfonic acid(A)를 생성하는 합성 순서가 올바르게 나열된 것의 개수는?

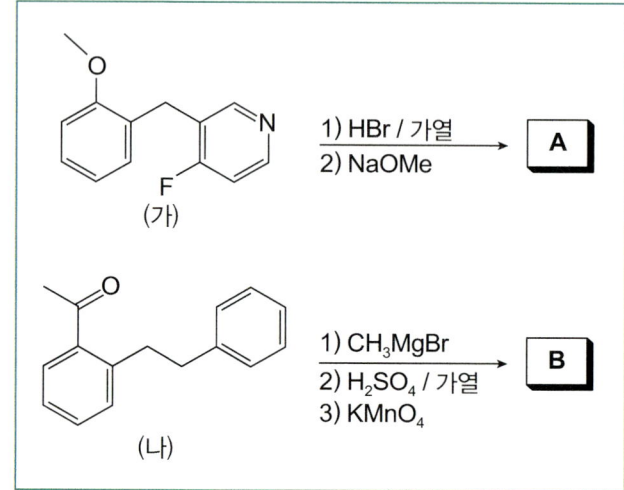

① 0개　② 1개　③ 2개
④ 3개　⑤ 4개

14

다음은 화합물 (가)와 (나)로부터 최종 주생성물 A와 B를 각각 합성하는 과정이다. 화합물 A와 B의 구조로 옳게 짝지어진 것은? (단, 각 단계에서 주생성물은 적절한 분리·정제 과정을 통하여 얻는다.)

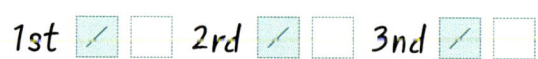

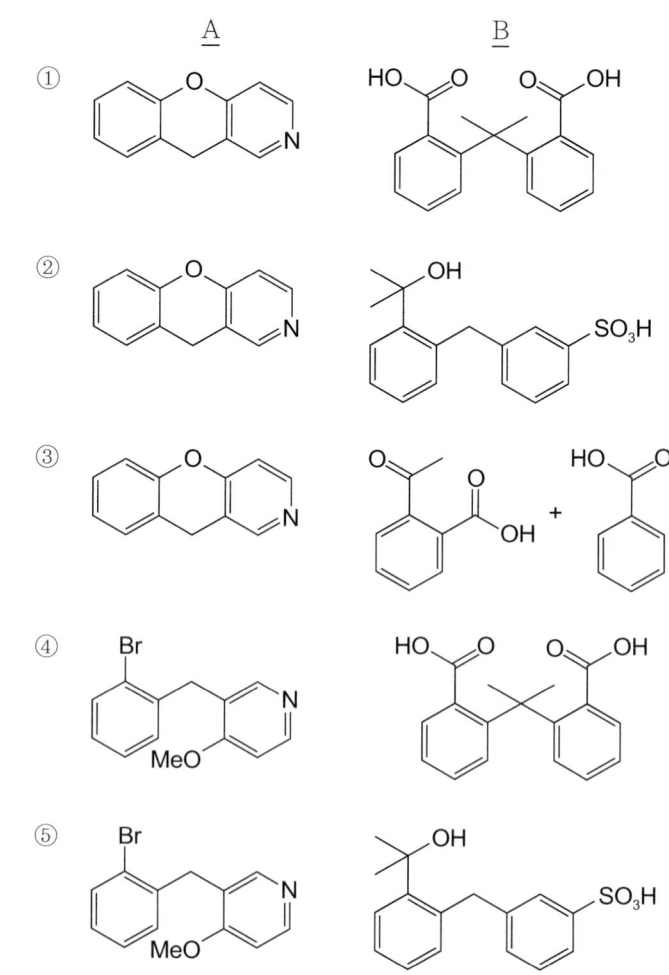

15

각 반응에서 얻어지는 주생성물의 구조가 옳은 것은?

① PhCH$_2$CH$_2$CH$_3$ $\xrightarrow{Br_2, FeBr_3}$ Ph-CHBr-CH$_2$CH$_3$

② anisole $\xrightarrow{\text{1. CH}_3\text{CH}_2\text{CH}_2\text{CH}_2\text{Cl, AlCl}_3 \\ \text{2. HNO}_3, \text{H}_2\text{SO}_4}$ 2-methoxy-3-nitro-5-butylbenzene

③ PhCH$_2$CH$_2$CH=C(CH$_3$)$_2$ $\xrightarrow{H_2SO_4}$ 1,1-dimethyltetralin

④ PhSO$_3$H $\xrightarrow{\text{1. CH}_3\text{COCl, AlCl}_3 \\ \text{2. Cl}_2, \text{FeCl}_3}$ 4-chloro-3-acetylbenzenesulfonic acid

⑤ tetralin $\xrightarrow{KMnO_4}$ benzene-1,2-diacetic acid

PEET 유기화학 단원별 추론 문제집

PART 07

콘쥬게이션 화합물과 방향족 화합물
Set B

01

다음은 친핵성 방향족 치환 반응의 두 가지 메커니즘이다.

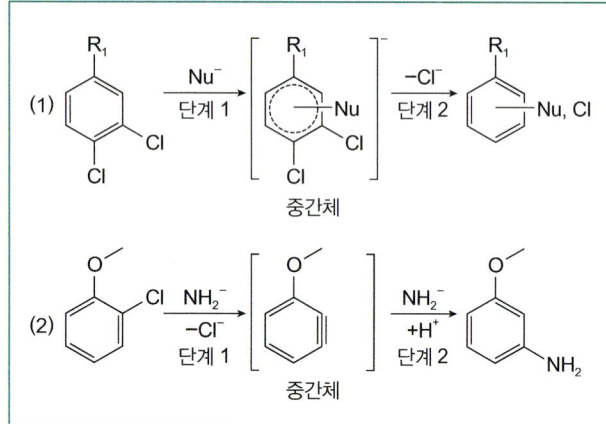

이에 대한 설명으로 옳은 것만을 〈보기〉에서 있는 대로 모두 고른 것은?

─────── 보기 ───────

ㄱ. 반응 (1)에서 R_1이 강력한 EWG일수록 반응 속도는 증가한다.
ㄴ. 반응 (2)에서 벤젠의 모든 수소를 중수소로 치환하면 반응 속도는 감소한다.
ㄷ. 반응 (2)에서 아마이드 이온(NH_2^-)은 단계 1/2에서 모두 친핵체로 작용한다.

① ㄱ   ② ㄴ   ③ ㄷ
④ ㄱ, ㄴ   ⑤ ㄱ, ㄷ   ⑥ ㄴ, ㄷ
⑦ ㄱ, ㄴ, ㄷ

02

아래 에너지 도표는 오쏘, 메타, 파라 위치에서 친전자성 방향족 치환반응(electrophilic aromatic substitution)을 하는 벤젠과 나이트로벤젠의 전이상태와 중간체의 에너지를 나타낸 것이다.

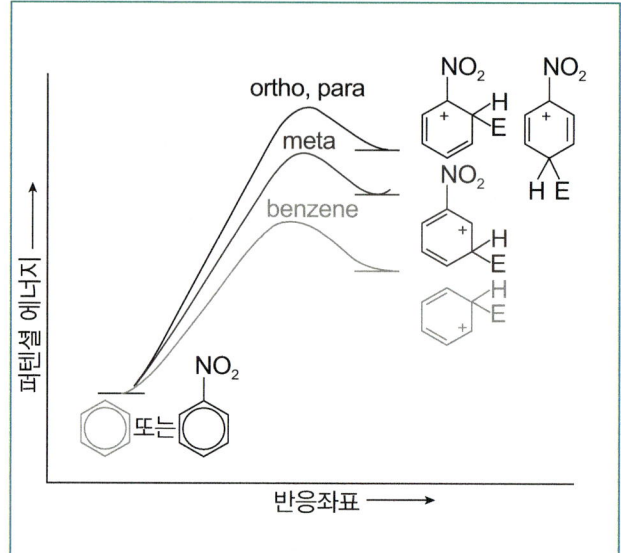

이 반응에 대한 설명 중 옳은 것을 〈보기〉에서 모두 고른 것은?

─────── 보기 ───────

ㄱ. 나이트로벤젠은 어떤 위치든지 벤젠보다 반응성이 떨어진다.
ㄴ. NO_2를 전자주개 작용기인 CH_3로 치환시키면 벤젠보다 활성화 에너지가 더 낮아진다.
ㄷ. 전자끌개 작용기는 인접한 + 전하를 더욱 안정화시킨다.

① ㄱ   ② ㄴ   ③ ㄷ
④ ㄱ, ㄴ   ⑤ ㄱ, ㄷ   ⑥ ㄴ, ㄷ
⑦ ㄱ, ㄴ, ㄷ

03

다음은 Bromobenzene의 친핵성 치환 반응의 결과이다.

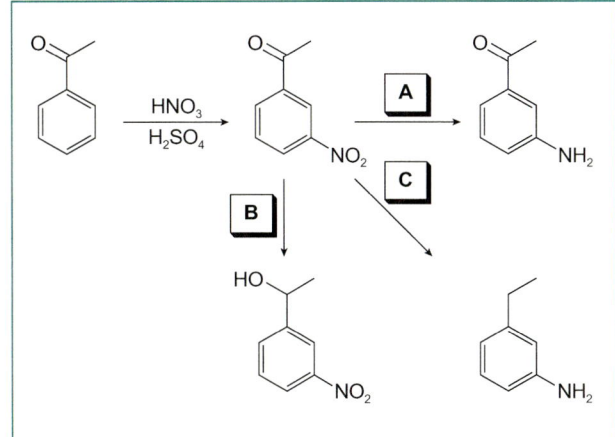

Y = NO₂, NH₂, CN

이에 대한 설명으로 옳은 것만을 〈보기〉에서 있는 대로 고른 것은?

---- 보기 ----
ㄱ. 치환기 Y에 따른 반응 속도는 $NO_2 > CN > NH_2$ 이다.
ㄴ. 치환기 CN의 *meta* 자리보다 *para* 자리일 때 반응 속도가 큰 이유는 유발 효과(inductive effect)보다 공명 효과(resonance effect)가 더 크게 작용하기 때문이다.
ㄷ. 친핵체 NaOMe 대신 CH₃COOK를 사용하면 반응 속도가 더 느려진다.

① ㄱ ② ㄴ ③ ㄷ
④ ㄱ, ㄴ ⑤ ㄱ, ㄷ ⑥ ㄴ, ㄷ
⑦ ㄱ, ㄴ, ㄷ

04

다음 반응은 아세토페논(Acetophenone)으로부터 각 생성물을 만드는 과정이다.

각 과정에 가장 적절한 시약으로 짝지어진 것은?

	A	B	C
①	Fe(s), H₃O⁺	H₂, Pd/C	LiAlH₄
②	Fe(s), H₃O⁺	H₂, Pd/C	NaBH₄
③	SnCl₂, H₃O⁺	NaBH₄	H₂, Pd/C
④	Fe³⁺(aq), H₃O⁺	H₂, Pd/C	LiAlH₄
⑤	Fe³⁺(aq), H₃O⁺	NaBH₄	H₂, Pd/C

05

다음 반응의 생성물(가~아) 중 카이랄 탄소를 가지고 있는 화합물의 개수는?

① 0개　　② 1개　　③ 2개
④ 3개　　⑤ 4개

06

주생성물의 구조가 옳은 것만을 〈보기〉에서 모두 고른 개수는?

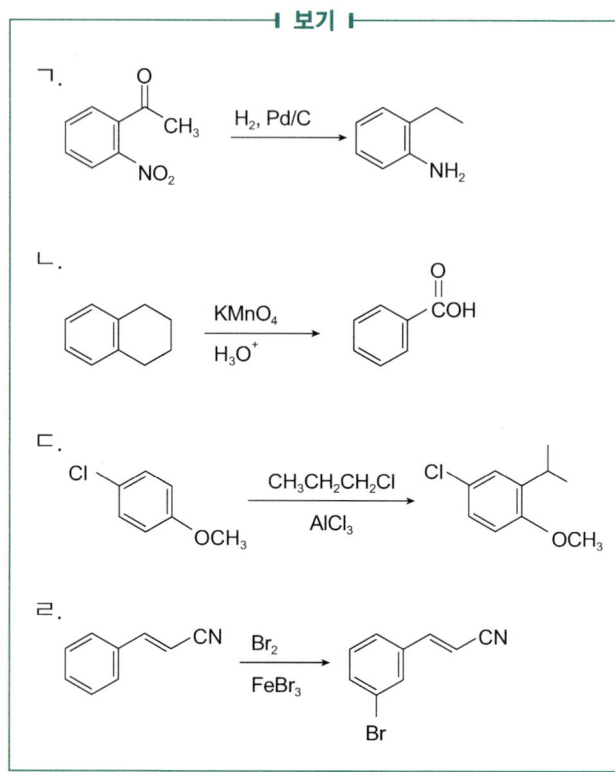

① 0개　　② 1개　　③ 2개
④ 3개　　⑤ 4개

07

유기 합성을 진행하는 데 있어서, 진행 가능한 방법인지 또는 진행 불가능한 방법인지를 아는 것은, 합성을 공부하는 데 많은 도움을 준다. 다음 다단계 반응 중 주생성물이 옳은 것의 개수는? (단, 각 단계에서 주생성물은 적절한 분리·정제 과정을 통하여 얻는다)

〈반응식〉

가. 벤조니트릴 → 1) CH₃CH₂CCl(=O), AlCl₃ 2) HNO₃, H₂SO₄ → 3-니트로-5-프로피오닐벤조니트릴

나. 클로로벤젠 → 1) CH₃CH₂CH₂Cl, AlCl₃ 2) Cl₂, FeCl₃ → 3,4-디클로로-1-(프로필)벤젠 (CH₃CH₂CH₂-)

다. 아닐린 → 1) CH₃CH₂CCl(=O), AlCl₃ 2) Zn(Hg), HCl ↓ 3) Cl₂, FeCl₃ → 2-프로필-4-클로로아닐린

라. 톨루엔 → 1) CH₃CCl(=O), AlCl₃ 2) HNO₃, H₂SO₄ 3) H₂, Pd → 2-니트로-4-에틸톨루엔

① 0개   ② 1개   ③ 2개
④ 3개   ⑤ 4개

08

다음 각 반응의 최종 주생성물의 구조로 가장 적절한 것은? (단, 각 단계에서 주생성물은 적절한 분리·정제 과정을 통하여 얻는다.)

① 니트로벤젠 → EtCl, AlCl₃ → 3-에틸니트로벤젠

② 2-페닐-3,4,5,6-테트라하이드로피리딘 → Cl₂, AlCl₃ → 2-(4-클로로페닐)-3,4,5,6-테트라하이드로피리딘

③ 브로모벤젠 + CH₃CH₂CH₂Cl → AlCl₃ → 1-브로모-4-프로필벤젠

④ 톨루엔 → 1) excess NBS, Heat 2) H₂SO₄, HNO₃ → 4-니트로-1-(트리브로모메틸)벤젠 (CBr₃, NO₂)

⑤ α-메틸스티렌 → 1) O₃, CH₃SCH₃ 2) Na, NH₃, CH₃OH → 1-(사이클로헥사-2,4-디엔-1-일)에탄온

09

다음 반응에서 중간 생성물 A와 최종 주생성물 B의 구조로 옳은 것은? (단, 각 단계에서 주생성물은 적절한 분리·정제 과정을 통해 얻는다.)

10

최종 주생성물의 구조가 옳은 것만을 〈보기〉에서 있는 대로 고른 것은? (단, 각 단계에서 주생성물은 적절한 분리·정제 과정을 통하여 얻는다.)

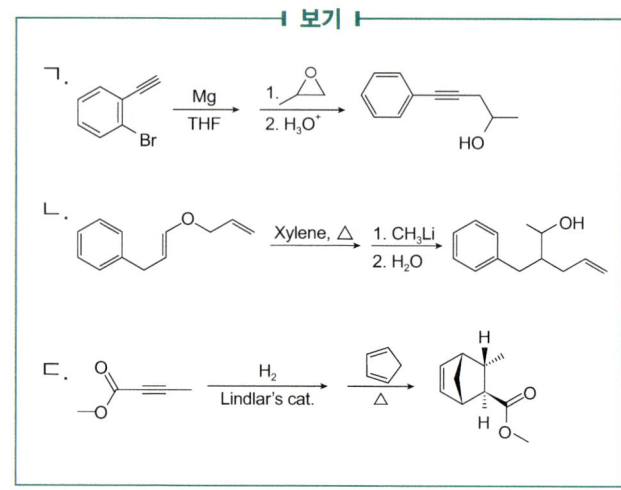

① ㄱ ② ㄴ ③ ㄷ
④ ㄱ, ㄴ ⑤ ㄱ, ㄷ ⑥ ㄴ, ㄷ
⑦ ㄱ, ㄴ, ㄷ

11

4-Bromo-2-nitrotoluene(A)을 합성하려 한다. 합성 순서가 올바르게 된 것을 모두 고른 것은?

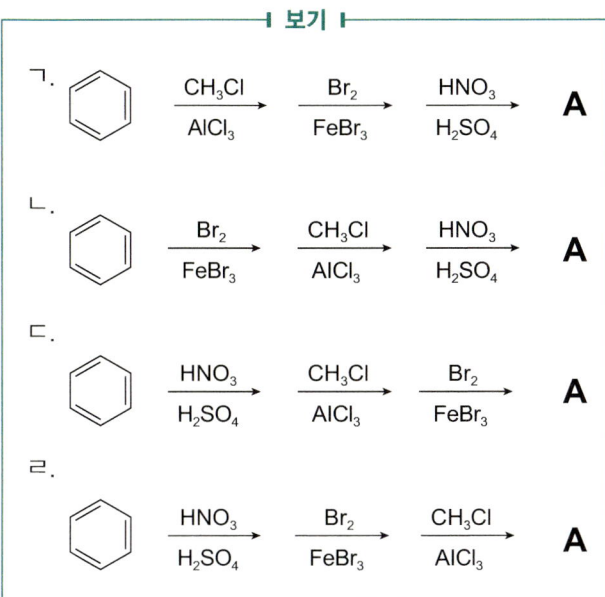

① ㄱ, ㄴ ② ㄱ, ㄴ, ㄷ
③ ㄱ, ㄷ, ㄹ ④ ㄷ, ㄹ
⑤ ㄱ, ㄴ, ㄷ, ㄹ

12

주생성물의 구조가 옳은 것만을 〈보기〉에서 있는 대로 고른 것은? (단, 주생성물은 적절한 분리·정제 과정을 통하여 얻는다.)

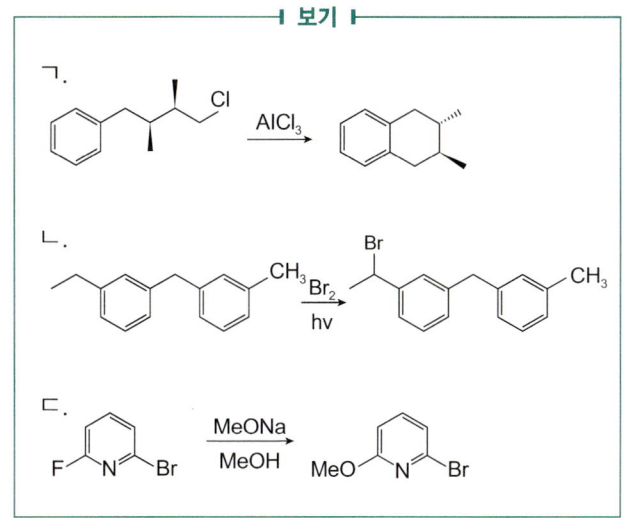

① ㄱ ② ㄴ ③ ㄷ
④ ㄱ, ㄴ ⑤ ㄱ, ㄷ ⑥ ㄴ, ㄷ
⑦ ㄱ, ㄴ, ㄷ

13

다음 〈보기〉의 반응에서 주생성물의 구조가 옳은 것만을 있는 대로 고른 것은? (단, 주생성물은 적절한 분리·정제 과정을 통해 얻는다.)

— 보기 —

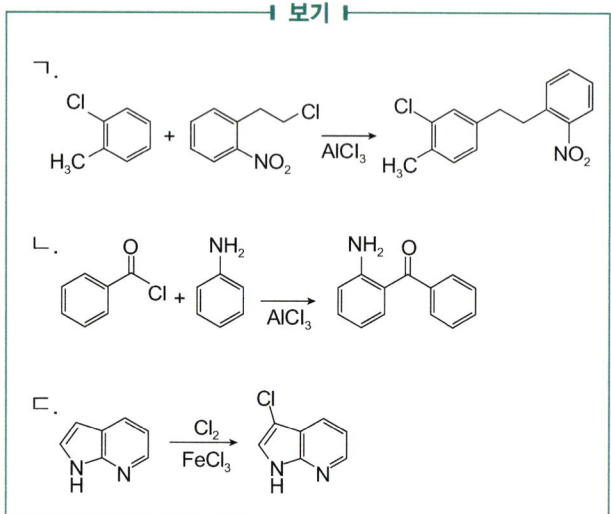

① ㄱ
② ㄴ
③ ㄷ
④ ㄱ, ㄴ
⑤ ㄱ, ㄷ
⑥ ㄴ, ㄷ
⑦ ㄱ, ㄴ, ㄷ

14

주생성물의 구조가 옳은 것만을 〈보기〉에서 있는 대로 고른 것은? (단, 주생성물은 적절한 분리·정제 과정을 통하여 얻는다.)

— 보기 —

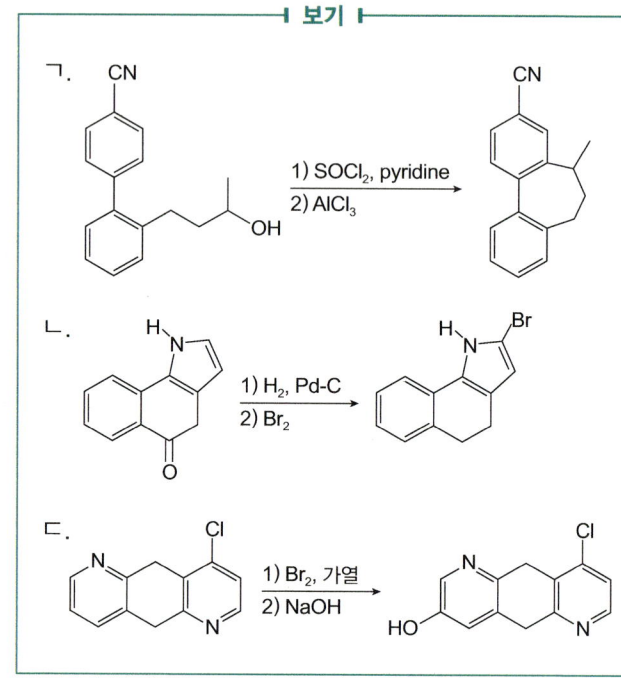

① ㄱ
② ㄴ
③ ㄷ
④ ㄱ, ㄴ
⑤ ㄱ, ㄷ
⑥ ㄴ, ㄷ
⑦ ㄱ, ㄴ, ㄷ

15

다음 〈보기〉의 반응에서 주생성물의 구조가 옳은 것만을 있는 대로 고른 것은? (단, 주생성물은 적절한 분리·정제 과정을 통해 얻는다.)

┤ 보기 ├

ㄱ. [Diels-Alder 반응 구조식]

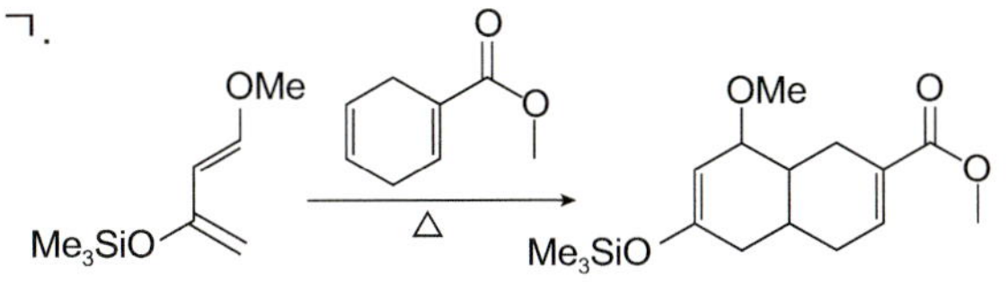

ㄴ. [SNAr 반응 구조식]

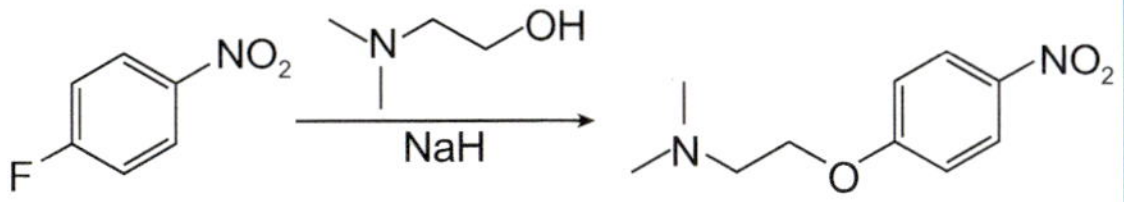

ㄷ. [NaBH₄ 환원 반응 구조식]

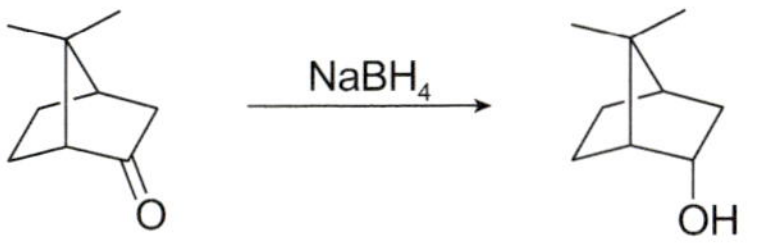

① ㄱ ② ㄴ ③ ㄷ
④ ㄱ, ㄴ ⑤ ㄱ, ㄷ ⑥ ㄴ, ㄷ
⑦ ㄱ, ㄴ, ㄷ

PEET 유기화학 단원별 추론 문제집

PART 08

유기화학 실험
Set A

Set A PART 08 / 유기화학 실험

01

다음은 (E)-4-methylpent-2-ene의 에폭시화 반응의 〈반응식〉과 〈실험 과정〉이다.

〈반응식〉

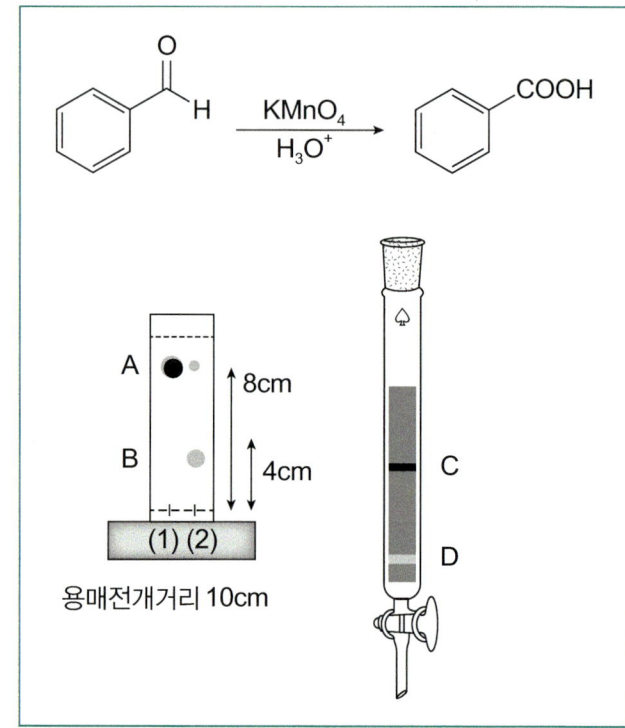

〈실험 과정〉
- (가) 50mL 플라스크에 (E)-4-methylpent-2-ene(504 mg, 2mmol)과 CH_2Cl_2(5mL)을 넣고 교반하여 녹인다.
- (나) 여기에 m-CPBA(386mg, 2.2mmol)를 넣는다.
- (다) 상온에서 교반하며 반응의 진행을 정상 실리카젤 TLC(Thin layer chromatography)로 확인하여 반응이 종결되면, 10% $NaHCO_3$ 수용액(4mL)을 가하여 10분 동안 교반한다.
- (라) 반응 혼합물을 분별 깔때기(separatory funnel)를 이용하여 dichloro methane (10mL)으로 2회 추출한다.
- (마) 추출한 유기층을 무수 $MgSO_4$로 처리하고, 여과하여 고체를 제거한다.
- (바) 여과액을 회전 증발기(rotary evaporator)로 감압 농축하여 생성물인 2-Isopropyl-3-methyl-oxirane을 얻는다.

이 실험에 대한 설명으로 옳지 않은 것은?

① 반응물을 NBS수용액과 반응시킨 후 NaBH4로 처리해도 동일한 생성물을 얻을 수 있다.
② 반응물((E)-4-methylpent-2-ene)은 TLC상에서 생성물(2-Isopropyl-3-methyl-oxirane)보다 더 큰 Rf값을 갖는다.
③ 과정(다)에서 NaHCO3는 반응에서 생성된 산을 중화시키기 위함이다.
④ 과정 (라)에서 유기층은 물보다 아래에 위치한다.
⑤ 생성물은 광학활성을 가지지 않는다.

02

다음은 유기 화합물의 가장 대표적 분리방법인 정상 크로마토그래피를 이용해 벤즈알데하이드를 산화시킨 벤조산을 분리하는 과정이다.

이에 대한 설명으로 옳은 것만을 〈보기〉에서 있는 대로 모두 고른 것은?

| 보기 |

ㄱ. A와 C는 벤즈알데하이드(Benzaldehyde)이고 B와 D는 벤조산(Benzoicacid)이다.
ㄴ. (1)은 출발 물질이고 (2)는 반응 중인 혼합물이다.
ㄷ. 그림에서 화합물 B의 R_f값은 0.5이다.

① ㄱ   ② ㄴ   ③ ㄷ
④ ㄱ, ㄴ   ⑤ ㄱ, ㄷ   ⑥ ㄴ, ㄷ
⑦ ㄱ, ㄴ, ㄷ

03

유기화학 실험실 안전수칙에 관한 설명으로 옳은 것만을 〈보기〉에서 있는 대로 모두 고른 것은?

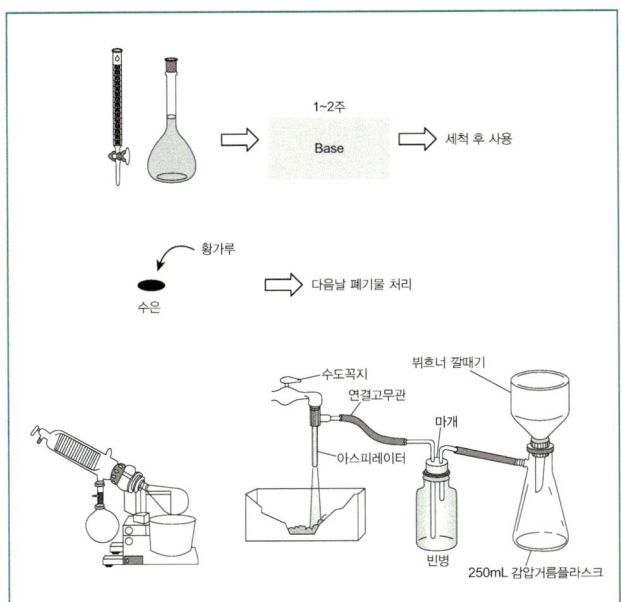

┤ 보기 ├

ㄱ. 뷰렛과 부피플라스크는 재활용하기 위해 염기용액에 1~2주 담궈 세척 후 사용한다.
ㄴ. 수은이 유출될 경우 황가루를 뿌리고 대피한 후 다음날 폐기물처리한다.
ㄷ. 음압을 걸어주는 감압장치는 반드시 스위치를 내리거나 수도꼭지를 잠근 후 진공라인을 뽑는다.

① ㄱ ② ㄴ ③ ㄷ
④ ㄱ, ㄴ ⑤ ㄱ, ㄷ ⑥ ㄴ, ㄷ
⑦ ㄱ, ㄴ, ㄷ

04

〈보기1〉은 윌리암슨 에터 합성과정을 나타낸 것이다. 이에 대한 설명 중 옳지 <u>않은</u> 것을 〈보기2〉에서 고른 것은?

┤ 보기1 ├

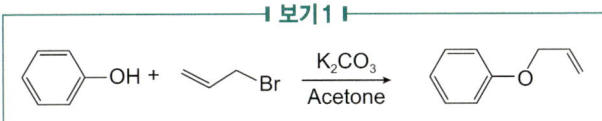

(가) 소량의 탄산칼륨을 함유한 아세톤 용매에 페놀과 브롬화알릴을 같은 당량씩 넣은 후 수시간 동안 환류한다.
(나) 대부분의 페놀이 없어진 것을 확인한 후 물을 첨가한다.
(다) 수용액층을 유기용매로 추출한다.
(라) 유기층을 1M NaOH로 세척한 후 유기층을 농축시켜서 생성물을 얻는다.

┤ 보기2 ├

ㄱ. 단계 (가)에서 탄산칼륨을 첨가하는 이유는 친핵체의 반응성을 증가시키기 위함이다.
ㄴ. 단계 (가)에서 수산화나트륨을 사용하지 않는 이유는 브롬화알릴과의 부반응을 방지하기 위함이다.
ㄷ. 단계 (라)에서 세척 후의 NaOH(aq)층에는 미량의 PhONa 또는 $HOCH_2CH=CH_2$ 등이 존재할 수 있다.
ㄹ. 〈보기3〉과 같은 합성계획도 [보기1]의 에터 생성물과 동일한 생성물을 얻을 수 있다.

┤ 보기3 ├

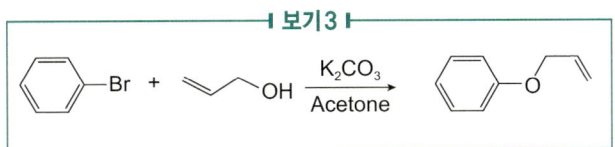

① ㄱ ② ㄴ ③ ㄷ
④ ㄹ ⑤ 모두 옳음

05

실험실 선반에 무색 액체가 들어있는 시약병 3개가 있었다. 라벨이 모두 시약병으로부터 떨어져 나가 있었고 거기에는 다음과 같은 내용이 적혀 있다.

〈표1〉

라벨 1	라벨 2	라벨 3
n-부탄올	n-펜탄	다이에틸에터
분자량 74.12	분자량 72.15	분자량 74.12

시약병 각각에 '가, 나, 다'라는 표를 붙이고 그 안의 액체가 무엇인가를 확인하기 위해서 아래와 같은 분석결과를 얻었다.

〈표2〉

구분	녹는점 (℃)	끓는점 (℃)	밀도 (g/mL)	증발열 (cal/g)	물에 대한 용해도 (g/100mL)
시약 가	-131.5	36.2	0.63	85	0.036
시약 나	-116	34.6	0.71	89.3	7.5
시약 다	-89.2	117.7	0.81	141	7.9

시약병 가, 나, 다와 라벨을 바르게 짝지은 것은?

	가	나	다
①	1	2	3
②	1	3	2
③	2	1	3
④	2	3	1
⑤	3	2	1

06

다음은 Bromobenzene으로부터 Triphenylcarbinol을 합성하는 〈반응식〉과 〈실험 과정〉이다.

〈반응식〉

$$\text{PhBr} \xrightarrow[\text{2) PhCOPh}]{\text{1) Mg}} \text{Ph}_3\text{COH}$$

〈실험 과정〉

(가) 두 개의 입구가 달린 둥근바닥 플라스크에 환류 냉각기(Reflux condenser), 적하 깔대기(Dropping funnel) 그리고 건조관(Drying tube)을 장착한다.
(나) 둥근바닥 플라스크에 마그네슘 조각(0.9g, 34mmol)을 넣고 무수 에터(30mL)를 넣는다.
(다) 무수 에터가 환류할 정도로 가열 온도를 유지하면서 Bromo benzene(5.2g, 33mmol)을 적하 깔때기를 이용하여 천천히 넣는다.
(라) 20분 후 Benzophenone(5.5g, 31mmol)을 적하 깔대기를 이용하여 천천히 넣고 환류 냉각기를 이용하여 20분 동안 환류시킨다.
(마) 반응 혼합물에 얼음물(10mL)과 진한 HCl(3mL)을 넣고 분별 깔때기(Separatory funnel)에 옮긴 후 잘 흔들어 준다.
(바) 유기층을 분리하고 회전 증발기(Rotary evaporator)에서 에터를 제거한다.
(사) 얻어진 고체 침전물을 감압 여과장치로 재결정한다.

주어진 각 과정에서 밑줄 친 실험 장치에 필요한 유리기구로 적합하지 않은 것은?

	과정	유리기구		과정	유리기구
①	(가)	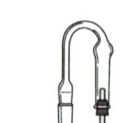	②	(다)	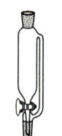
③	(라)	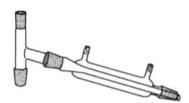	④	(마)	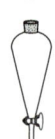
⑤	(사)	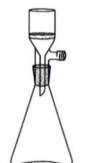			

07

다음은 Benzyl자리 carbonyl기를 환원하는 Clemmensen환원 반응에 대한 〈반응식〉과 〈실험 과정〉이다.

〈반응식〉

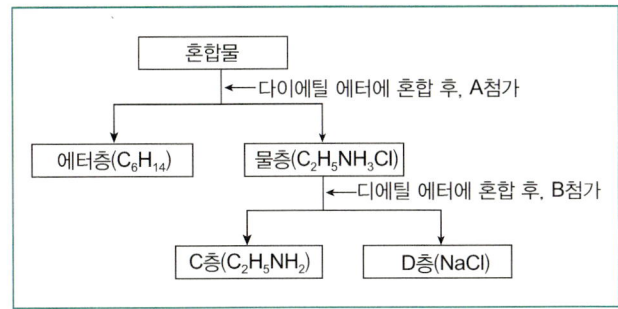

〈실험 과정〉
(가) 100mL 플라스크에 반응물질 A(1.6g, 10.0mmol)과 Ethanol(30mL)을 넣고 교반하여 녹인다.
(나) 여기에 증류수에 녹인 아연분말(30mmol)을 가하고, 진한 HCl 수용액 5mL를 천천히 가한다.
(다) 가열환류 장치를 이용하여 2시간 동안 가열하며 교반한 후, TLC (Thin Layer Chromatography)로 반응 진행 정도를 확인하고, 상온으로 냉각한 후 포화 NaCl 수용액(15mL)을 가한다.
(라) 반응 혼합물을 분별 깔때기(separatory funnel)를 이용하여 Diethyl ether(50mL)로 추출한다.
(마) 추출한 유기층을 무수 $MgSO_4$로 처리하고, 여과하여 고체를 제거한다.
(바) 여과액을 회전 증발기(rotary evaporator)로 감압 농축하고 Benzene과 dichloromethane 용매에서 재결정하여 생성물 B를 얻는다.

위 실험 과정에서 사용하는 시약 또는 장치를 다른 것으로 대체하여 실험할 경우 적절한 것만을 〈보기〉에서 있는 대로 고른 것은?

— 보기 —
ㄱ. HCl + Zn(Hg) → H_2 + RH/C
ㄴ. Diethyl ether → Dimethyl formamide
ㄷ. 회전 증발기 → 단순 증류장치

① ㄱ ② ㄴ ③ ㄷ
④ ㄱ, ㄴ ⑤ ㄱ, ㄷ ⑥ ㄴ, ㄷ
⑦ ㄱ, ㄴ, ㄷ

08

다음은 에틸아민($C_2H_5NH_2$)과 헥산(C_6H_{14})의 혼합물을 분리하기 위한 방법을 간단히 나타낸 것이다.

```
          혼합물
            │ ←다이에틸 에터에 혼합 후, A첨가
    ┌───────┴───────┐
에터층($C_6H_{14}$)   물층($C_2H_5NH_3Cl$)
                        │ ←디에틸 에터에 혼합 후, B첨가
                  ┌─────┴─────┐
              C층($C_2H_5NH_2$)  D층(NaCl)
```

위 자료에 대한 설명으로 옳은 것을 〈보기〉에서 모두 고르면?

— 보기 —
• C층은 D층보다 위에 존재한다.
• 첫 단계에서 첨가한 A는 HCl(aq)이다.
• 두 번째 단계에서 첨가한 B는 H_2SO_4(aq)이다.
• 다이에틸 에터 대신 $CHCl_3$를 사용할 수 있다.

① 0개 ② 1개 ③ 2개
④ 3개 ⑤ 4개

09

다음은 친전자성 방향족 치환 반응의 한 예로 메틸 벤조에이트(methyl benzoate)에 질산화 반응을 시키는 실험 과정을 나타내었다.

<실험 방법>
단계 1. 100mL의 2구 둥근바닥 플라스크에 메틸 벤조에이트(methyl benzoate) 3.53g을 넣는다.
단계 2. 진한 질산 2.08mL와 진한 황산 2.80mL를 섞어 차게 한 뒤 조심스럽게 취하여 단계 1의 용액에 넣어 교반한다.
단계 3. Ice-bath 위에 장치된 플라스크 안의 용액의 온도가 15℃를 넘지 않도록 주의하면서 약 20분간 반응시킨다.
단계 4. 반응이 모두 끝나면 pasteur pippet을 이용해 약간의 반응물을 취해 Ethyl acetate로 묽힌 후 TLC를 찍는다.
단계 5. 비커에 차가운 얼음물을 담고, 여기에 반응물을 붓고 여액은 물로 닦아낸다.
단계 6. 결정이 생기면 결정을 잘 모아 감압 필터한다.
단계 7. 얼음물과 메탄올을 약 3:1의 비율로 섞어 반응물을 닦는다.
단계 8. 재결정에 들어가기 전에 생성물의 무게를 잰다. 생성물을 메탄올을 사용하여 재결정을 한다.
단계 9. 생성물을 건조한 후 무게를 재서 수득률을 구하고 녹는점을 측정한다.

이 실험에 대한 설명 중 옳지 않은 것은?

① 단계 2의 과정에서 황산을 사용하는 이유는 나이트로늄 이온(nitronium ion)의 생성이 원활히 진행되게 하기 위해서이다.
② 단계 3에서 ice-bath를 사용하는 것은 이 질산화 반응이 발열 반응임을 의미한다.
③ 단계 4에서 TLC는 메틸 벤조에이트를 기준물질로 사용하는 것이 바람직하고, TLC상에서 메틸 벤조에이트가 보이지 않을 때 반응 끝내기(work-up) 작업을 실시한다.
④ 재결정을 할 때는 뜨거운 메탄올에 생성물을 녹인 후 차가운 얼음물로 급격히 식혀 신속히 결정을 얻어야 한다.
⑤ 메틸 벤조에이트의 질산화 반응의 주 생성물은 메틸 메타-나이트로벤조에이트(methyl m-nitrobenzoate)이다.

10

다음은 Benzyl chloride로부터 Benzyl acetate를 합성하는 <반응식>과 <실험 과정>이다.

<반응식>

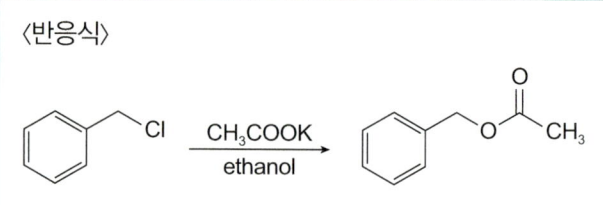

<실험 과정>
(가) 100mL 둥근바닥 플라스크에 Potassium acetate (5.1g, 52mmol)과 Benzyl chloride(3mL, 26mmol), Ethanol(20mL)를 넣고 3시간 동안 환류시킨다.
(나) 단순 증류장치를 설치하고 가열하여 Ethanol (15mL 정도)을 증류하여 제거한다.
(다) 혼합물을 얼음 중탕에서 식히고 물 15mL를 넣고 잘 흔든다.
(라) 물층을 제거하고 남은 유기층에 포화 소금물 5mL를 넣고 흔든 후, 물층을 제거한다.
(마) 무수 $MgSO_4$ 0.2g 정도를 넣고 잘 흔들어준 후 증류한다.

이 실험에 관한 설명 중 가장 적절하지 않은 것은?

① 과정 (가)에서의 반응은 2차 속도식이다.
② 과정 (가)에서 potassium acetate 대신 acetic acid를 사용하면 반응 속도는 1차이다.
③ 과정 (나)는 용매를 제거하는 과정이다.
④ 과정 (라)에서 포화 소금물은 음이온의 유기층으로의 이동을 촉진시킨다.
⑤ 과정 (마)에서 무수 $MgSO_4$는 남아 있는 수분을 제거하기 위한 것이다.

11

다음은 1차 알코올인 A와 Jones 시약과의 반응을 통해 카복실산인 B를 합성하는 〈반응식〉과 〈실험 과정〉이다.

〈반응식〉

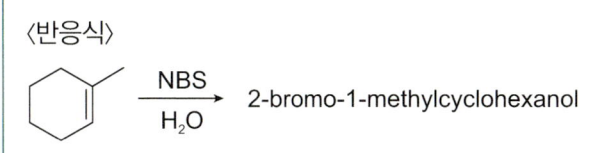

〈실험 과정〉

(가) 250mL, 플라스크에 반응물 A(0.57g, 5.00mmol)와 용매 ㄱ (50mL)을(를) 넣고 교반하여 녹였다.
(나) 용액을 0°C로 냉각시킨 후 교반하면서 8N의 Jones 시약 (CrO_3, H_2SO_4/H_2O : 오렌지색)을 첨가하였다.
(다) 온도를 유지하며 TLC로 반응의 종결을 확인한다.
(라) 10분 동안 더 교반한 후, 물(40mL)을 첨가하였다.
(마) 반응 혼합물을 분별 깔때기(Separatory funnel)를 이용하여 Hexane (30mL)으로 4회 추출하였다.
(바) 유기층을 모아 포화 소금물(50mL)로 씻은 후, 무수 $MgSO_4$로 처리하고 여과하였다.
(사) 여과액을 감압 농축하여 생성물 B(0.90g)를 얻었다.

이 실험에 대한 설명으로 옳은 것은?

① 과정 (가)에서 에탄올은 용매 ㄱ 으로 적절하다.
② 과정 (마)에서 Hexane 대신 EtOH을 사용해도 된다.
③ A가 B보다 정상 실리카 젤에 대한 친화력이 좋다.
④ 과정 (바)에서 사용한 무수 $MgSO_4$는 유기층에 남은 수분을 제거하기 위함이다.
⑤ CrO_3, H_2SO_4 대신에 PCC를 사용해도 동일한 결과를 얻을 수 있다.

12

다음은 methylcyclohexene과 NBS, H_2O를 이용하여 2-bromo-1-methyl cyclohexanol이 생성되는 반응의 반응식과 실험 과정을 요약한 것이다.

〈반응식〉

〈실험 과정〉

(가) 20mL 플라스크에 N-bromosuccinimide(NBS) 350mg, 물 1mL와 THF 1mL를 넣고 교반하면서 1-methylcyclohexene 0.240mL를 첨가한다.
(나) 혼합된 반응 용액을 실온에서 NBS가 관찰되지 않을 때까지 10분 정도 교반한 후 물 2mL로 묽히고, 정상 TLC에 반응물이 보이지 않으면, 교반을 멈춰 유기층과 물층이 분리될 때까지 기다린다.
(다) 생성물(2-bromo-1-methylcyclohexanol)이 포함된 유기층을 삼각 플라스크에 옮겨 무수 $MgSO_4$로 건조시킨 후 감압 여과한다.
(라) 여과된 유기층을 감압 증류하여 유기 용매를 제거하고 남은 잔여물을 분별 증류하여 80°C 근처에서 증류되어 나오는 액체를 모은다.

이 실험에 대한 설명 중 가장 적절하지 않은 것은?

① 과정 (가)에서 사용되는 H_2O는 반응물이면서 동시에 용매 역할을 한다.
② 과정 (나)에서 정상 TLC에서 2-bromo-1-methylcyclohexanol의 R_f값이 반응물보다 작다.
③ 생성된 2-bromo-1-methylcyclohexanol은 광학 활성이 없다.
④ 과정 (라)에서 분별 증류 장치 대신에 회전 증발기로 대체할 수 있다.
⑤ 이 실험에서 NBS는 Br_2용액으로 대체될 수 있다.

13

다음은 A와 B를 출발 물질로 하여 주생성물 C를 합성하는 반응식과 실험 과정이다.

⟨반응식⟩

(DMF = N,N-dimethylformamide)

⟨실험 과정⟩
(가) 100mL 둥근 바닥 플라스크에 용매 DMF(36mL)와 반응물 A(4.9g), B(6.4g)를 넣어 교반한다.
(나) 반응 혼합물을 가열하면서 반응의 진행 정도를 확인한다.
(다) 반응이 완결되면 반응 용액을 상온으로 식힌 후, 얼음물을 첨가한다.
(라) 반응 혼합물을 감압 여과하여 고체를 얻는다.
(마) 얻어진 고체는 순수한 생성물 C를 얻기 위해 재결정한다.

이 실험에 대한 설명으로 적절하지 않은 것은?

① 과정 (1)에서 CH3CN을 DMF 대신 사용할 수 있다.
② 과정 (2)에서 박막 크로마토그래피(TLC)를 사용한다.
③ 과정 (3)에서 주생성물이 고체로 석출된다.
④ 과정 (4)에서 뷔흐너 깔때기(Büchner funnel)를 사용한다.
⑤ 과정 (5)에서 녹는점 차이를 이용한다.

14

아래의 화합물이 유기용매에 녹아있을 시 NaOH, NaHCO3, HCl 수용액을 사용하여 이들을 각각 분리하고자 한다. 다음 ⟨보기⟩ 중 각 화합물을 분리하는 데 적합한 산, 염기의 처리 순서를 모두 고르면 그 개수는 몇 개인가?

─┤ 보기 ├─

- NaOH → NaHCO₃ → HCl
- NaOH → HCl → NaHCO₃
- NaHCO₃ → NaOH → HCl
- HCl → NaOH → NaHCO₃
- HCl → NaHCO₃ → NaOH

① 1개 ② 2개 ③ 3개
④ 4개 ⑤ 5개

15

다음은 acetanilide로부터 나이트로화 반응을 시켜 p-nitroacetanilide를 합성하는 〈반응식〉과 〈실험 과정〉이다.

〈반응식〉

C6H5-NH-C(O)CH3 + HNO3 / H2SO4 → O2N-C6H4-NH-C(O)CH3

〈실험 과정〉

- (가) 25mL 둥근 바닥 플라스크에 acetanilide(1.0g, 7.4mmol)을 넣고 얼음 중탕으로 냉각하면서 진한 황산(2.5mL)을 조금씩 넣는다.
- (나) 비커에 질산(70%, 0.53mL, 8.3mmol)과 진한 황산(0.53mL)을 얼음 중탕으로 냉각하면서 천천히 혼합한다.
- (다) (가)의 플라스크를 얼음 중탕으로 냉각하면서 (나)의 용액을 pipet으로 3분 간격으로 4번에 걸쳐 넣고 10분 동안 더 교반한다.
- (라) 용액에 얼음물 20mL를 넣고 노란색 고체가 생성되면 여과하고 얼음물 10mL로 2번 씻어낸다.
- (마) 얻어진 고체에 묽은 10% sodium carbonate (Na_2CO_3) 용액을 붓는다. 이때 기체가 발생할 수 있다.
- (바) 차가운 물로 한 번 더 씻고 건조시킨다.

이 실험에 관한 설명으로 옳은 것만을 〈보기〉에서 있는 대로 고른 것은?

────── 보기 ──────

ㄱ. (가), (나)에서 사용한 진한 황산 대신 아세트산을 사용할 수 있다.
ㄴ. (라)에서 노란색 고체는 p-nitroacetanilide이다.
ㄷ. (마)에서 Na_2CO_3 대신 $MgSO_4$를 동일한 목적으로 사용할 수 있다.

① ㄱ   ② ㄴ   ③ ㄷ
④ ㄱ, ㄴ   ⑤ ㄱ, ㄷ   ⑥ ㄴ, ㄷ
⑦ ㄱ, ㄴ, ㄷ

PEET 유기화학 단원별 추론 문제집

PART 08

유기화학 실험
Set B

01

다음은 benzoic acid와 methanol의 에스터화(esterification)를 통해 methyl benzoate를 합성하는 〈반응식〉, 〈실험 과정〉, 〈실험 기구〉이다.

〈반응식〉

PhCOOH + MeOH $\underset{}{\overset{H_2SO_4}{\rightleftharpoons}}$ PhCOOMe + H_2O

〈실험 과정〉
- (가) 100mL 이구 둥근바닥 플라스크에 benzoic acid(4.88g, 40mmol)과 methanol(40.0mL, 986.0mmol)를 넣는다.
- (나) 진한 황산 1.1mL를 천천히 가한 후 20분간 환류한다.
- (다) 정상 실리카 젤 TLC로 benzoic acid가 없어진 것이 확인되면 실온으로 식힌다.
- (라) 플라스크에 물 30.0mL와 diethyl ether 35.0mL를 가하고 고체 염화소듐(NaCl)으로 용액을 포화시킨 후 교반한다.
- (마) 용액을 분별 깔때기에 옮긴 후 유기층을 100mL 플라스크에 받아낸다.
- (바) 과정 (마)의 플라스크에 포화 $NaHCO_3$ 30mL를 넣고 기체를 완전히 제거한다.
- (사) 용액을 분별 깔때기에 옮긴 후 유기층을 받아낸다.
- (아) 무수 $MgSO_4$로 미량의 물을 제거한 후 감압 필터하고, 감압 증류한다.
- (자) TLC를 이용하여 생성물의 순도를 확인하고, 수득률을 계산한다.

〈실험 과정〉

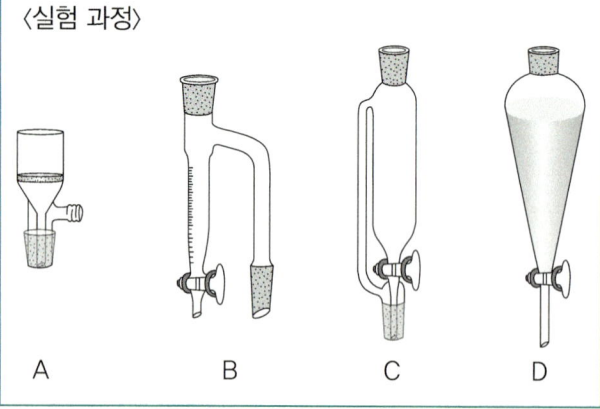

A   B   C   D

이 실험에 관한 설명 중 가장 적절하지 <u>않은</u> 것은?

① 과정 (나)에서 황산은 산 촉매로 작용한다.
② 과정 (다)에서 benzoic acid의 R_f값이 methyl benzoate보다 작다.
③ 과정 (바)의 밑줄 친 기체는 $CO_2(g)$이다.
④ 과정 (아)의 밑줄 친 과정과 관련 있는 〈실험 기구〉는 C이다.
⑤ methyl benzoate(분자량=136.15g/mol)가 3.5g 생성되었다면 반응의 수득률은 약 65%이다.

02

벤즈알데하이드(C_6H_5CHO)를 환원제를 사용하여 벤질알코올($C_6H_5CH_2OH$)로 환원시키는 반응을 실시하였다. 반응의 진행-유무를 확인하기 위하여 얇은 층 크로마토그래피(TLC)를 사용하였는데, 다음 TLC의 전개 그림 중에서 반응이 진행되고 있는 반응 중간 과정의 TLC는?

① ②
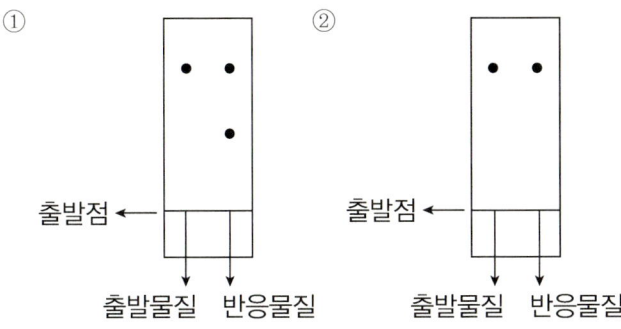

③ ④
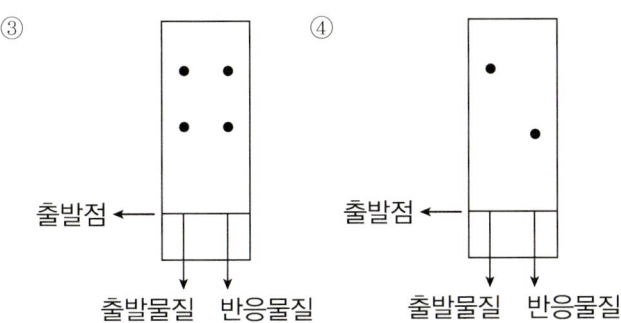

⑤
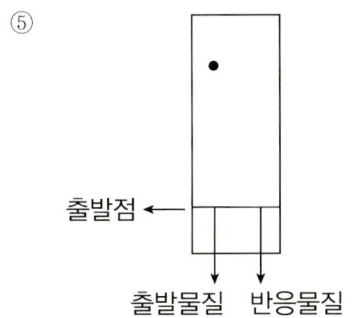

03

다음은 유기화학 실험실에서 쓰이는 몇 가지 초자이다

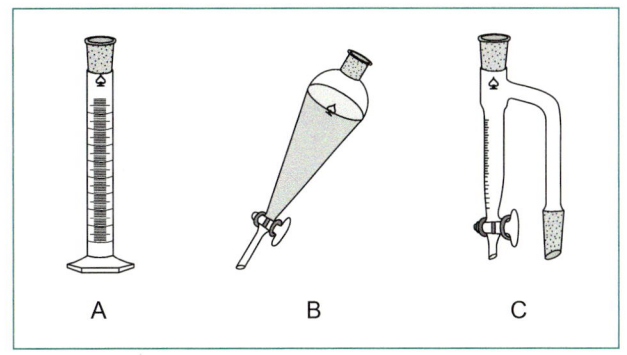

이에 대한 설명으로 옳은 것만을 〈보기〉에서 있는 대로 모두 고른 것은?

---- 보기 ----
ㄱ. A는 부피를 정밀하게 측정하는 데 쓰인다.
ㄴ. B는 콕을 이용해 시약을 천천히 점적해야 할 때 쓰이는 초자다.
ㄷ. C는 딘스탁관으로 증류과정으로 물을 제거하기 위해 쓰인다.

① ㄱ ② ㄴ ③ ㄷ
④ ㄱ, ㄴ ⑤ ㄱ, ㄷ ⑥ ㄴ, ㄷ
⑦ ㄱ, ㄴ, ㄷ

04

다음은 벤조산과 페놀의 혼합물을 분리하는 과정이다.

〈실험 과정〉
(1) 벤조산과 페놀이 섞여있는 혼합물을 에터 100mL에 녹이고 분별 깔때기에 담는다.
(2) 염기 A를 녹인 수용액을 300mL 준비한다.
(3) 염기를 녹인 수용액(B mL)을 분별 깔때기에 첨가하고 충분히 흔든 후 층이 분리될 때까지 방치하고 수층을 분리해 비커에 담는다.
(4) (3)의 과정을 염기 수용액을 다 쓸 때까지 반복한다.
(5) 남은 유기층과 에멀젼층을 비커에 담은 후 무수 $MgSO_4$를 첨가한다.
(6) 감압 증류로 무수 $MgSO_4$ 덩어리를 제거하고 회전 증발기로 에터를 증발시켜 화합물 C를 얻는다.

이에 대한 설명으로 옳은 것만을 〈보기〉에서 있는 대로 모두 고른 것은?

〈보기〉
ㄱ. 염기 A로 적절한 시약은 NaOH이다.
ㄴ. 과정 (3)에서 B를 300mL로 하여 한 번에 추출하는 것이 100mL로 하여 3번 추출하는 것보다 순도가 높아진다.
ㄷ. 분리된 화합물 C는 페놀이다.

① ㄱ   ② ㄴ   ③ ㄷ
④ ㄱ, ㄴ   ⑤ ㄱ, ㄷ   ⑥ ㄴ, ㄷ
⑦ ㄱ, ㄴ, ㄷ

05

다음은 m-Fluorotoluene으로부터 m-Fluorobenzyl bromide를 합성하는 〈반응식〉과 〈실험 과정〉이다.

〈반응식〉

〈실험 과정〉
(1) 50mL 둥근바닥 플라스크에 m-Fluorotoluene (1.9g, 10mmol)을 넣고 CCl_4(20mL)로 녹인 후, NBS(N-Bromosuccinimide, 1.8g, 10mmol)를 첨가하여 잘 저어 주면서 환류시킨다.
(2) 정상 TLC에 반응물 및 Succinimide 이외의 점(spot)이 두 개 이상 나타나기 시작하면 반응을 멈춘다.
(3) 반응 혼합물을 얼음 수조에서 냉각시킨 후, 침전물을 여과하여 제거한다.
(4) 혼합물을 분별 깔때기에 옮기고 포화 NaCl 수용액을 가하고 두 번에 걸쳐 추출한 뒤, 무수 $MgSO_4$를 이용하여 수분 제거 후 감압 여과하여 고체를 걸러낸다.
(5) 여과액을 감압 증류하여 용매를 제거한 후, 관 크로마토그래피로 생성물을 분리한다.

이 실험에 대한 설명으로 적절하지 <u>않은</u> 것은?

① 이 실험은 라디칼 반응으로 진행된다.
② 과정 (2)에서 반응물 및 Succinimide 이외의 점(spot)들은 주생성물과 벤질 자리에 브롬이 하나 이상 치환된 생성물이다.
③ TLC 전개 용매의 극성이 증가하면 모든 혼합물들의 Rf 값도 증가한다.
④ 과정 (4)의 분별 깔때기 내부의 혼합물에서 층 분리가 일어나면 주생성물은 유기층인 위층에 주로 존재한다.
⑤ 과정 (5)에서 용매를 제거할 때 감압 증류하는 이유는 증류 시 높은 온도에서 부반응이 일어나는 것을 막기 위함이다.

06

다음은 카보닐화합물에 NaBH₄를 이용한 환원 반응이다.

⟨반응식⟩

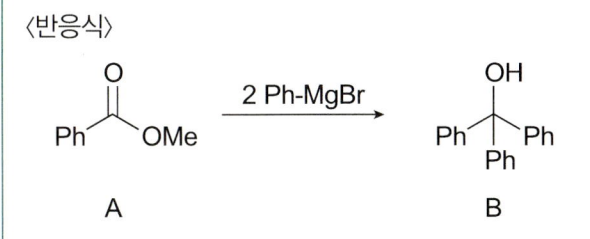

⟨실험 과정⟩
- (가) 둥근바닥 플라스크에 벤즈알데히드 3.0mL(29.5 mmol)과 메탄올 30.0mL를 넣고 교반한다.
- (나) 얼음 중탕을 설치하여 용액을 식힌 후 NaBH₄ 946.0mg(25.0mmol)을 소량씩 나누어 첨가한다. 15분 교반 후 TLC를 관찰한다.
- (다) 반응이 종료되면 물 10.0mL를 첨가한 후, 얼음 중탕을 제거하고 실온에서 10분간 교반한 후 용액을 실온으로 식힌다.
- (라) 메틸렌 클로라이드(methylene chloride) 30.0mL를 넣고 충분히 교반한 후 분별 깔때기에 옮기고 층 분리가 되면 유기층을 옮긴다.
- (마) 받아놓은 유기층 용액에 포화 탄산수소나트륨 용액 (NaHCO₃) 30.0mL를 넣는다. 유기층에 포화 염화소듐 용액 30.0mL를 가한 후 유기층을 분리한다.
- (바) 받아놓은 유기층에 무수 Na₂SO₄를 넣고 침전물을 여과 후 둥근바닥 플라스크를 이용해 감압 증류한다. TLC를 이용해 생성물의 순도를 확인하고 수율을 계산한다.

이 실험에 관한 설명 중 가장 적절한 것은?

① (나)의 TLC에서 생성물의 R_f 값이 더 크다.
② (라)의 분별 깔때기 내의 위층은 유기층이고 아래층이 수용액 층이다.
③ (마)의 포화 탄산수소나트륨과 포화 염화소듐은 같은 용도로 쓰인다.
④ 무수 Na₂SO₄ 대신에 무수 MgSO₄를 이용할 수 있다.
⑤ 이 반응의 한계 반응물은 NaBH₄이다.

07

다음은 출발 물질 A로부터 주생성물 B를 합성하는 ⟨반응식⟩과 ⟨실험 과정⟩이다.

⟨반응식⟩

Ph-C(=O)-OMe →(2 Ph-MgBr)→ Ph-C(OH)(Ph)(Ph)

A → B

⟨실험 과정⟩
- (가) 100mL 둥근바닥 플라스크에 bromobenzene (9mL, 86mmol)과 마그네슘 터닝(2g)을 넣고 diethyl ether 용매 하에서 Grignard 시약을 만들었다.
- (나) Methyl benzoate(4.6mL, 37mmol)을 diethyl ether에 희석시켜 얼음 bath의 (가)용액에 천천히 첨가하였다.
- (다) 반응 플라스크를 실온으로 옮긴 후, 끓는 증기로 천천히 가열하면서 30분간 저어 주었다.
- (라) 반응 혼합물을 1M 황산을 포함한 얼음물과 섞은 후, 분별 깔때기를 이용하여 상층액을 분리하고 무수 sodium sulfate로 처리하고 걸러내었다.
- (마) 걸러낸 용액을 천천히 가열하면서 농축시키면서 재결정된 고체 생성물을 얻어내었고, 얼음물에서 충분히 기다린 후 필터를 통해 생성물 B를 얻어내었다(7.8g, 30mmol).

이 실험에 관한 설명 중 옳은 것만을 ⟨보기⟩에서 있는 대로 고른 것은?

⟨보기⟩
ㄱ. 이 반응의 중간체로 케톤(ketone)이 생성된다.
ㄴ. 이 실험에 의한 주생성물 B의 수득률은 70%이다.
ㄷ. (라)에서 황산 대신 HBr을 써도 같은 생성물이 생성된다.

① ㄱ ② ㄴ ③ ㄷ
④ ㄱ, ㄴ ⑤ ㄱ, ㄷ ⑥ ㄴ, ㄷ
⑦ ㄱ, ㄴ, ㄷ

08

다음은 출발물 cyclohexanol로부터 cyclohexanone을 주생성물로 합성하는 〈반응식〉과 〈실험 과정〉이다.

〈반응식〉

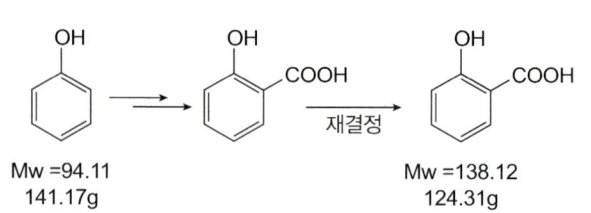

〈실험 과정〉
- (가) 50mL 삼각 플라스크에 $Na_2Cr_2O_7 \cdot 2H_2O$ 15.8g을 넣고 15mL의 물에 녹인다.
- (나) 250mL 비커에 25.0g 얼음 슬러리(slurry)를 넣고 진한 황산 10.0mL를 천천히 넣은 다음 hexane 20.0mL와 cyclohexanol 10mL(91.6mmol)를 넣고 교반한다.
- (다) (가)에서 만든 dichoromate 용액 10mL(35.3mmol)를 천천히 넣어 준다. 이때 얼음 중탕으로 45~50℃를 유지하도록 한다.
- (라) TLC로 반응의 종결을 확인한 후 상온으로 유지하면서 반응 혼합물에 30mL의 diethyl ether를 넣은 후 oxalic acid 1.0g을 넣는다.
- (마) 유기층을 분리하고 수층을 30mL의 diethyl ether로 추출한다.
- (바) 유기층을 포화 NaCl 수용액(brine) 30mL로 씻어내고, 유기층을 분리하여 무수 $MgSO_4$를 넣은 다음 감압 여과한다.

이 실험에 관한 설명 중 가장 적절하지 않은 것은?

① $Na_2Cr_2O_7$ 대신 PCC를 사용할 수 있다.
② (나)에서 hexane은 cyclohexanol을 용해시키기 위한 용매이다.
③ (다)에서 산화 반응은 발열 반응이다.
④ (라)에서 TLC로 확인한 결과 생성물의 R_f 값이 출발물보다 작다.
⑤ (라)에서 oxalic acid는 과량으로 존재하는 dichromate를 분해한다.

09

다음은 살리실산을 합성하여 추출한 후 재결정법으로 정제하는 실험 과정이다.

〈실험 과정〉
- (1) 페놀 141.17g(1.5mol)을 에터에 녹이고 반응을 수행한다.
- (2) 살리실산을 추출한 후 용매를 증발시키고 뜨거운 물에 녹여 비커에 담고 온도를 냉각시킨다.
- (3) 결정이 잘 생기지 않으면 유리막대로 비커의 벽을 긁어준다.
- (3) 생성된 결정을 감압 여과장치로 거르고 증류수 1mL 정도를 뿌려준다.
- (5) 결정을 건조시키고 질량을 측정한다.

〈실험 결과〉
살리실산의 질량 = 124.31g

이에 대한 설명으로 옳은 것만을 〈보기〉에서 있는 대로 모두 고른 것은?

──┤ 보기 ├──
ㄱ. 재결정 후 살리실산의 수득률은 60%이다.
ㄴ. 과정 (2)에서 최대한 많은 양의 뜨거운 물로 녹여야 모든 살리실산을 재결정할 수 있다.
ㄷ. 과정 (3)에서 유리벽을 긁어주는 이유는 결정의 씨드를 제공하기 위함이다.

① ㄱ　　　　② ㄴ　　　　③ ㄷ
④ ㄱ, ㄴ　　⑤ ㄱ, ㄷ　　⑥ ㄴ, ㄷ
⑦ ㄱ, ㄴ, ㄷ

10

다음은 1-Methylcyclohexanol로부터 1-Methylcyclohexene을 합성하는 〈반응식〉과 〈실험 과정〉이다.

〈반응식〉

A (분자량 : 114amu) → TsOH → B (분자량 : 96amu) + H_2O

〈실험 과정〉
(가) 둥근바닥 플라스크에 반응물 A(570mg, 5.00mmol)을 넣은 후, 65% TaOH 수용액 15mL를 적하 깔때기(Dropping funnel)를 이용하여 천천히 넣는다.
(나) 딘-스탁(Dean-stark trap)의 환류 냉각기 부분이 완전히 맑아질 때까지 충분히 증류한다.
(다) 반응 혼합물을 분별 깔때기(Separatory funnel)를 이용하여 Hexane (30mL)으로 4회 추출하였다.
(라) 유기층을 모아 포화 소금물(50mL)로 씻은 후, 무수 $MgSO_4$로 처리하고 감압 여과(Suction filtration) 장치로 여과한다.
(마) 여과액을 회전 증발기를 이용하여 감압 농축하여 생성물 B(384mg)를 얻는다.

이 실험에 관한 설명으로 적절하지 않은 것은?

① 과정 (가)에서 TsOH 수용액을 H_3PO_4로 대체 가능하다.
② 과정 (나)는 수분을 제거하기 위한 과정이다.
③ 과정 (다)에서 분별 깔때기 내의 위층은 유기층이고, 아래층은 수용액 층이다.
④ 과정 (라)에서 포화 소금물로 세척하는 이유는 유기층에 섞여 있는 물을 분리하기 위해서이다.
⑤ 이 실험에 의한 생성물 B의 수득률 75%이다.

11

녹차(Green tea) 잎은 아래 〈보기〉의 화합물을 가장 많이 함유한다. 단, R은 부피가 큰 알킬기이다.

Caffeine   Tannin   Carboxylic acid (RCOOH)

다음 문장의 설명 중 올바른 것의 개수는?

— 보기 —
• 녹차 수용액에 NaOH를 첨가한 후 이염화메탄(Dichloromethane)으로 추출하면 유기층에는 카페인만 남는다.
• 녹차 수용액을 이염화메탄으로 직접 추출하면 유기층에는 탄닌과 카복실산이 남는다.
• 녹차 수용액에 $NaHCO_3$를 첨가한 후 이염화메탄으로 추출하면 유기층에는 카페인과 탄닌이 남는다.
• 위의 화합물 중 유기 용매로 직접 추출 가능한 화합물은 2종류이다.

① 0개 ② 1개 ③ 2개
④ 3개 ⑤ 4개

12

〈보기〉는 유기 화학 실험에서 자주 사용하는 실험 방법들에 대한 설명이다. 다음 중 설명이 올바른 것의 개수는?

─┤ 보기 ├─

- 추출 시에 유기 용매의 섞여 있는 미량의 물을 제거하는 방법 중의 하나는 $MgSO_4$를 사용하는 것이다.
- Colulmn Chromatography는 유기 반응의 진행 사항을 모니터하기에 적당한 방법이다.

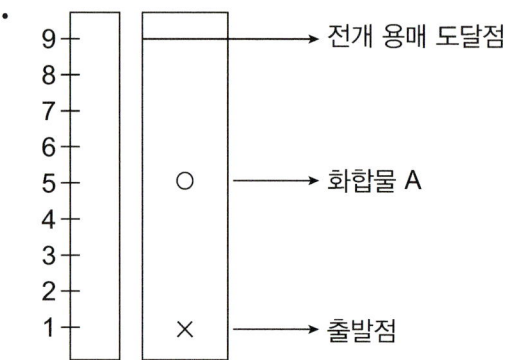

화합물 A의 R_f값은 4/8=0.50이다.

- 증류(distillation)은 액체 화합물을 순수화시키는 방법이다.
- 재결정은 고체들의 용매에 대한 용해도 차이를 이용하는 방법도 포함된다.

① 1개　　② 2개　　③ 3개
④ 4개　　⑤ 5개

13

다음은 반응물 A와 B로부터 생성물 C를 합성하는 〈반응식〉과 〈실험 과정〉이다.

〈반응식〉

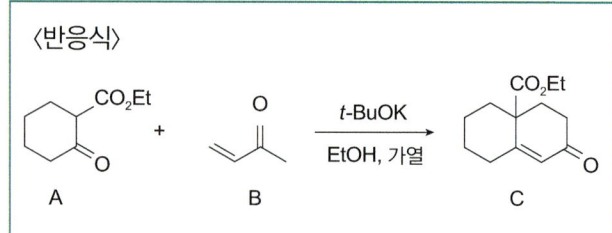

〈실험 과정〉
(1) (가)에 t-BuOK 0.30g과 EtOH 25mL를 넣고 0℃로 냉각하여 20분간 교반한다.
(2) 반용 용액에 A 8.0mL를 첨가하고 0℃에서 15분간 교반한 후, (나)를 사용하여 B 4.2mL를 천천히 첨가한다.
(3) 반용 용액을 6시간 동안 환류한 후 상온으로 식히고 다시 18시간 동안 교반한다. 이 용액을 포화 NH_4Cl 수용액 30mL에 부은 후에 (다)를 사용하여 Et_2O로 추출한다.
(4) 추출한 Et_2O 층에 (라)를 첨가하여 수분을 제거한다.
(5) 이 용액을 여과한 후, (마)를 사용하여 용매를 제거하고, 관 크로마토그래피로 분리하여 C를 얻는다.

위 실험 과정에서 (가) ~ (마)로 적절하지 않은 것은?

① (가) 둥근 바닥 플라스크(round bottom flask)
② (나) 적하 깔때기 (dropping funnel)
③ (다) 뷔흐너 깔때기(Bü‥chner funnel)
④ (라) 무수 황산마그네슘(MgSO4)
⑤ (마) 회전 증발기(rotary evaporator)

14

유기화합물 트리페닐 카비놀(Triphenyl carbinol)과 바이페닐(Biphenyl)은 상온에서 둘 다 고체로 존재하며, 이들의 용해도 테스트 결과는 다음 〈보기〉와 같다. 바이페닐로부터 트리페닐 카비놀을 분리하기 위해서 재결정(Recrystallization)법을 사용하려 한다. 어떤 용매 또는 용매 혼합물을 사용 해야 최적의 결과를 얻을 수 있는가?

	불용성	가용성
트리페닐 카비놀	물, 헥세인	에터, 벤젠
바이페닐	물	에터

Triphenyl carbinol   Biphenyl

① 에터와 벤젠
② 물과 헥세인
③ 에터와 헥세인
④ 물
⑤ 에터

15

아래 반응의 실험 과정에 관한 설명 중 옳은 것만을 〈보기〉에서 있는 대로 고른 것은?

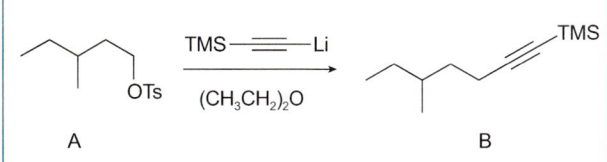

〈실험 과정〉
(가) 50mL 둥근 바닥 플라스크에 출발물질 A(2.56g, 10mmol)와 Et$_2$O(10mL)를 넣고 0℃에서 교반하였다.
(나) Et$_2$O에 녹아 있는 아세틸라이드(TMS-≡-Li) 용액(2.0M, 5.5mL)을 0℃에서 과정 (가)의 용액에 천천히 첨가한 후, 온도를 서서히 상온으로 올리면서 12시간 동안 교반하였다.
(다) 반응 혼합물을 0℃로 냉각하고 포화 NH$_4$Cl 수용액(20mL)을 천천히 첨가하였다.
(라) 분별 깔때기를 사용하여 Et$_2$O(40mL×3)로 반응 혼합물을 추출하고 유기층을 포화 소금물 (20mL)로 세척한 후, 무수 MgSO$_4$로 건조하고 여과하였다.
(마) 여과액을 감압 압축하고, 관 크로마토그래피를 사용하여 주생성물 B(1.1g, 6.0mmol)를 얻었다.

───── 보기 ─────
ㄱ. 과정 (다)에서 포화 NH$_4$Cl 수용액을 첨가한 이유는 반응 후에 남은 아세틸라이드를 제거하기 위함이다.
ㄴ. A에서 B가 되는 과정은 이분자 친핵성 치환반응(S$_N$2)의 메커니즘을 따른다.
ㄷ. 이 실험에서 주생성물 B의 수득률은 60%이다.

① ㄱ   ② ㄴ   ③ ㄷ
④ ㄱ, ㄴ   ⑤ ㄱ, ㄷ   ⑥ ㄴ, ㄷ
⑦ ㄱ, ㄴ, ㄷ

PEET 유기화학 단원별 추론 문제집

PART 09

Final Set

PART 09 / Final Set

01

다음 〈보기〉의 반응에서 주생성물의 구조가 옳은 것만을 있는 대로 고른 것은? (단, 주생성물은 적절한 분리·정제 과정을 통해 얻는다.)

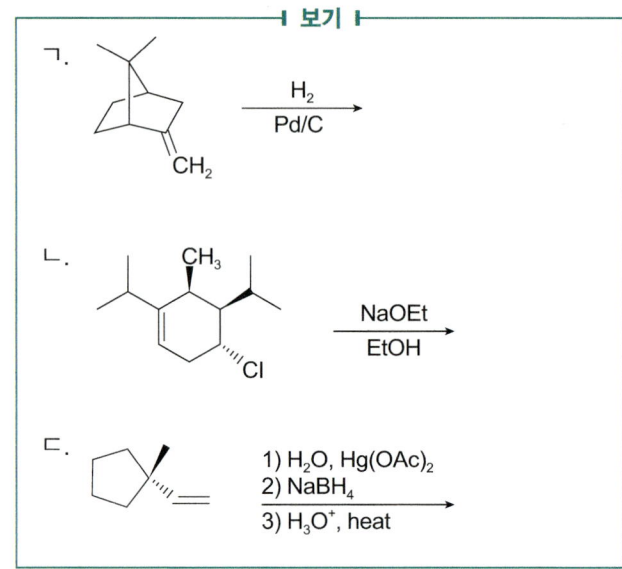

① ㄱ   ② ㄴ   ③ ㄷ
④ ㄱ, ㄴ   ⑤ ㄱ, ㄷ   ⑥ ㄴ, ㄷ
⑦ ㄱ, ㄴ, ㄷ

02

주생성물이 광학 활성(Optical acitivity)을 가지는 것만을 보기〉에서 있는 대로 고른 것은? (단, 출발 물질은 순수한 거울상이성질체이다.)

① ㄱ   ② ㄴ   ③ ㄷ
④ ㄱ, ㄴ   ⑤ ㄱ, ㄷ   ⑥ ㄴ, ㄷ
⑦ ㄱ, ㄴ, ㄷ

03

다음 〈보기〉의 반응에서 주생성물의 구조가 옳은 것만을 있는 대로 고른 것은? (단, 주생성물은 적절한 분리·정제 과정을 통해 얻는다.)

— 보기 —

ㄱ. [구조] + NaOEt, 가열 → [구조]

ㄴ. [구조] 1) NaOEt, △ 2) m-CPBA 3) H₃O⁺ → [구조]

ㄷ. [구조] 1) AlCl₃ 2) H₂, Pd/C 3) NBS, hv → [구조] + [구조]

① ㄱ ② ㄴ ③ ㄷ
④ ㄱ, ㄴ ⑤ ㄱ, ㄷ ⑥ ㄴ, ㄷ
⑦ ㄱ, ㄴ, ㄷ

04

다음 각 반응의 최종 주생성물의 구조로 가장 적절한 것은? (단, 각 단계에서 주생성물은 적절한 분리·정제 과정을 통하여 얻는다.)

① [구조] 1) t-BuOK, t-BuOH 2) mCPBA 3) NaOCH₃, CH₃OH → [구조] 라세미 혼합물

② [구조] 1) PCC 2) HCl, Zn(Hg) → [구조]

③ [구조] 1) Br₂, AlCl₃ 2) (구조)₂CuLi → [구조]

④ [구조] 1) SOCl₂, pyridine 2) KOH, 가열 3) CHCl₃, KOH → [구조] 라세미 혼합물

⑤ [구조] 1) Hg(OAc)₂, H₂O 2) NaBH₄ 3) CrO₃, H₂SO₄ → [구조]

05

다음 각 반응의 최종 주생성물 구조로 가장 적절한 것은? (단, 각 단계에서 주생성물은 적절한 분리·정제 과정을 통하여 얻는다.)

― 보기 ―

ㄱ., ㄴ., ㄷ. 반응식 (그림)

① ㄱ
② ㄴ
③ ㄷ
④ ㄱ, ㄴ
⑤ ㄱ, ㄷ
⑥ ㄴ, ㄷ
⑦ ㄱ, ㄴ, ㄷ

06

주생성물의 구조가 옳은 것만을 〈보기〉에서 있는 대로 고른 것은?

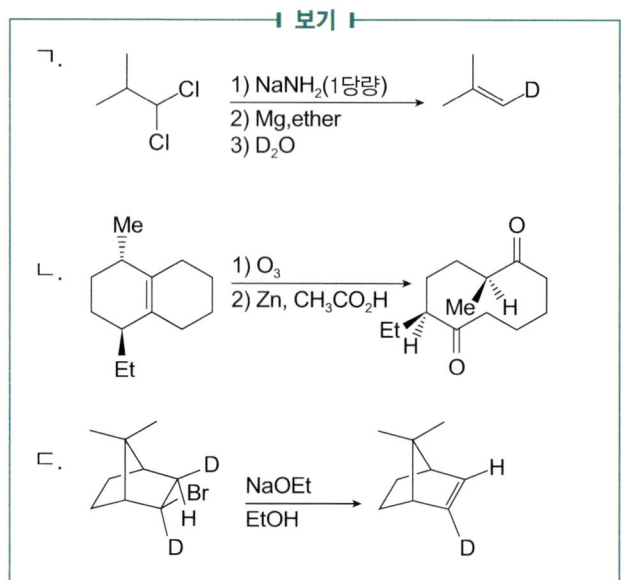

① ㄱ
② ㄴ
③ ㄷ
④ ㄱ, ㄴ
⑤ ㄱ, ㄷ
⑥ ㄴ, ㄷ
⑦ ㄱ, ㄴ, ㄷ

07

다음 반응에서 중간 생성물 A와 최종 주생성물 B의 구조로 옳은 것은? (단, 주생성물은 적절한 분리·정제 과정을 통하여 얻는다.)

08

주생성물의 구조가 옳은 것만을 〈보기〉에서 있는 대로 고른 것은? (단, 주생성물은 적절한 분리·정제 과정을 통하여 얻는다.)

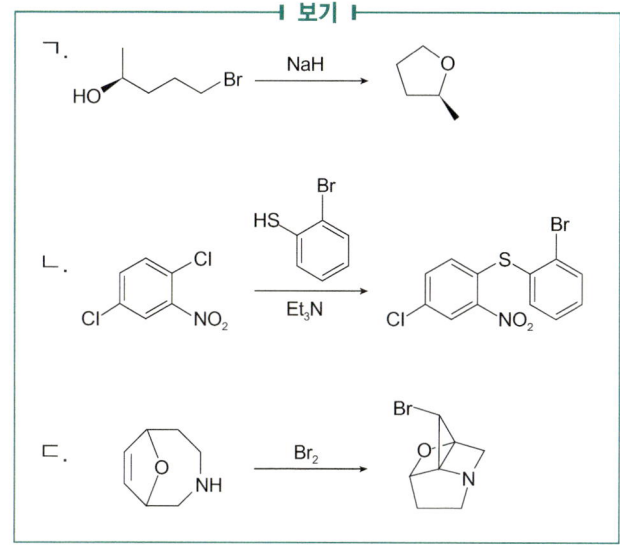

① ㄱ   ② ㄴ   ③ ㄷ
④ ㄱ, ㄴ   ⑤ ㄱ, ㄷ   ⑥ ㄴ, ㄷ
⑦ ㄱ, ㄴ, ㄷ

09

다음은 Wagner-Meerwein 자리옮김 반응이다.

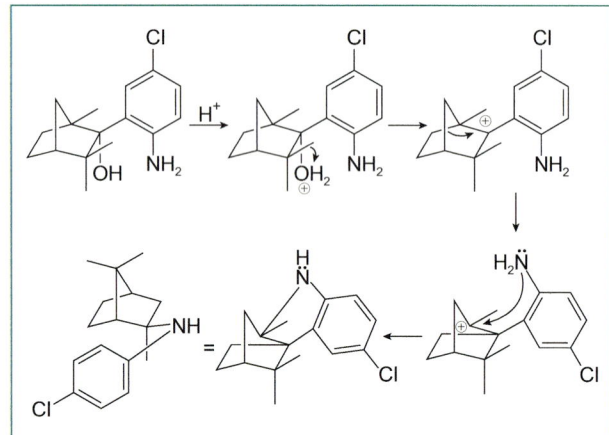

위 반응과 유사한 자리옮김을 포함하는 반응으로 적절한 것은?

① [cyclopentadiene + maleic anhydride → norbornene dicarboxylic anhydride]

② [toluene + 3-methyl-1-butene → p-tert-amyltoluene, H⁺]

③ [allyl vinyl ether → hex-4-enone, Δ]

④ [1-(1-hydroxyethyl)-1-methylcyclobutane → 1,2-dimethylcyclopentene, H⁺]

⑤ [2,3-dimethyl-1,3-butadiene + HBr → allylic bromide]

10

다음 각 반응의 최종 주생성물의 구조로 가장 적절한 것은? (단, 각 단계에서 주생성물은 적절한 분리·정제 과정을 통하여 얻는다.)

① [diketone] 1. CH₃MgBr(2당량) 2. H₂SO₄ 3. LiAlH₄ 4. POCl₃, pyridine → [2,3-dimethyl-2-butene]

② [phenol] 1. CH₃Cl, AlCl₃ 2. NaH, allyl bromide 3. 가열 → [2-propenyl-6-methylphenol]

③ [trans-2-ethoxy-1-methylcyclohexane] 1. HBr, 가열 2. POCl₃, pyridine 3. CH₂N₂, 가열 → [bicyclic product]

④ [naphthalene] 1. Br₂, FeBr₃ 2. Mg, THF 3. PhCHO 4. H₃O⁺ → [naphthyl(phenyl)methanol]

⑤ [1,3,5-trimethylcyclohexene] 1. OsO₄ 2. NaHSO₃ 3. HIO₄ → [dialdehyde]

11

다음은 화합물 A와 B로부터 최종 주생성물 C와 D를 각각 합성하는 과정이다. 화합물 A와 B의 구조로 옳게 짝지어진 것은? (단, 각 단계에서 주생성물은 적절한 분리·정제 과정을 통하여 얻는다.)

12

최종 주생성물의 구조가 옳은 것만을 〈보기〉에서 있는 대로 고른 것은? (단, 각 단계에서 주생성물은 적절한 분리·정제 과정을 통하여 얻는다.)

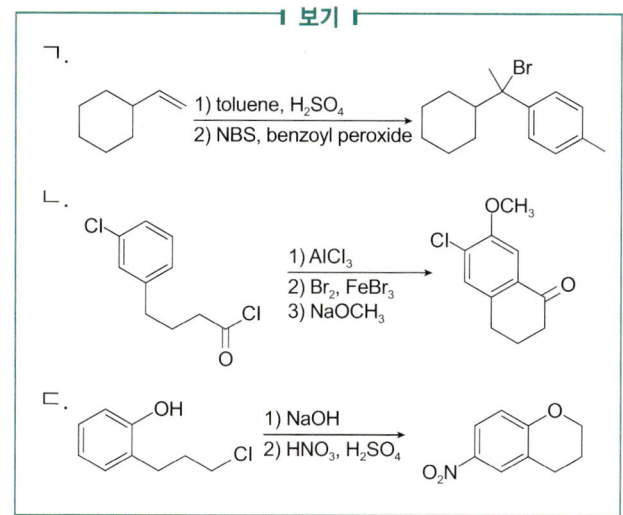

① ㄱ
② ㄴ
③ ㄷ
④ ㄱ, ㄴ
⑤ ㄱ, ㄷ
⑥ ㄴ, ㄷ
⑦ ㄱ, ㄴ, ㄷ

13

다음은 출발물질 A와 B로부터 최종 주생성물 C와 D를 각각 합성하는 과정이다. 화합물 A와 B의 구조로 가장 적절하게 짝지어진 것은? (단, 각 단계에서 주생성물은 적절한 분리·정제 과정을 통하여 얻는다.)

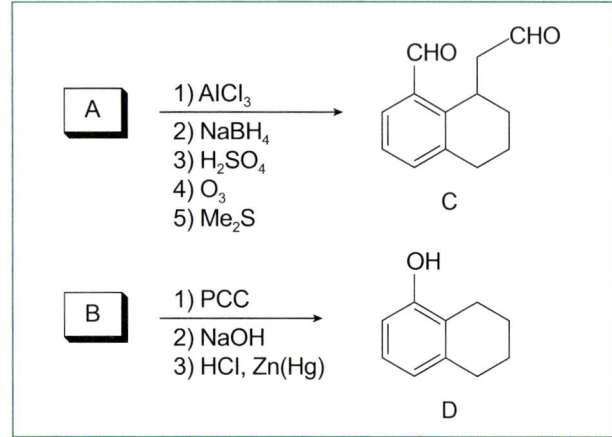

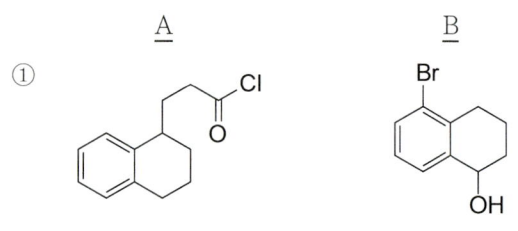

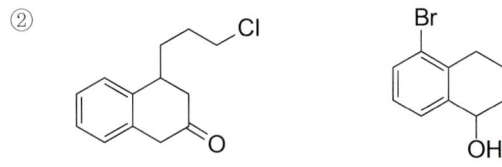

14

각 반응의 주생성물 구조로 가장 적절한 것만을 〈보기〉에서 있는 대로 고른 것은? (단, 각 단계에서 주생성물은 적절한 분리·정제 과정을 통하여 얻는다.)

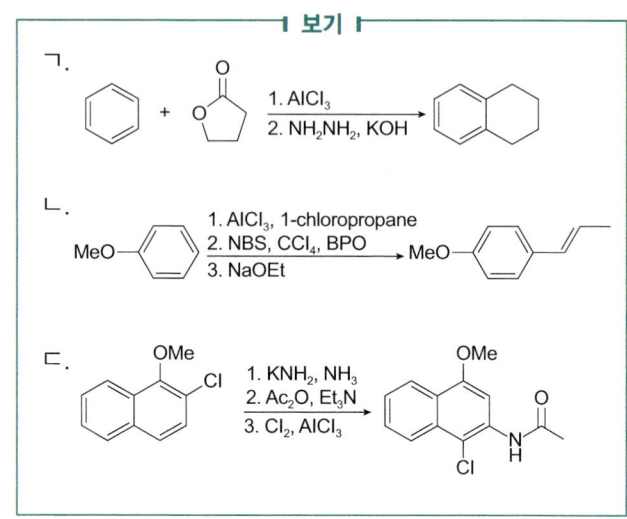

① ㄱ   ② ㄴ   ③ ㄷ
④ ㄱ, ㄴ   ⑤ ㄱ, ㄷ   ⑥ ㄴ, ㄷ
⑦ ㄱ, ㄴ, ㄷ

15

주생성물의 구조가 옳은 것만을 〈보기〉에서 있는 대로 고를 때, 그 개수는? (단, 각 단계에서 주생성물은 적절한 분리·정제 과정을 통하여 얻는다.)

─ 보기 ─

- PhCH₂CH₃ →(NBS, BPO / CCl₄)→ PhCHBrCH₃

- PhC(CH₃)=CHCH₃ →(HBr / BPO)→ PhCH(CH₃)CHBrCH₃

- 톨루엔 →(KMnO₄, 가열)→ →(HNO₃ / H₂SO₄)→ 3-nitrobenzoic acid

- 니트로벤젠 →(Na / NH₃, EtOH)→ 1-nitro-1,3-cyclohexadiene

- 톨루엔 →(과량 Cl₂ / AIBN)→ →(Br₂ / FeBr₃)→ o-Br-C₆H₄-CCl₃

AIBN = NC–C(CH₃)₂–N=N–C(CH₃)₂–CN

① 1개 ② 2개 ③ 3개
④ 4개 ⑤ 5개

PEET 유기화학 단원별 추론 문제집

ISBN 979-11-90700-33-7

- 발행일 · 2018年 5月 15日 초판 1쇄
  2019年 5月 27日 2판 1쇄
  2020年 6月 8日 3판 1쇄
- 발행인 · 이용중
- 저 자 · 권민
- 발행처 · 도서출판 배움
- 주   소 · 서울시 영등포구 영등포로 400 신성빌딩 2층 (신길동)
- 주문 및 배본처 · Tel : 02) 813-5334 Fax : 02) 814-5334

본서의 無斷轉載·複製를 禁함.
본서의 무단 전재·복제행위는 저작권법 제136조에 의거 5년 이하의 징역 또는 5,000만 원 이하의 벌금에 처하거나 이를 병과할 수 있습니다.
파본은 구입처에서 교환하시기 바랍니다.

정가 30,000원

유기화학 단원별 추론 문제집
APPENDIX

1. 알켄의 반응

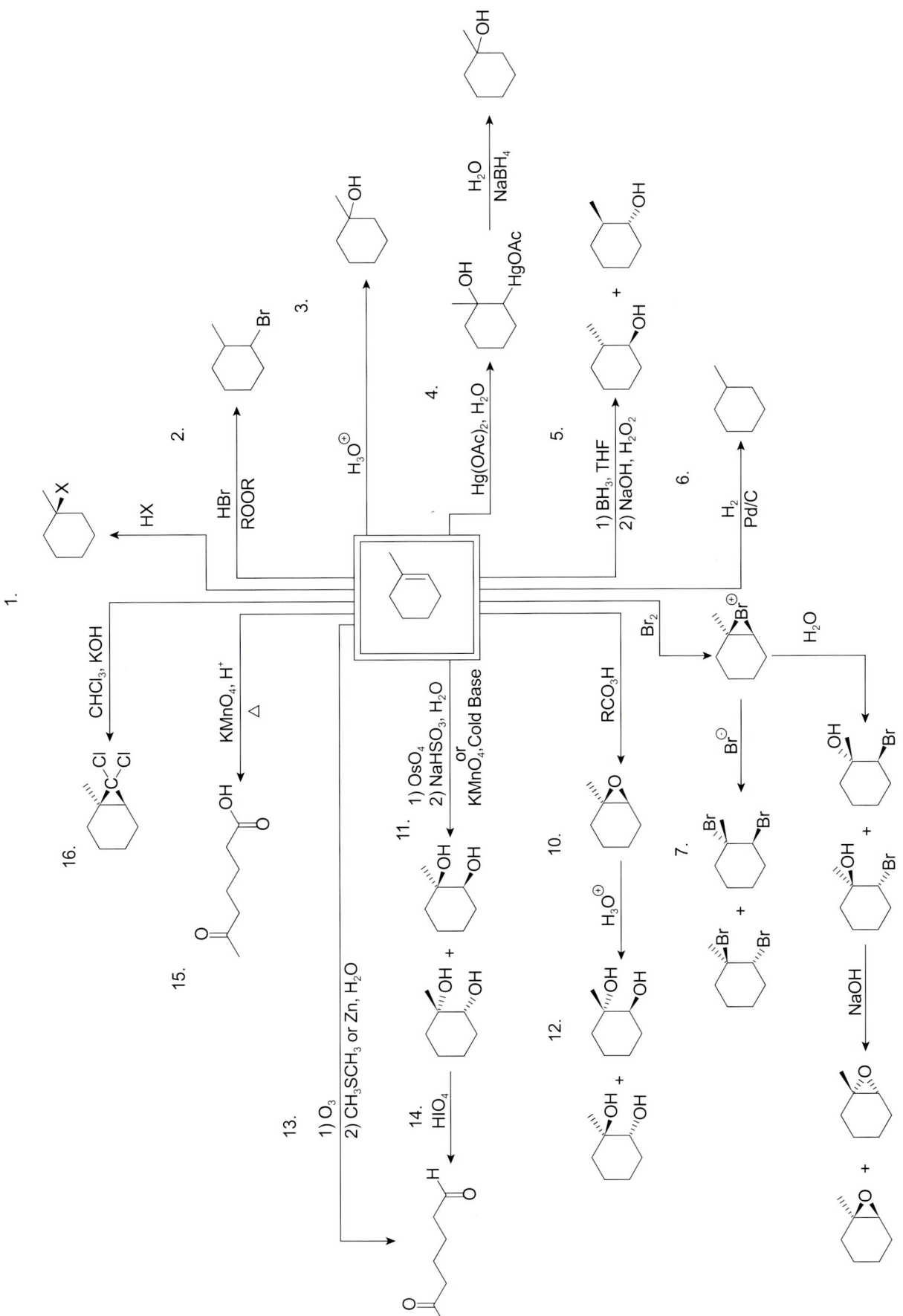

유기화학 단원별 추론 문제집
APPENDIX

2. 알카인의 제조와 반응

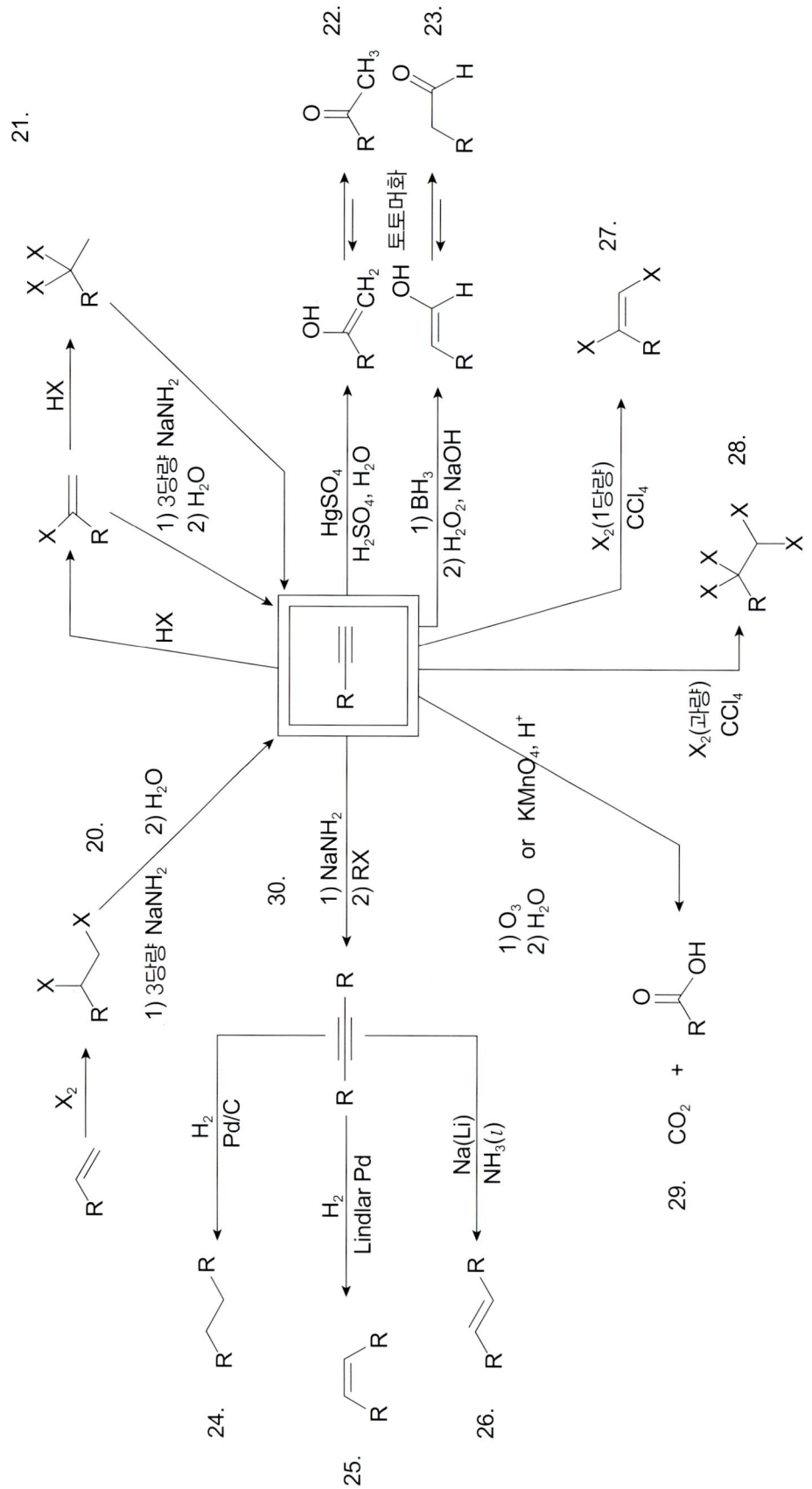

유기화학 단원별 추론 문제집
APPENDIX

3. 콘쥬게이션 화합물과 방향족 화합물의 반응

1) Diels – Alder 반응

다이엔 + 친다이엔 $\xrightarrow[\Delta]{[4+2]}$ (cis 생성물)

다이엔 + 친다이엔 $\xrightarrow[\Delta]{[4+2]}$ (trans 생성물)

사이클로펜타다이엔 + 무수말레산 $\xrightarrow[\Delta]{[4+2]}$ Endo (Major) + Exo (Minor)

2) Birch 환원반응

벤젠 $\xrightarrow[NH_3]{Na, CH_3OH}$ 1,4-사이클로헥사다이엔

EWG-벤젠 $\xrightarrow[NH_3]{Na, CH_3OH}$ EWG (이중결합이 EWG에 인접)

EDG-벤젠 $\xrightarrow[NH_3]{Na, CH_3OH}$ EDG (이중결합이 EDG에 비인접)

3) 친핵성 방향족 치환반응 : 첨가-제거에 의한 치환 반응

2-bromo-1,3,5-trinitrobenzene $\xrightarrow[\text{첨가}]{NaOH, \text{r.d.s}}$ [음이온 중간체] $\xrightarrow[\text{제거}]{-Br^{\ominus}}$ 2,4,6-trinitrophenol

4) 친핵성 방향족 치환반응 : 제거-첨가에 의한 치환 반응(벤자인 중간체)

4-chlorotoluene $\xrightarrow[\text{제거}]{NaNH_2, NH_3(l)}$ Benzyne 중간체 $\xrightarrow[\text{첨가}]{^{\ominus}NH_2}$ p-toluidine + m-toluidine

chlorobenzene $\xrightarrow[NH_3(l), \text{furan}]{NaNH_2}$ benzyne + furan $\xrightarrow[\Delta]{[4+2]}$ 1,4-epoxy-1,4-dihydronaphthalene

PEET 유기화학 단원별 추론 문제집
APPENDIX

5) 친전자성 방향족 치환반응과 방향족 곁사슬 반응

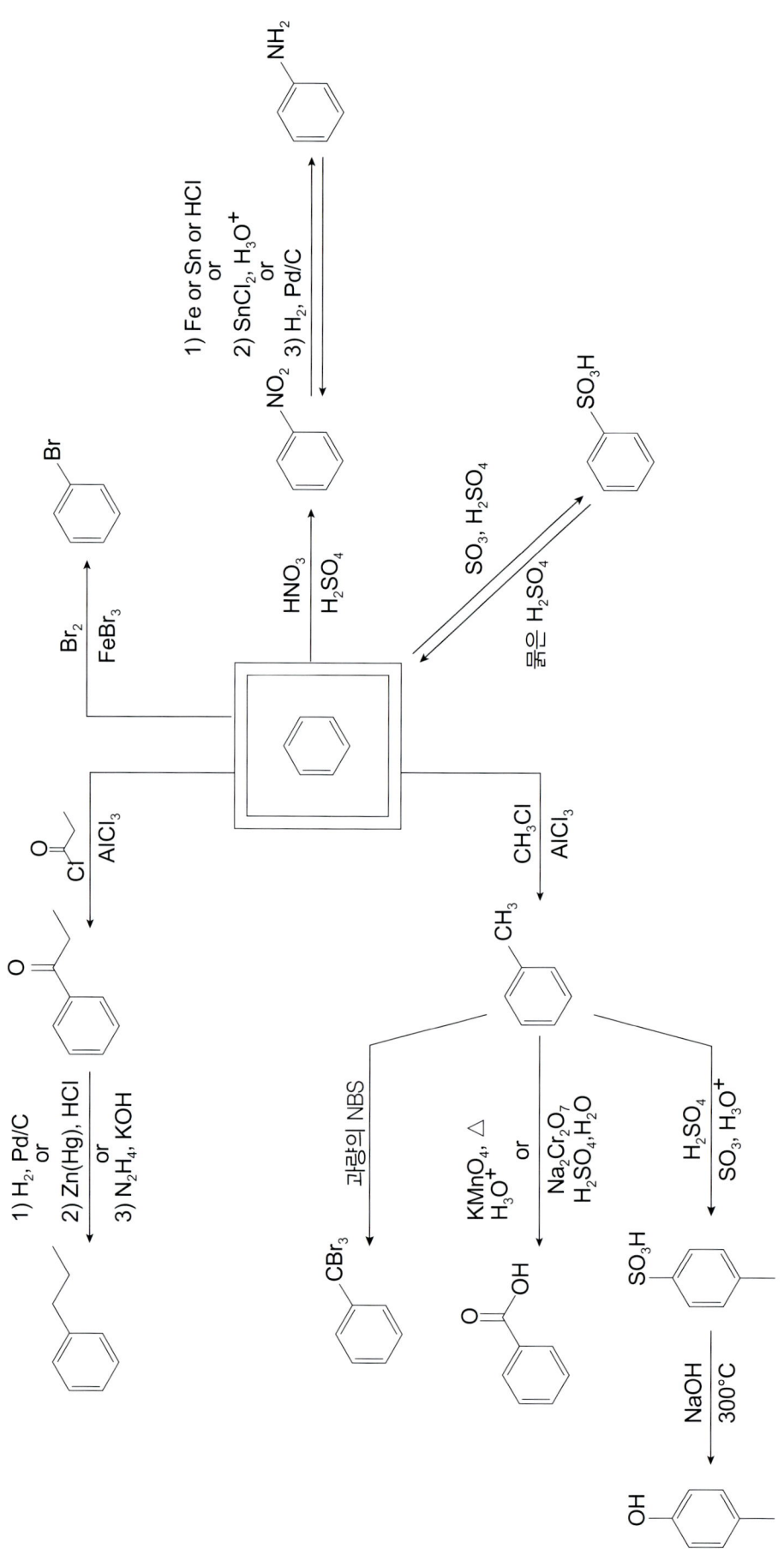

4. 알코올의 제조와 다양한 반응

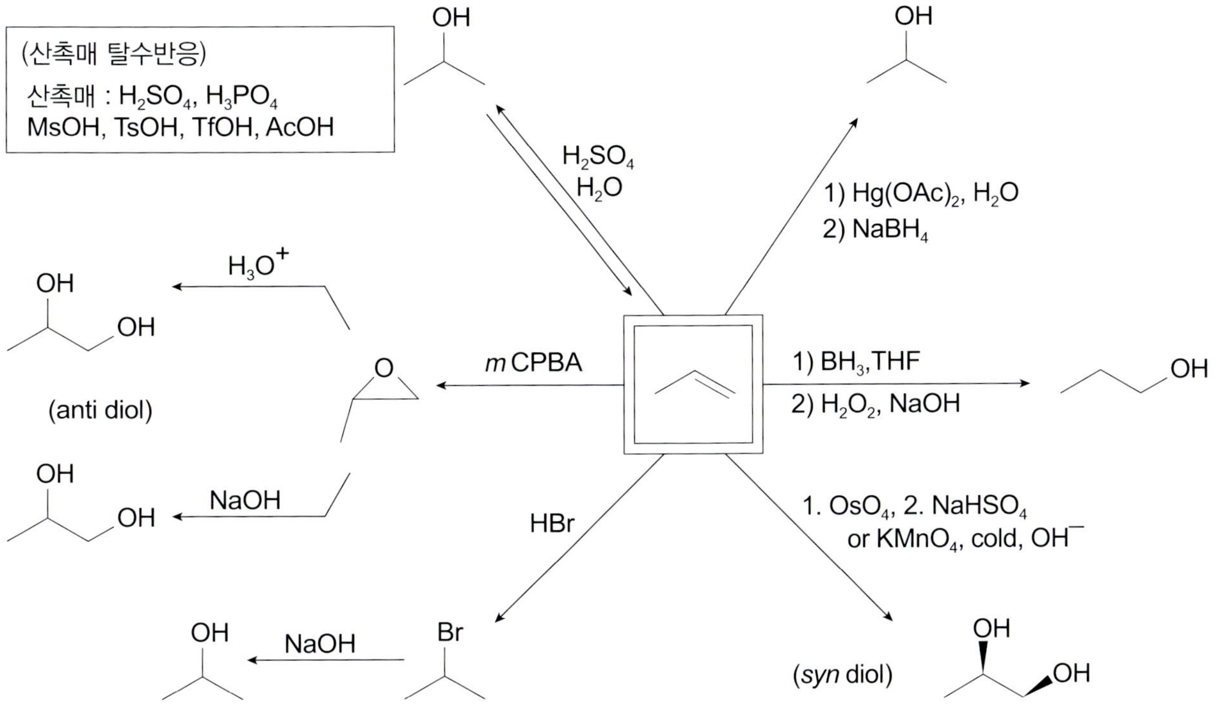

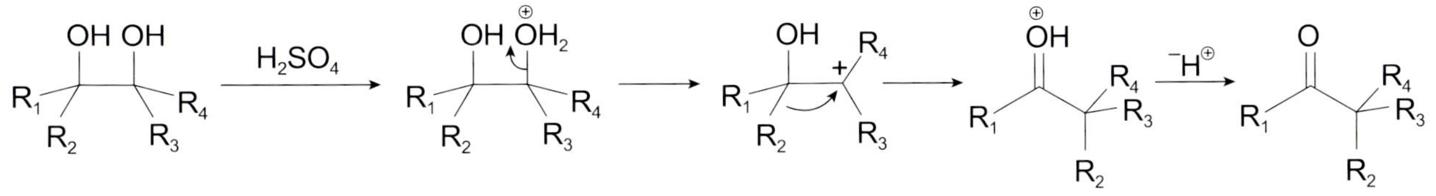

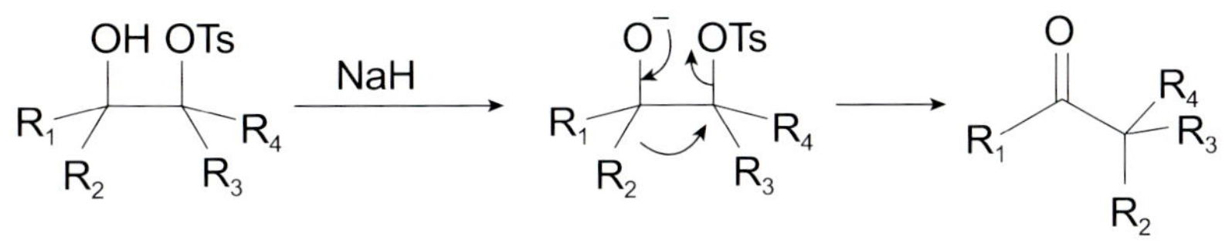

(산촉매 탈수반응)
산촉매 : H_2SO_4, H_3PO_4
MsOH, TsOH, TfOH, AcOH

Phenol의 제조

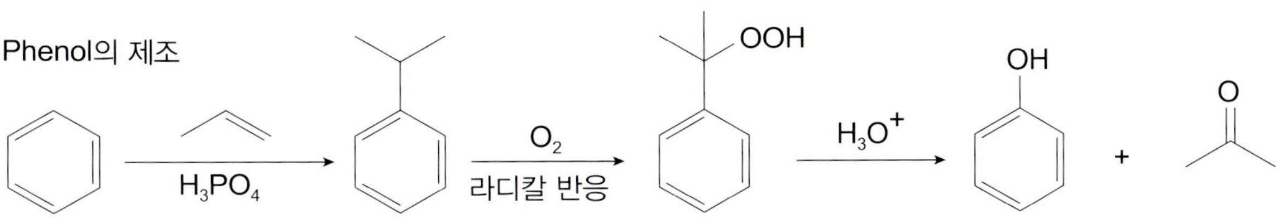

5. 알코올의 산화반응

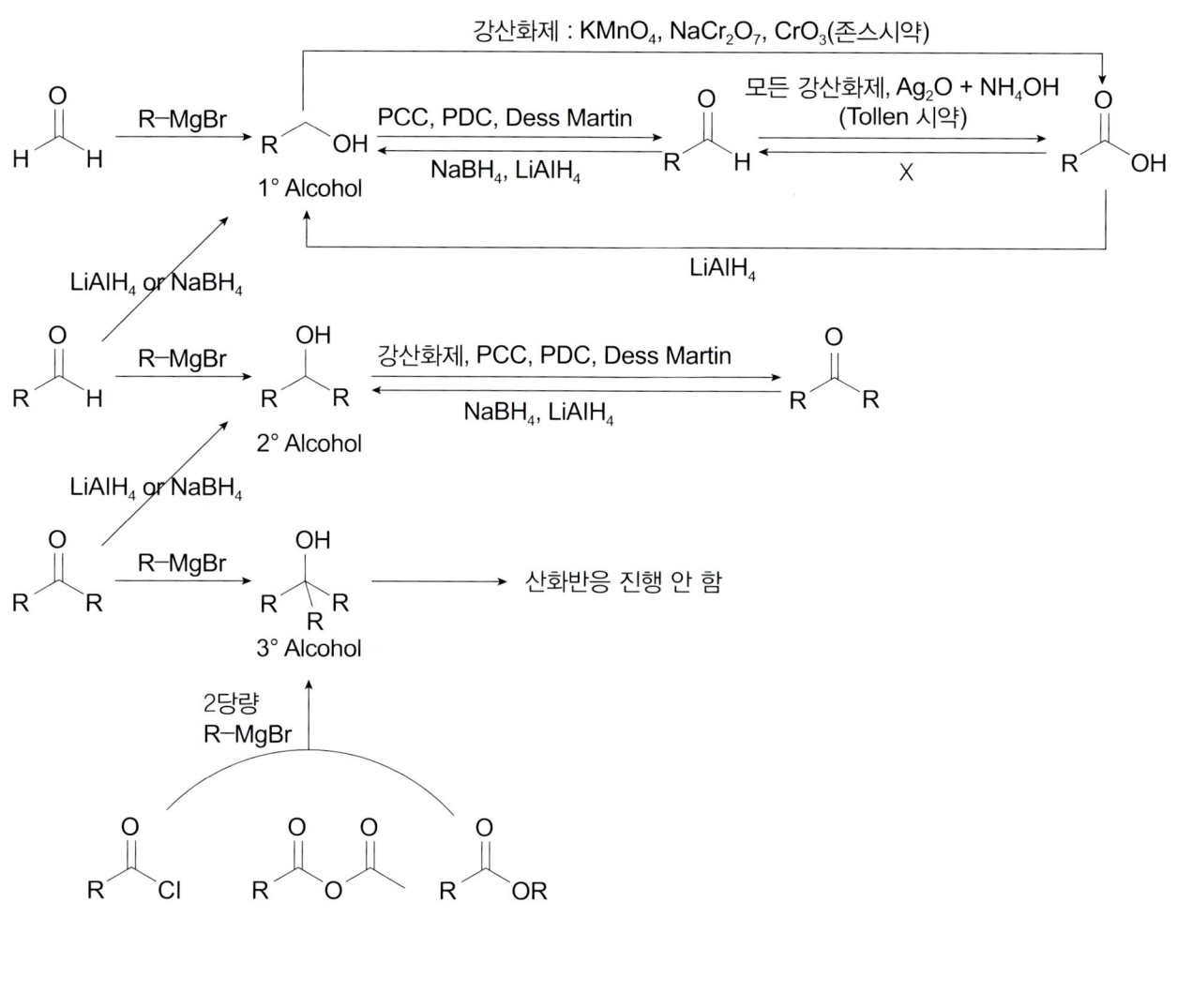